中華古籍保護計劃

ZHONG HUA GU JI BAO HU JI HUA CHENG GUO

·成 果·

中華醫藏

第三編

叢書卷

徽醫

1

（清）沈明宗 編注

《中華醫藏》編委會 編
江凌圳 主編

國家圖書館出版社

圖書在版編目(CIP)數據

醫徵:全三册/(清)沈明宗編注;《中華醫藏》編委會編;江凌圳主編. 北京:國家圖書館出版社,2024.8.--(中華醫藏·第三編·叢書卷).--ISBN 978-7-5013-8130-2

Ⅰ.R2-52

中國國家版本館 CIP 數據核字第 202437M56E 號

書　　名　醫徵(全三册)
著　　者　(清)沈明宗 編注
叢 書 名　中華醫藏·第三編·叢書卷
著　　者　《中華醫藏》編委會 編　江凌圳 主編
項目統籌　殷夢霞
責任編輯　張愛芳　靳　諾　宋紅垚
編　　務　湯紅霞
封面設計　敬人書籍設計工作室

出版發行　國家圖書館出版社(北京市西城區文津街7號　100034)
(原書目文獻出版社　北京圖書館出版社)
010-66114536　63802249　nlcpress@nlc.cn(郵購)
網　　址　http://www.nlcpress.com
印　　裝　北京金康利印刷有限公司
版次印次　2024年8月第1版　2024年8月第1次印刷

開　　本　787×1092　1/16
印　　張　99.5
書　　號　ISBN 978-7-5013-8130-2
定　　價　2400.00圓

《中華醫藏》規劃指導委員會　編纂委員會

專家委員會人員名單（二〇一二年）

規劃指導委員會

主任委員：蔡　武　王國强

副主任委員：楊志今　周和平　李大寧

委　　員：趙　雯　于　群　劉小琴　詹福瑞　蘇　國　石鵬建　閆　金　王　居

孫光奇　裴　飈　段　勇　王　煉　桑濱生　李　昱　晋保平

規劃指導委員會辦公室

主　　任：劉小琴

副 主 任：張志清　李　昱

成　　員：尹壽松　王思成　崔　蒙　柳長華　王振國

編纂委員會

編纂委員會辦公室

專家委員會

顧　　問：傅熹年　丁　瑜　王　堯　安平秋

主任委員：李致忠　王永炎

副主任委員：曹洪欣

委　　員（按姓氏筆畫排序）：

王玉川　石學敏　史金波　白化文　朱良春　朱鳳瀚　李今庸　李經緯

余瀛鰲　馬繼興　陸廣莘　陳可冀　張燦玾　程毅中　路志正　鄧鐵濤

注：《中華醫藏》規劃指導委員會、編纂委員會、專家委員會人員名單據二〇一二年八月文化部、國家中醫藥管理局『關於成立《中華醫藏》規劃指導委員會、《中華醫藏》編纂委員會、《中華醫藏》專家委員會的通知』（文公共函〔二〇一二〕一五八五號）

《中華醫藏》規劃指導委員會　編纂委員會
專家委員會人員名單（二〇二二年）

規劃指導委員會

主任委員：胡和平　余艷紅　于文明

副主任委員：張　旭　熊遠明　王志勇

委　　員：馬秦臨　李　宏　陳彬斌　張志清　唐愛華　孫志誠　王新祥　王啓明
王小龍　張劍輝　羅　静　崔建民　王思成　劉群峰　李　昱　陳榕虎

規劃指導委員會辦公室

主　　任：陳彬斌　李　昱

副主任：張志清　陳榕虎

成　　員：湯　琳　邱　岳　賀曉路　李海燕　蕭永芝　王振國

編纂委員會

專家委員會

顧　問：傅熹年　丁　瑜　王　堯　安平秋

主任委員：周和平　李致忠　王永炎

副主任委員：曹洪欣

委　員（按姓氏筆畫排序）：

于智敏　王　琦　王玉川　王旭東　王莒生　王振國　王國辰　石學敏
史金波　白化文　仝小林　邢玉瑞　朱良春　朱鳳瀚　伊廣謙　李大寧
李今庸　李秀明　李宗友　李經緯　李鴻濤　余瀛鰲　沈澍農　武繼彪
孟慶雲　胡曉峰　柳長華　段逸山　馬繼興　高文柱　陸廣莘　陳可冀
陳其廣　黃龍祥　崔　蒙　張如青　張志斌　張華敏　張瑞賢　張燦玾
萬　芳　董洪利　程毅中　焦振廉　楊成凱　楊金萍　裘　儉　甄　艷
路志正　趙京生　臧守虎　鄭金生　鄧鐵濤　魯兆麟　劉保延　劉時覺
諸國本　潘桂娟　薛清禄　錢超塵　嚴世芸　嚴季瀾

注：《中華醫藏》規劃指導委員會、編纂委員會、專家委員會人員名單據二〇二二年六月文化和旅游部、國家中醫藥管理局『關於調整《中華醫藏》規劃指導委員會、編纂委員會、專家委員會的通知』（文旅公共發〔二〇二二〕六八號）

前言

中醫藥是中華民族的偉大創造，是包括我國漢族和少數民族醫藥在内的各民族醫藥的統稱，具有悠久的歷史傳統、獨特的理論體系和豐富的技術方法，反映了中華民族對自然、生命、健康和疾病的認識，是我國獨具特色優勢的衛生、經濟、科技、文化和生態資源，具有科學和人文雙重屬性。中醫藥古籍承載着中華民族特有的精神價值、思想智慧和生命健康知識，蘊含着豐富而寶貴的原創思維、獨特理論和實踐經驗，是養生保健、防病治病理論與方法的寶藏，更是中醫藥科技創新和學術進步的源泉。發掘、整理、保護和利用中醫藥古籍，不僅是弘揚中華優秀傳統文化的重要舉措，也是傳承中醫藥學術精華、促進中醫藥原始創新的必由路徑。

毛澤東同志指出：『中國醫藥學是一個偉大的寶庫，應當努力發掘，加以提高。』在黨和政府的大力支持與推動下，我國持續開展了中醫藥古籍普查、整理和研究工作。1954年11月，《中共中央批轉中央文委黨組關於改進中醫工作問題的報告》中提出，『整理出版中醫書籍：出版中醫中藥書籍，包括整理、編輯和翻印古典的和近代的醫書』，係中央對中醫藥古籍工作的首次指示，對推動中醫藥古籍工作起到了重要作用。《1963—1972年科學技術發展規劃綱要》將『整理和注解歷代中醫名著』列爲工作任務，中醫藥古籍工作首次被納入國家規劃。爲落實全國《古籍整理出版規劃（1982—1990）》，自1982年起，原衛生部先後下達了二百餘種中醫藥古籍整理研究任務，整理出版了一批經典中醫藥古籍。2005年，財政部設立專項，實施了『中醫古籍搶救工程』。2010年，財政部支持國家中醫藥管理局實施公共衛生專項資金項目『中醫藥古籍保護與利用能力建設』，成果彙成《中國古醫籍整理叢書》陸續出版。同時，在有關部門的推動下，國家圖書館（國家古籍保護中心）、中國中醫科學院中醫藥信息研究所（全國中醫行業古籍保護中心）組織全國專家學者開展了大量調研工作，從一萬三千餘種中醫藥古籍中遴選古籍元典二千二百八十九種，初步形成了《中華醫藏》選目；在進行全國古籍普查的基礎上推進中醫藥古籍普查，編纂中醫藥古籍普查登記目錄，進一步理清了中醫藥古籍的存世狀況。這些工作的開展，使得中醫藥古籍保護、整理和研究工作薪火相傳，延續至今。

習近平總書記指出，『中醫藥學是中國古代科學的瑰寶，也是打開中華文明寶庫的鑰匙』，强調要『切實把中醫藥這一祖先留給我們的寶貴財富繼承好、發展好、利用好』。黨的十八大以來，歷久而彌新的中醫藥學迎來了天時、地利、人和的歷史發展機遇，中醫藥古籍工作得到前所未有的重視和加强。2019年，《中共中央 國務院關於促進中醫藥傳承創新發展的意見》提出『挖掘和傳承中醫藥寶庫中的精華精髓。加强典籍研究利用，編撰《中華醫藏》』。2022年，中共中央辦公廳、國務院辦公廳印發的《關於推進新時代古籍工作的意見》，提出『梳理挖掘古典醫籍精華，推動中醫藥傳承創新發展，增進人民健康福祉』。系統總結、整理、挖掘中醫藥古籍資源，夯實中醫藥學進一步發展的理論基礎，促進中醫藥傳承創新發展，努力保障人民身心健康，增進社會福祉，成爲行業期待、社會所需和時代召喚。

爲此，在全國古籍普查工作已取得重大成果的今天，去粗取精，去僞存真，將中醫藥古籍的元典和精華萃爲一編尤爲重要，是一項强固中醫藥傳承創新發展大厦基石的偉大工程。

2018年，財政部正式將《中華醫藏》列入『中華古籍保護計劃』立項資助，由文化和旅游部牽頭，國家中醫藥管理局組織推進，國家圖書館（國家古籍保護中心）、中國中醫科學院中醫藥信息研究所（全國中醫行業古籍保護中心）具體實施。全國二十八家單位、三十四個課題組、近千名專家學者參與，國内外二百餘家古籍館藏機構支持項目實施。

《中華醫藏》是集保存、研究、利用爲一體的中醫藥古籍再生性保護項目。萃取精華、呈現元典，與部次流別、提要鈎玄是這套大型叢書的兩項核心工作，同時致力於推動中醫藥古籍的學術研究與資源開放共享。一方面通過深入細緻的目録學研究和全面實地考察，收録涵蓋中醫藥經典著作、各學科領域源頭性與代表性著作、歷代醫藥名家名著等，所選版本力求最精，采用『編』『類』相結合的方式，集成編纂，以先進的技術手段影印出版，使得珍貴醫籍化身千百，分藏各地，用之當代，垂之後世，架起中醫藥古籍保護和利用的橋梁。另一方面通過『辨章學術，考鏡源流』，形成每一類目的『類序』和每一書目的『提要』，可以爲科學研究提供豐富的文獻基礎，爲文化、教育和相關産業提供系統便捷的研究資料，爲臨床實踐、養生保健提供寶貴的經驗，使後世學者能『即類求書，因書究學』，真正做到『人守其學，學守其書，書守其類』。

《中華醫藏》是國家重大文化工程，是中醫學傳承創新發展的基礎性學術巨著，也是盛世修典的重要體現。《中華醫藏》之『藏』是中國古代醫學典籍之『藏』，不僅是中醫藥古籍文獻的系統彙集和影印出版，更是嚴謹的學術研究和體系創新；既是對存世重要古典醫籍的集結彙總和分類編次，也是對中醫藥學術發展史的一次系統梳理，是歷代傳世醫藥文獻系統研究整理的最新成果。通過遴選編修、影印出版，引領具有版本價值、學術價值和臨床價值的珍貴典籍走出秘閣、服務社會，昭示先賢智慧，傳承醫統正脉，引導原始創新，保護原創權益，爲後世留下一座恢宏而實用的寶庫，意義和價值重大，必將爲加快構建中國特色、中國風格、中國氣派的中醫藥學科體系、學術體系和話語體系，爲中華文明的偉大復興做出更大的貢獻！

編纂一部賅括古今、薈萃百家、涵蓋各科，全面反映中醫藥學發展歷程和成就的大型醫學叢書，是幾代中醫藥學人的夢想。在《中華醫藏》的編纂過程中，全體同仁群策群力，同心同德，不畏艱難，奔走於全國各地，搜采秘本佳籍。同時，該項目得到了社會各界的廣泛支持，許多專家不顧年高事繁，事必躬親，爲項目實施建言獻策、保駕護航。值此《中華醫藏》出版之際，謹對財政部、文化和旅游部、國家中醫藥管理局、中國社會科學院等部委單位的大力支持、悉心指導，對社會各界的鼎力襄助、中醫藥行業同仁的辛勤付出致以崇高的敬意和衷心的感謝！

《中華醫藏》編纂委員會

二〇二二年十月十日

凡例

一、《中華醫藏》是『中華古籍保護計劃』的一項重大成果，由文化和旅游部牽頭，國家中醫藥管理局組織推進，國家圖書館（國家古籍保護中心）、中國中醫科學院中醫藥信息研究所（全國中醫行業古籍保護中心）具體實施。其編纂宗旨爲保護、傳承、整理、利用中醫藥古籍，着力推動中醫藥古籍的學術研究與資源開放共享，揭示中醫藥發展源流，推動中華傳統醫藥科技發展與文化守正創新。

二、《中華醫藏》選録歷代中醫藥經典醫籍，在選擇版本時注重珍稀孤罕善本和有藝術特色的繪刻佳本，共計二千二百八十九種，其中民族醫藥古籍二百二十四種。

三、選録範圍：

（一）寫印於1911年以前（含1911年）的中醫藥古籍，其中民族醫藥古籍年限適當後延；

（二）收録中醫藥古籍僅限紙質文獻；
（三）適當收録在國外寫印的、由中國人編撰的中醫藥著作；
（四）民族醫藥古籍僅爲用漢文或民族文字著述者；
（五）適當收録分散載於《道藏》等各類叢書、類書和文集中的醫、藥、養生論著。

四、選録原則：

（一）中醫藥經典著作及其注釋研究著作。原書已佚的經典著作，選擇最佳輯本；
（二）中醫藥各學科代表著作、源頭性著作；
（三）歷代醫藥名家名著；
（四）地區代表性醫藥著作，如地方本草、地方病專著等；
（五）具有民間特色的中醫藥著作，如鈴醫、草藥醫及行之有效的特殊療法等；
（六）歷代醫事制度、醫家傳略、醫史著作等。

五、本書選録中醫藥古籍儘量選取其存世（包括國内外）最早、最完好、刻印或抄録最佳的版本爲底本；選録之書版本殘損者，進行書版補佚。補配原則如下：

（一）選録古籍的同一版本。某些卷帙分藏數地，則通過補配合成完璧；

（二）補配時，在全面調研的基礎上，選定主體底本（主體底本應是同一版本的古籍中書品狀况最爲完好者），依據主體底本的殘損缺佚情况選擇該書同一版本的其他藏品進行補配，并注明殘損缺佚及補配的相關信息。

六、本書按分類編年法編排：

（一）全書設二級結構，第一級爲『編』，第二級爲『類』。全書分四編，具體如下：

第一編：醫經（内經、難經）、傷寒金匱、本草、養生、醫史；

第二編：藏象、運氣、病因病機、針灸推拿、經絡骨度、診法、方書；

第三編：通論、内科、外科、傷科、女科、兒科、温病、眼科、咽喉口齒、醫案醫話、叢書；

第四編：藏醫、蒙醫、維吾爾醫、傣醫、彝醫。

（二）類下具體書籍大致依照成書年排列；成書年不詳者，依據刊刻或抄録年排列；刊刻或抄録年不詳者，依據著者卒年或大致生活年代排列；著者卒年或大致生活年代亦不詳者，依據書籍著録版本大致年代排列。

七、爲體現全書『辨章學術，考鏡源流』的功用，在每類類名下設有類序，每書書名下設有内容簡介。各書書名和著者，大體按照卷端著録。各部分文字涉及异體字的，統一使用規範漢字。

《叢書卷》編纂人員名單

主　審：盛增秀　朱建平　臧守虎

主　編：江凌圳

副主編：莊愛文　高晶晶　李曉寅　丁立維

編　委（按姓氏筆畫排序）：

丁立維　王　英　毛偉波　石芹芹　朱建平

竹劍平　江凌圳　安　歡　李延華　李　健

李曉寅　余　凱　周　維　孟子蛟　胡　晶

莊愛文　高晶晶　陳秀琳　孫舒雯　崔一迪

《叢書卷》類序

『叢書』一詞最早見於唐代韓愈《剥啄行》『門以兩版，叢書於間』，意爲聚集書籍。而作爲書籍類别的叢書，亦稱叢刊、叢刻等，即根據一定目的和使用對象，將兩種或以上獨立成書的書籍在一個總名下彙編爲一書。常見含括多個類别的綜合性叢書和單一類别的專門性叢書。叢書之體始自齊梁，叢書之名始見於唐代《笠澤叢書》（名爲『叢書』，實爲雜文集）。現存最早的叢書一般認爲是南宋嘉泰二年（1202）俞鼎孫、俞經的《儒學警悟》，惜其流傳不廣。

醫學類叢書屬於專門性叢書。現存最早的醫學類叢書爲南宋楊士瀛所撰《新刊仁齋直指》，含子書四種，包括《新刊仁齋直指附遺方論》《新刊醫脉真經》《新刊傷寒類書活人總括》《新刊仁齋直指小兒附遺方論》，該叢書總書名與子書《新刊仁齋直指》相同，係以子書名代叢書總書名。

最早見於書目著録的醫學類叢書爲元代杜思敬輯《濟生拔粹》，又名《濟生拔粹方》，選取金元時期張元素及其弟子、門人等名家醫籍十九種，擇其尤切用者，節而録之，門分類析，有論有方，雖爲節本，但對傳播、保存以及校訂金元醫籍等方面均有重要的意義，極具文獻學價值。

隨着學術的發展、印刷術的普及，明代整理、輯録叢書較多，在編纂、刊印方面取得了相當成就。醫學類叢書常見兩種類型，一是個人或家族對醫籍的彙纂，如《汪石山醫書》《景岳全書》；一是藏書家、刻書家對不同醫籍的彙刊，如胡文焕《醫家萃覽》、余象斗《必用醫學須知》。

清代是醫學叢書編纂的繁榮時期，數量逾百種，遠超前代之和。有名醫撰著，如陳念祖《南雅堂醫書全集》、王士雄《潛齋醫書五種》等；有藏書家編輯，如葉志詵《漢陽葉氏叢刻》、丁丙《當歸草堂醫學叢書》；還有官方編纂醫學叢書，如太醫院編《脉學本草醫方全書》。

民國時期，叢書又有新的發展，出現了影響深远的大型綜合性叢書，如《四部叢刊》《四部備要》等。此外，叢書編纂突破四部分類體系，如《叢書集成》以實用與罕見爲標準，分爲十大類。在此影響下，醫學叢書的編纂亦層出不窮。著名的有裘慶元編《三三醫書》，收録《温熱逢源》等九十九種醫書；錢季寅輯《影印古本醫學叢書》，收録《古本難經闡注》等十種；國醫書局輯《國醫小叢書》，收録《時疫白喉捷要》等三十四種；曹炳章輯《中國醫學大成》，收輯

《靈樞識》等一百三十餘種；裘慶元輯《珍本醫書集成》，收録《内經素問校義》等九十種；陳存仁輯《皇漢醫學叢書》，收録《素問識》等七十二種。皆具内容豐富、類别多樣的特點，對於醫籍的傳播和保存起到了極大的作用。

經過歷代叢書的編纂，中醫古籍大部分被收入醫學叢書，中醫古籍目前流傳的版本也以叢書居多。編纂刊布醫學叢書，對於醫家專人、醫學專題、地方性醫學的研究，保存醫學文獻，尤其是一些篇幅較短小、容易散佚的文獻，具有十分重要的作用。故清代張之洞《書目答問》謂：『叢書最便學者，爲其一部之中，可該群籍，搜殘存佚，爲功尤巨，欲多讀古書，非買叢書不可。』

醫學叢書類目始創於日本高島久也、岡田昌春合編的《躋壽館醫籍備考》，此後《中國醫學書目》《南京國學圖書館書目》皆仿之，專門著録醫學叢書。《中國中醫古籍總目》著録中醫叢書類古籍二百零六種，《新編中國中醫古籍總目》著録中醫叢書類古籍二百五十種。若計入民國時期的文獻，則有三百種之多。這些叢書對保存、整理、研究、傳承中醫學術發揮了重要作用。

《中華醫藏·第三編·叢書卷》收録二十七種代表性醫學類叢書。其中收録最多的爲一人自撰或據前人著述輯録的叢書，如明代王肯堂《證治準繩》，先成《雜病證治準繩》并附以《類方》，後續成《傷寒證治準繩》《幼科證治準繩》《女科證治準繩》《瘍醫準繩》四種，後世稱《六科證治準繩》；明代張三錫纂《醫學準繩六要》，含《經絡考》《四診法》《病機部》《運氣略》《本草選》《治法彙》六種；明代盧復輯《芷園醫種》，含《醫種子》四種、《芷園臆草》五種；清代沈明宗編注《醫徵》，含《金匱要略編注》《傷寒六經纂注》《温熱病論》《虚勞内傷》《女科附翼》子書五種，附録《客窗偶談》一種；清代蔡貽績輯《醫學四要》，含《醫學指要》《醫會元要》《傷寒温疫抉要》《内傷集要》四種；清代李守永删訂《司命秘笈》，含《龍宫三十禁方》《華祖青囊外症十方》《枕中秘要》三種傳説與孫思邈有關的醫書。另如《證治大還》《沈氏尊生書》《鄭氏彤園醫書》《聊復集》《齊氏醫書四種》《醫學切要全集》《醫學六種》等等。尤重名家名著稿抄本，如《泉唐沈氏醫書九種》《田晋蕃醫書七種》《正誼堂醫書九種》《連自華醫書十五種》等，其中《田晋蕃醫書七種》收録的《中西醫辨》爲中西醫結合早期經典之作。有兩人以上的名家醫著合刻叢書，如明代何柬編撰的《醫學統宗》，含子書七種，其中何柬自撰者三種，校補滑壽所著醫書三種。有學術流派、地方醫學類叢書，如清代陳嘉璴輯《醫學粹精》，除陳氏自撰之書，還收録明代有學術傳承關係的周之幹、查萬合、胡慎柔之書；清代楊乘六《己任編》，輯評明末清初醫家高鼓峰、吕留良、董廢翁三家四部醫書彙集之編；《盤珠集》，含嚴潔、施雯、洪煒三人或獨撰或合撰的五種。有官修綜合性醫學叢書，如乾隆年間組織太醫院院判編纂的官修綜合類叢書《御纂醫宗金鑑》，收録十五種醫籍。另外，《中華醫藏·第三編·叢書卷》包含了部分全書，如明代彭用光《體仁彙編》，有論有方，卷號連續，并無子書之名；張介賓《景岳全書》六十四卷，全書分爲十六種，内容不重複，卷序連續；陳澈《雪潭居醫約》取張介賓《類經》、王肯堂《證治準繩》、繆希雍《神農本草經疏》等書之精要，參以自身醫案，編輯成書，是一部内容豐富的綜合性醫書；清代程文囿《醫述》十六卷，編纂思想統一，卷次連續，但又各有主題，書中引録甚多，所輯古今醫書三百二十餘種，經史子集四十餘種。

需要説明的是，部分所收叢書有缺子書、缺卷、缺葉者，如有同一版本儘量配補。其中清代汪啓賢、汪啓聖選注《濟世全書》，本藏從他館補配三種，收齊二十七種子書，首次成爲完書。《新刊仁齋直指》《濟生拔粹》《古今醫統正脉全書》等代表性醫學類叢書的子書計劃收入《中華醫藏》其他類目者，《叢書卷》不再重複收録。

《中華醫藏·第三编·叢書卷》收録代表性醫學類叢書共二十七種，按成書時間先後，依次爲：《體仁彙編》（全二册）、《醫學統宗》（全一册）、《證治準繩》（全二十四册）、《醫學準繩六要》（全七册）、《芷園醫種》（全二册）、《雪潭居醫約》（全三册）、《景岳全書》（全十册）、《濟世全書》（全八册）、《醫徵》（全三册）、《醫學粹精》（全一册）、《證治大還》（全六册）、《己任編》（全一册）、《御纂醫宗金鑑》（全十六册）、《盤珠集》（全三册）、《沈氏尊生書》（全八册）、《鄭氏彤園醫書》（全四册）、《聊復集》（全一册）、《醫學四要》（全三册）、《醫述》（全六册）、《齊氏醫書四種》（全四册）、《醫學切要全集》（全二册）、《醫學六種》（全二册）、《司命秘笈》（全一册）、《泉唐沈氏醫書九種》（全二册）、《田晋蕃醫書七種》（全六册）、《正誼堂醫書九種》（全一册）、《連自華醫書十五種》（全三册）。因卷次繁多，體量巨大，爲方便讀者使用，現將《叢書卷》所收二十七種叢書單獨出版。

江凌圳

二〇二四年四月

總目録

第一册

第二册

第三册

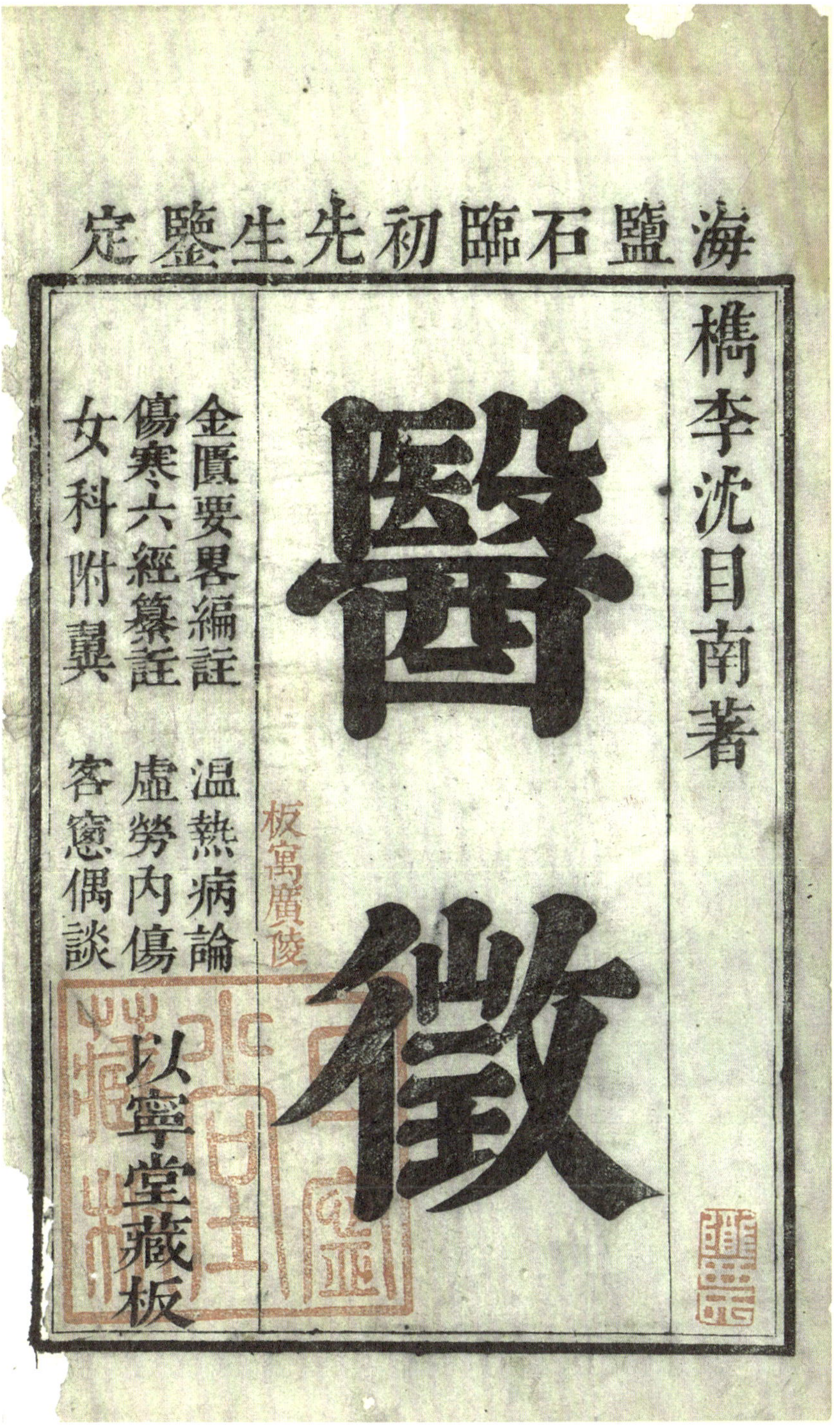

海鹽石臨初先生鑒定

檇李沈目南著

醫徵

金匱要畧編註　温熱病論

傷寒六經纂註　虛勞內傷

女科附翼　客窻偶談

板寫廣陵

以寧堂藏板

醫徵三十八卷

（清）沈明宗 編注　清康熙三十二年（1693）以寧堂刻本

序

昔神農嘗百草以療民疾軒轅復與岐伯往復辨難著書垂後誠欲舉百千萬世之沉疴而起之也乃後

第一册目録

醫徵三十八卷（一）

（清）沈明宗 編注

清康熙三十二年（1693）以寧堂刻本

（清）沈明宗　編注

醫徵三十八卷（一）

清康熙三十二年（1693）以寧堂刻本

醫徵三十八卷

清沈明宗編注，清康熙三十二年（1693）以寧堂刻本。

沈明宗，生卒年不詳，字目南，號秋湄，槜李（今浙江嘉興）人，約生活於康熙年間。少攻舉子業，後潛心禪宗，旁通醫典，爲海鹽（今浙江嘉興）名醫石楷（字臨初）之徒。曾客游燕都（今北京），後定居邗江（今江蘇揚州），以醫爲業，負疴求診者衆。據其門生李蕙此集《女科附翼》跋云，沈氏撰有《温熱病論》《虚勞内傷》《天元樞法》《傷寒辭潔》《坤儀髓要》《客窗偶談》《治證神機》《雜病》等書一百餘卷，合稱《醫徵》。然考存世之《醫徵》，僅有書六種三十八卷，疑爲未全之本。

此集成於康熙三十一年，初刊於康熙三十二年。含子書五種，附録一種，共六種三十八卷。依次爲《金匱要略編注》二十四卷，《傷寒六經纂注》八卷，《温熱病論》二卷，《虚勞内傷》二卷及《女科附翼》一卷。末附《客窗偶談》一卷。

《中華醫藏》影印底本原書版框高二十點四厘米，寬十三點五厘米，現藏中國科學院文獻情報中心。

（丁立維）

醫徵

計八本

海鹽石臨初先生鑒定

檇李沈目南著

醫徵

板寓廣陵

金匱要畧編註　温熱病論

傷寒六經纂註　虛勞內傷

女科附翼　客窻偶談

以寧堂藏板

序

昔神農嘗百草以療民疾
軒轅復與岐伯往復辨難
著書垂後誠欲舉百千萬
世之沉疴而起之也乃後

世替朁於醫者師承無自
於天地陰陽之奥茫如扣
槃捫燭而鹵莽滅裂草菅
人命遥遥今古其夷熸於
若輩之手者豈直長平之

坑黃河之投而已哉夫聖人嘗百草以生人庸人用百草以殺人竊嘗扼腕歎息嘅焉深思以爲必有以起醫者之沉痾庶幾百千

萬世之沉疴於是乎可瘳
而殘編雖在軒岐已往爲
之奈何一日施子學圃以
其師沈子目南金匱要畧
傷寒之論証似余余閲之

瞿然起曰此仲景之滴派
靈素之功臣也所以瀹肺
腑而起沉疴者其在斯乎
葢不明乎天地陰陽之輿
則不能調人身之天地陰

陽而使之平軒岐心通天地者也故能用理以調氣仲景心証軒岐者也故能治氣以明理醫學淵源無殊道統則卽以仲景爲醫

家孔孟以仲景之書爲醫
家四子之書也夫何阿然
而仲景去黃農二千五百
餘年能闡軒岐之秘而補
其未備東漢至今又閱千

七百餘年卒無人焉發仲
景之覆而得其傳者天生
目南於仲景之後猶生程
朱於孔孟之後遥有所承
而後大有所發爲世道民

生計至淺遠也是編出而仲景之微言奧旨如日月經天如江河行地俾望聞問切家皆知由流溯源即表見裏則自今以至百千

萬世瞽瞽於是道者皆若起白骨而肉之而顛倒於二豎呻吟於六疾者庶有豸乎長沙之目南誠孔孟之程朱也即唐宋以來孫

思邈葛稚川朱奉議王朝
奉成無已諸人亦以鄭註
賈疏例之可耳若學圃耑
心味道相與發明功實不
在李燔黃幹下余因斯而

爲之序
旹
康熙三十一年歲次壬申
正月上元後五日玉峯
年家眷弟徐乾學健菴

父撰

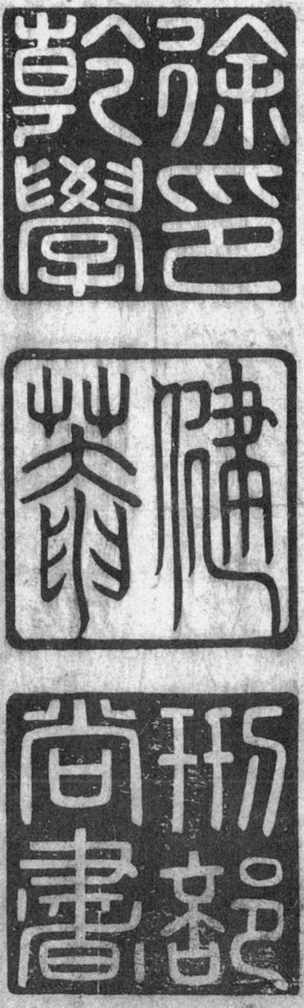

序

古人云不爲良相願爲良醫余謂醫之良猶不僅與良相等何也相主生人殺人醫則耑主生人不主殺人相能佐天子理陰陽平邦國醫直代

天地調陰陽消沴癘能有功
於天地而讓善于天子者良
相也能有功於民物而告功
於天地者良醫也故曰醫良
於相雖然余又疑之夫賢相
治天下自皋夔伊吕以降一

代有一代之良相上醫醫國而岐伯越人以降不閒一代有一代之良醫是豈湯液之用倍難于阿衡之任歟又豈造物之生良醫倍艱于良相故曠世而始一覯歟此其故

由於世無善讀書之人亦由
於世無讀之而可用用之而
必效之書爲自東漢張仲景
良醫也其書教人爲良醫者
也沈子目南取教人之書抉
摘之闡明之以與天下後世

之共爲仲景者也考仲景祖神農法伊呂體箕子作爲傷寒論金匱要略其初實一書也至宋世分而爲二似治傷寒者一書治雜病者又一書不知能明傷寒論者乃可言

醫能明金匱要略者乃可言傷寒論唐宋以来若孫葛朱王以醫名世者無不用其法而謂金匱玉函非讀之而可用用之而必効之書乎哉然文詞互奥非精于經絡不能

輙曉今目南詳為註釋又得其徒施子學圃更端詰難不獨仲景易會之詞條分縷析即仲景未發之秘亦自許細胪我得古人而快意古人亦得我而快意此之謂歟學者

束髮受書稍有所積即思握管立言然言之而未必行即行之而未必悉副所言若自南以其躬親體驗者發明古人天下後世即可以目南所發明者推之爲明效大驗良

相為國家樹人而思皇接踵良醫為萬世垂教而人無夭札謂曰南為仲景之肖子而即兩大之功臣也豈有恧焉傳云深夜有求於幽室之中非燭何見頋以是編為夜室

之燭俾人不盲于目以不盲於心天下後世知金匱之不可不讀即可以知金匱之註之不可不讀矣余故序其作述之梗槩以望天下後世之善讀書者

時
康熙三十一年歲次壬申仲
冬穀旦吳門年家眷弟
孟亮揆端士氏識

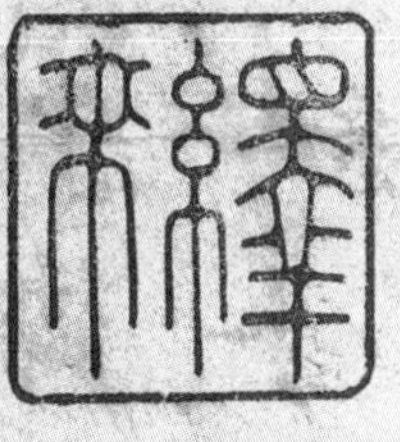

重編金匱要畧註序

凡註書立說非獨出己見不爲古人章句所拘者鮮能達古人之意而發其微故金匱要畧與傷寒論即古之金匱玉函經也創之漢張仲景集之晉王叔和

仲景法諸伊尹伊尹本諸神農因病制方因方立論因論推時因時合宜補內經之不及實萬世醫學之規矩也成聊攝暮年註傷寒論而未註金匱論所以俗醫分爲二門以仲景能治傷

寒而不能療雜症也謬矣自唐
宋以來如孫思邈葛稚川李東
垣朱丹溪湯液皆祖張長沙長
沙眞集醫宗之大成者矣故醫
之道非聖賢不能究其原非神
仙不能盡其用非大徹悟不能

會其序以暢其解蓋天地以陰陽五行生萬物而鑒以陰陽五行之生克補瀉濟萬物之生其功實可參贊天地補益造化詎淺鮮哉無論黃農古聖蔑以尚矣即扁倉孫葛皆神仙中人也

仲景神悟固由天授後如丹溪少時任俠慕義中年好道入山靜叅者六載豁然開悟然後學醫遂造其極無惑乎金匱要畧文古義奥後之編者舛錯不得其序學者遂無由領其要而悟

其微幸吾沈子目南向皈宗乘得大智慧豁開法眼向上機用隨宜濬憫世人擿埴以濟遂取傷寒論金匱要畧重爲編緝而以金匱次章冠諸篇首隨以天時地理脉證湯法相貫使人讀

之遂覺序次井然洞若觀火且其詮解融會古今貫以巳意補前人之未備洋洋纚纚如河流入海百谷朝宗卽五行之反生反克非透悟圓解者不敢道亦不敢信語云識得五行顛倒顛

便是神仙作用全豈非獨出已見不爲古人章句所拘以達其意而發其微者哉行將達彤廷聳天聽如漢淳于意之承詔頒行以利濟蒼生也拭目望之

康熙辛未歲仲冬鹽官友生石

楷臨初氏題於徵遠草堂

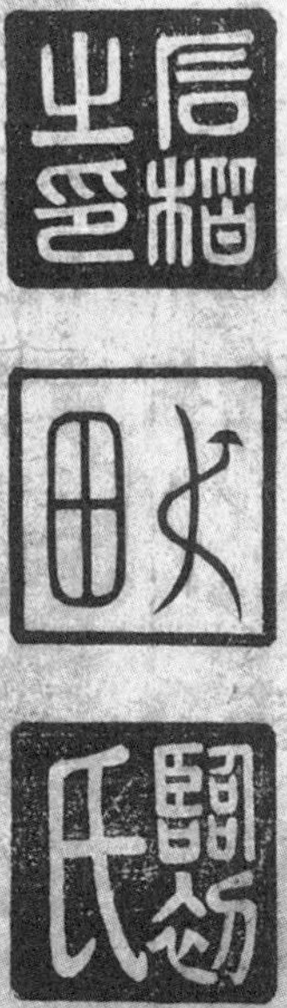

時臨初冬過別微遵章堂之

康熙辛未歲仲冬闕里官文生肅

金匱傷寒論合刻自序

葢聞天開於子地闢於丑人得天地之氣而生於寅所以古人以建寅爲正謂人之眞氣所受於天與穀氣并而充身即一呼一吸推之其升降出入與天地之氣相應而使營衛不息陰陽和平故曰天爲一大天人爲一小天也然天氣有邪正之辨正氣者正風也從一方來非實風非虛風也

氣正則三才并化人物安和邪氣者虛風之賊傷人也邪氣侵人重則殞滅輕爲疾病而已因是炎帝味草木之滋察寒熱溫平之性辨君臣佐使之義作方書以療民疾而醫道立矣有熊氏又以人生負陰而抱陽食味而被色寒暑盪之於外喜怒攻之於內夭昏凶札君民代有於是察五色立五運洞性命紀陰陽咨於岐伯而作內

經定本草察明堂究脉息處方餌使人得盡天年而醫道興焉嗚呼何古聖人憫後世蒼生之湊且切耶迄後伊尹繼之本神農之經作湯液漢張仲景本伊尹而廣湯液撰立方論爲金匱玉函經其識見高明論超今古所以推爲立方之祖而尊爲醫聖者也卽如陰陽二毒百合狐惑瘧母痓分剛柔肺寒而痿胸痺寒疝女勞之疸婦

人胎產經後胞門受邪諸病俱補靈素之未備其論傷寒中風痙濕暍溫熱之證法以臟腑經絡表裡陰陽寒熱虛實傳變標本望聞問切汗吐下和溫諸治靈素雖載乃概而言之仲景則權衡變化闡發微旨不遺毫末是仲景本伊尹而伊尹本神農醫帙之中特爲樞要誠羽翼軒岐者也而後人不識仲景以六淫邪氣起見闡明臟

腑表裡陰陽虛實受邪發病之理宋人僅以太邪中表之六經爲傷寒論小邪中裡臟腑諸證爲金匱要畧以一書而析之爲二令讀者失其原旨訛傳仲景能治傷寒不能療雜證是只知有傷寒論而未知有金匱要畧耳詎知靈素猶儒之六經金匱猶學庸論孟誠軒岐之正脉醫家之心法也雖晉葛洪肘後方皇甫謐甲乙梁陶弘

景集驗唐孫思邈千金方及成聊攝張潔古龐安常諸人如衆流之同出一源豈能少越於規矩之外乎而後世欺世盗名之輩不惟不讀仲景書並未貫通靈素之理反離經叛道謬爲著述汗牛充棟以至編爲歌括湯頭稱爲捷徑世之學者亦群而習之家傳戸誦珍如鴻寶眞所謂蠡管測天欲明于醫而反被醫晦者矣淺陋之學

遺禍蒼生可勝道哉悲夫余嘗讀仲景之書漢文簡約義理精微毎以表裡生尅合發縱横痼卒互明難以測識苟非上智之士烏能探其微旨以故業是道而讀仲景書者杳然無聞反視同塵飯土羹置之高閣而不問矣噫世之英賢若讀仲景書能與靈素一貫復涉群書則如流入海句句有朝宗之妙也故余不揣謭陋舉金匱傷

寒條論註釋發明本義參以管見幾三十年數易其稿惟取理明不求文藻恐炫于辭反晦於義矣然不敢自是質諸名士僉謂曰可因付之剞劂合梓以便讀是書者前後反覆參看悟理圓融但師其意不拘其言用其法不執其方即離仲景論觸處皆論離仲景方觸處皆方用之可變之亦無不可神化在我應用無窮即許學士所

謂我讀仲景書守仲景法未嘗專用仲景方眞是深得仲景之心者也乃余所望於學者是爲序

旹

康熙三十二年歲次癸酉仲春上浣穀旦

檇李目南居士沈明宗秋澥氏題於

廣陵客舍

目南居士

沈明宗

秋澥氏

[illegible]

時同治十二年歲次癸酉[illegible]

傷寒論序

方[illegible]仲景之[illegible]

[illegible]仲景書中[illegible]

金匱傷寒合刻凡例

一王叔和編集傷寒雜證原是一書統名金匱玉函經誠仲景之功臣德莫大焉惜以已見挿入致使先聖之意反晦蓋金匱首章原該傷寒雜病通部之序例而第一卷乃通部察病治法之綱領故立望聞問切表裏陰陽寒熱虛實標本汗吐下和温之法悉已闡明不遺毫末

而叔和復添蛇足更作序例頻舉汗吐下諸條余今一概删去惟以仲景原論合梓以俟後之君子便覽此刻雖該六氣發明惟溫熱二證并內傷虛損而無全論湯法余故撰述四卷附末問世

一靈素難經傷寒金匱迺醫門樑棟世爲正學而群賢充棟之書皆無能出其右者人之讀者但可取其所長畧其所短

不可拘以爲法也近以陶氏六書明醫指掌各承家技豈其深明仲景者耶

一是書乃補靈素不足故余每于註證之後引經文會合一論以証軒岐仲景本一源而出俾後之學者一覽曉暢幸勿以余爲浮謬支離也

一內經以風暑火屬陽同類寒濕燥屬陰同類故是書惟以風寒二邪立說欲人

觸類旁通若能深明表裏陰陽寒熱虛實傳變標本諸法乃爲善耳不然徒執是書而不究其理拘成方以醫病其于刻舟求劍何異易曰化而裁之謂之變是在善學者黙會之而已矣

諸先生校正姓氏

授業師石　楷號臨初鑒定

世兄　石廷煜號網庵

石廷焕號允庵

楊敏芳號蘭佩

吳人駒號靈穉

楊衡選號聖藻

王拱辰號星維

閔奕位號元臣

貟賡載號虞肱

涂俊號越千
閔奕佑號右誠
貟履端號秉乾
殷銘號子文
沈宋號洪皓仝校正
門人施樊號學圃
程元濟號燮庵
劉國鼎號象九仝參訂
李蕙號山英

醫徵總目錄

醫徵金匱要畧目錄

卷十七

卷十八

卷二十三

雜療方二十二首

卷二十四

禽獸魚蟲菓食菜穀禁忌諸方論一卷終

張仲景金匱要畧卷一

檇李沈明宗目南甫編註

重編大意

金匱一書文辭簡約義理深玄誠補軒岐之不足爲後學之津梁也但從來著書立言必先綱領次及條目而是編乃以治病問荅冠於篇首敘例大意反次後章且諸方論頭緒參差不貫使觀者如入霧徑失其所之棄而不讀者有之矣嗟乎仲景去今千有餘禩簡多遺亾而原文夾於傷寒論中後人未窺其微以致分出編次失序寔非仲景之

意編仲景書者之誤也故余不揣鄙陋僭以次章冠首而爲序例次以天時地理脉證湯法魚尾相貫於後俾條理不紊而使讀者易升堂與同登彀趣未識鑒者以爲何如

夫人秉五常因風氣而生長風氣雖能生萬物亦能害萬物如水能浮舟亦能覆舟若五臟元眞通暢人卽安和客氣邪風中人多死千般疢難不越三條一者經絡受邪入臟腑爲內所因也二者四肢九竅血脉相傳壅塞不通爲外皮膚所中也三者房室金刄虫獸所傷以此詳之病由多盡若人能養慎不令邪

風干忤經絡、適中經絡、未流傳臟腑、即醫治之、四肢纔覺重滯、即導引吐納、鍼灸膏摩、勿令九竅閉塞、更能無王法、禽獸災傷、房室勿令竭乏、服食節其冷熱、苦酸辛甘、不遺形體有衰、病則無由入其腠理、腠者、是三焦通會元真之處、爲血氣所注、理者、是皮膚臟腑之文理也、

此條是書中大旨、通部之綱領、前人誤編次章、茲冠於首、以正頭緒、不致紛紜也、蓋天元紀大論云、五運陰陽者、天地之道也、萬物之綱紀、變化之父母、生殺之本始、在天爲玄、在人爲道、在地爲化、化

生五味道生智玄生神神在天爲風寒暑濕燥火之五氣在地爲木火土金水之五行在人爲心肝脾肺腎之五臟又謂在天爲氣在地成形形氣相感化生身形萬物故仲景曰夫人秉五常卽秉天地五運陰陽之常氣氣卽風也然風迺東方甲乙生發之氣爲四時六氣之首而天氣化生長養萬物必隨八風動盪之機而發發則寒暑燥濕火相隨應時而化人感此氣而成謂因風氣而生長然風有邪正正風者卽溫和之風生育萬物也邪風者乃飄飄之風肅殺萬物也故以風氣雖能生萬

物亦能害萬物如水能浮舟亦能覆舟之譬五臟元真通暢人卽安和者謂人之內氣不虛則不受邪而爲病也若天氣寒時而反熱熱時而反寒爲客氣邪風中人多死乃謂衝方來者傷人之風也然人身之病不出表裏陰陽內因外因不內外之三因故曰千般疢難不越三條一者經絡受邪入臟腑爲內所因卽大邪中表感冒風寒傳經入裏乃經絡受邪之病也二者邪從四肢九竅入於血脉肌肉筋骨壅塞不通卽拘攣癱瘓風痺之類爲外皮膚所中是軀殼井滎俞合募原受邪爲病也

三者不從六淫而因房室蟲獸所傷爲不內外因卽自作勞傷之疾也以此詳之病由多盡若人能養慎不令邪風干忤經絡謂無內損則身無病或中經絡未流傳臟腑卽醫治之可免七傳之患謂內因必須早治也四肢纔覺重滯便行導引吐納鍼灸膏摩諸法勿令九竅閉塞不致筋攣軟短痛痹癱瘓諸疾謂外因必須早治也更無王法禽獸災傷房室勿令竭乏服食節其冷熱苦酸辛甘謂不因風寒致病而過節勞傷須當自慎故曰不令形體有衰靈樞曰虛邪不能獨傷人必因身形之

虛而後客之故得三焦之氣統領氣血津液充溢臟腑腠理則邪不能入所謂病則無由入其腠理然三焦之氣充溢軀殼臟腑肌肉皮膚相合罅隙之路為腠故為三焦通會元眞之處為血氣所注而精津血液溉灌滋滲臟腑筋骨肌肉皮膚出入之竅為理故為皮膚臟腑之文理總皆賴三焦之氣充溢臟腑津液實之則腠理密而不受邪為病也

問曰有未至而至有至而不至有至而不去有至而太過何謂也師曰冬至之後甲子夜半少陽起少陽

之時陽始生天得温和以未得甲子天因温和此爲未至而至也以得甲子而天未温和爲至而不至也以得甲子而天大寒不解此爲至而不去也以得甲子而天温如盛夏五六月時此爲至而太過也

此以司天運氣辨太過不及以合三陰三陽爲察證治病之權衡也經云夏至四十五日陰氣微上陽氣微下冬至四十五日陽氣微上陰氣微下然陰陽升降進退皆從二至爲始也故仲景以冬至之後甲子夜半起少陽其義正合内經冬至四十五日三陽開泰之意以正來歲一年時令太過不

及、則二甲子起陽明、三甲子起太陽、四甲子起太陰、五甲子起少陰、六甲子起厥陰、而終一歲、蓋冬至之後甲子、乃一陽齊於地面、將發來春溫令、若未得甲子、而天得溫和、時令未至、其氣先至、爲未至而至、經謂來氣有餘、若已得甲子、天未溫和、而時令已至、其氣未至、爲至而不至、經謂來氣不及、已得甲子、而天大寒不解、乃新令已至、舊令不退、爲至而不去、亦舊氣有餘、新氣不及、若已得甲子、即當天溫而反如盛夏五六月時、爲至而太過、亦爲來氣有餘也、然時正則人民安和、或遇不及則乘年之虛、遇月之空、太過則失時之和、客氣邪風中人多死、故當占時令之蚤晏、則知六氣之虛實、然後治病無失、後人妄議仲景三百九十七法、無一言道及運氣、非畧之也、蓋有所不取也、嗟嗟既無一言及之、此上下二條、所談何事、要知不讀金匱之陋矣、

師曰、寸口脉動者、因其王時而動、假令肝王色青、四時各隨其色脉、肝色青而反色白、非其時色脉、皆當病、

前言天時過與不及、爲察證治病之權衡、此以人

之色脉合於天時而相反者為病也夫寸口者概言兩手寸關尺部也動者因時令至而鼓動生氣之機行故謂王時而動所以人氣應之而顯於脉乃四時生王之氣隨時而變故曰肝王色青四時各隨其色脉如春弦夏洪秋毛冬石是也然春王脉當微弦是合春平為無病或色反見白脉反見濇乃賊尅之徵非其時色脉皆當病矣觀此二條察證治病若不合天地人三才一貫之理則為謬妄不經而談醫也

問曰陽病十八何謂也師曰頭痛項腰脊臂脚掣痛

陰病十八、何謂也、師曰、欬上氣、喘、噦、咽、腸鳴、脹滿、心痛、拘急、五臟病、各有十八、合爲九十病、人又有六微、微有十八病、合爲一百八病、五勞七傷六極、婦人三十六病、不在其中、清邪居上、濁邪居下、大邪中表、小邪中裏、槃飪之邪、從口入者、宿食也、五邪中人、各有法度、風中於前、寒中於暮、濕傷於下、霧傷於上、風令脉浮、寒令脉急、霧傷皮腠、濕流關節、食傷脾胃、極寒傷經、極熱傷絡、

此以頭痛、項、腰、脊、臂、脚、掣痛、手足三陰三陽經絡軀殼受邪、總爲陽病、欬、上氣、喘、噦、咽、腸鳴、脹滿、心

痛拘急、臟腑受邪、總爲陰病、乃提察證表裏之大綱也、蓋陰陽二病、俱有十八者、乃風寒暑濕燥火、大邪中表、軀殼經絡受邪、皆致頭痛等疾、故爲陽病、然邪中一經、衛分而爲一病、榮分受邪、亦爲一病、榮衛兩受其邪、亦爲一病、故一邪中於一經、變而爲三、六邪合之、則成十八、靈樞謂病在陽者、命曰風、病在陰者、命曰痺、陰陽俱病、命曰風痺、以此觀之、則陰陽十八之數明矣、然一臟病有十八、以五臟合之、則成九十也、六微者、小邪中裏、邪襲六腑、亦以榮衛推之、一腑十八、六腑合之、則爲一百八病蓋頭痛項腰脊臂脚掣痛欬上氣喘噦咽腸鳴脹滿心痛拘急臟腑經絡諸病皆以榮分衛分榮衛兩分推察則病變無窮總不越陰陽榮衛六淫所致也如千金謂久視傷血久臥傷氣久坐傷肉久立傷骨久行傷筋而爲五勞大飽傷脾大怒氣逆傷肝强力舉重坐臥濕地傷腎形寒飲冷傷肺憂愁思慮傷心風雨寒暑傷形大怒恐懼不節傷志而爲七傷氣極血極筋極骨極肌極精極而爲六極並婦人三十六病皆屬內傷非六淫邪氣爲病故不在其中蓋邪有大小清濁不同第風暑

字典鑿字無

火邪屬陽而人身上半爲陽以陽從陽所以感之而居上寒濕燥屬陰而人身下半爲陰以陰從陰故居於下然天之六氣爲陽感人肌表經絡是爲大邪中表故顯頭痛項腰脊臂脚掣痛軀殻經絡受病即四時傷寒之類若微邪感入井滎俞合募原之間延入臟腑是爲小邪中裏內顯欬上氣喘噦咽腸鳴脹滿心痛拘急臟腑受病即四時之雜病也穀飪者米麵之食從口而入乃爲宿食雖非風寒之比因其過食停滯而傷脾胃所以刻入五邪之中然五邪中人各有法度但風邪屬陽前者

朝也、衛也、爲陽、以陽從陽、故風中於前、寒者屬陰、暮者、晚也、榮也、爲陰、以陰從陰、是故寒中於暮、濕邪重濁而下降、故傷於下、霧邪輕清而上騰、故傷於上、風傷於衛、其性輕揚、故令脉浮、寒入於榮、其性堅勁、故令脉急、肺主皮毛、其性輕凉、霧爲清邪、故傷皮腠、濕爲陰邪、擅走空竅、則流關節、食入於胃、徤運在脾、過食氣壅、則傷脾胃、寒氣屬陰、經脉亦陰、以陰從陰、極寒所以傷經絡、脉屬陽、熱亦屬陽、以陽從陽、極熱故傷絡也、

問曰、病人有氣色見於面部、願聞其說、師曰、鼻頭色

青腹中痛苦冷者死鼻頭色微黑者有水氣色黃者胸上有寒色白者亾血也設微赤非時者死其目正圓者痓不治又色青爲痛色黑爲勞色赤爲風色黃者便難色鮮明者有留飲

此邪入於內色華於外望而知之者也經云東方青色入通於肝凡言色者肝主之也故肝邪乘脾標顯於鼻所以鼻頭色青而爲腹中痛腎寒隨木侮土陰盛陽虛脾元欲絕苦冷者死若腎氣受邪熱壅胃關水道不利反溢脾胃上應鼻頭故色微黑爲有水氣也夫脾受木邪健運之機遲滯津液

蓄蒸爲飲上溢胸鬲氣應於鼻故色黃爲胸上有寒寒即飲也蓋血隨氣轉而氣不上升營血亦不榮於鼻故色白爲亾血經謂色白爲寒乃指氣虛不升但言其本也又謂血脱者色白即金匱所謂亾血乃以血隨氣轉而言其標經論互明理誠不悖耳然赤爲心色而氣王於夏若微赤見於非時乃木火妄動刑於肺金水源先絶故主死也若微赤而病痓者因其眞陰衰憊不能上灌於目系絡乾枯目瞋不轉故爲正圓者不治乃指少陰之痓而言也此上邪氣入内乃有寒熱虛實之分以下

五色但言風熱而無寒、即難經謂肝主色、入心爲赤、入脾爲黃之類、然風木本臟受邪、壅逆血氣不通、故青爲痛而房勞以致水衰受風、以挾腎火上熏、故黑爲勞、風邪挾肝入心、而火浮於外、故赤爲風、肝風入脾、風濕相搏、腸胃津液乾枯、故色黃者便難、然風熱抑遏、脾精不輸、化爲痰飲、然飲乃水類、水主潤澤、故黃色而鮮明者、有留飲也、

論曰、靈樞云明堂骨高以起、平以直、五臟次於中央、六腑挾其兩側、首面上於闕庭、王宮在於下極、乃言氣色見於鼻頭上下左右之部位也、素問謂

黃赤爲熱白爲寒青黑爲痛是以陰陽分寒熱而言也又曰赤欲如白裹朱不欲如赭白欲如鵝羽不欲如鹽青欲如蒼璧之澤不欲如藍黃欲如羅裹雄黃不欲如黃土黑欲如重漆色不欲如地蒼乃取色之神氣光明潤澤者生枯澁晦滯者死越人謂肝主色入心爲赤入肺爲白入脾爲黃入腎爲黑自入爲青乃以肝邪傳乘五臟而顯五色若見五色吐下之五色喜五色惡五色皆屬肝邪致病之常若非肝氣入於他臟則他臟之色不現故凡內傷外感虛實寒熱之病而現五色者必挾風

木在其中矣金匱以鼻頭觀五色定五臟之徵者因鼻屬脾土而金木火水四臟無土不生但臟氣皆根於土故鼻頭色青乃木水入於土故腹中痛苦冷者死微黑者木邪入腎水熱上蒸爲有水氣木邪入脾則色黃胸上有寒木邪入肺則色白亾血風邪入心故微赤非時死又曰色青爲痛色黑爲勞色赤爲風色黃便難鮮明有留飲即風熱所致之五色仲景亦不離木邪臨土標現鼻頭以取氣色逆順有無而定吉凶虛實寒熱誠合靈素難經當於此三家合參則備而神矣

再按難經謂肝主色、乃肝邪入於心肝肺脾腎、則現青黃赤黑白之色、是風木邪氣主病也、然見色而無病者、經謂經有常色、絡無常變之本色也、即東方甲乙之氣、入於東南西北中、而爲生發之氣、若失其常、則生機化滅矣、故四時無病皆有之耳、若有病而現色徵者、乃感邪風爲病也、或純一而無別色相兼、即風木太過、土元虛敗、乃爲生氣將竭之徵、所以至危之證、必觀氣色生尅而定吉凶、然難經有肺主聲、心主臭、脾主味、腎主濕、肝主色、乃彼此互相而生、互相而殺、謂之顛倒五行、即經

五五二十五陽之義若能明此靈素難經金匱望
聞問切之情方可稱軒岐門下客也
師曰語聲寂寂然喜驚呼者骨節間病語聲喑喑然
不徹者心膈間病語聲啾啾然細而長者頭中病
此以聲辨上中下三焦受病即聞而知之者也語
聲寂寂然乃雖有語而其聲不揚音屬羽角邪居
下焦肝腎故聲不上徹而寂寂然蓋肝之在聲爲
呼其病主驚駭故喜驚呼腎主靜而主骨以肝腎
互言知骨節間病也語聲喑喑然不徹者乃渾濁
遲鈍而聲不速其音屬宮經謂聲如從室中言者

是也邪鬱中焦濕壅氣滯胸間大氣不轉聲濁不清知心膈間病也語聲啾啾然細而長者乃尖細長而明亮音屬商徵邪居上焦軀殼而高不礙臟腑心肺胸鬲咽喉之氣故聲徹而速知頭中病也

夫病痼疾加以卒病當先治其卒病後乃治其痼疾也

此有舊疾復感新邪當分先後治也痼者邪氣堅固難拔卒者邪氣驟來而易去也若病者宿有痼疾而忽加卒病務當先治卒病不使邪氣相併轉增舊疾但久病乃非朝夕可除須當緩圖所以後

乃治其痾疾也

問曰上工治未病何也師曰夫治未病者見肝之病知肝傳脾當先實脾四季脾王不受邪即勿補之中工不曉相傳見肝之病不解實脾惟治肝也夫肝之病補用酸助用焦苦益用甘味之藥調之酸入肝焦苦入心甘入脾脾能傷腎腎氣微弱則水不行水不行則心火氣盛則傷肺肺被傷則金氣不行金氣不行則肝氣盛則肝自愈此治肝補脾之要妙也肝虛則用此法實則不在用之經曰虛虛實實補不足損有餘是其義也餘臟准此

此問答五臟病當合時令虛實之治也蓋望聞問切四診精明則預知傳變吉凶故爲上工而治未病者乃今病爲已病邪乘所勝後起而爲未病即肝病傳脾脾病傳腎腎病傳心心病傳肺肺病傳肝之義本篇提肝病爲已病預防木盛乘脾之未病故當先實脾俾脾氣實而金亦王木得平而不乘脾土爲要中工不曉相傳脾土之害不解實脾惟治其肝以致木邪臨土脾病遂起經謂粗工兇兇以爲可攻故病未已新病復起是也在四季脾王之月不受木乘即勿補之其或誤補是犯實實

之戒矣此言風木時令之實則當培土之陰以防木乘之未病此下乃明木令之虛亦當培土之陽資生營衛而濟肝虛俾肝氣盛而火亦王金氣平而不乘於木亦爲治未病也後人不明仲景立言是以肝木一臟虛實而明五臟之治概以肝實混統訴釋故復明之夫肝之病補用酸者因肝臟藏血而血虛受邪故用酸味屬陰從肝陰之性而補陰血爲君經謂補上下者從之是也又用焦苦入心養正使心火不竊母氣爲助益用甘味之藥調者甘能入脾資生營衛充濟諸臟之虛而肝得其

濟則金亦平而不伐於木經謂佐君之爲臣也因肝虛故用酸入肝焦苦入心甘入脾而調之甘入脾者謂甘熱之品也又謂脾能傷腎腎氣微弱則水不行水不行則心火氣盛則傷肺肺被傷則金氣不行金氣不行則肝氣盛則肝自愈復明木虛而受金寒之暴病是互時令賊邪淫尅吉凶在於瞬息之間所以伐實救虛乃勝復相制之理實非縱火刑金而爲治病之常若常法以扶其不足損其有餘爲肝虛補脾以防未病若肝盛誤補是助木乘脾而致未病矣此明肝虛金邪暴傷故使肝

氣盛則肝自愈重以前後互言故曰治肝補脾之要妙肝虛則用此法實則不在用之又囑不可虛虛實實之誤當以補不足損有餘而爲治五臟虛實之常謂是其義也然舉一隅而使三隅反故曰餘臟准此

論曰臟氣法時論曰肝臟用辛補之酸瀉之本論謂補用酸以此觀之古聖先賢補瀉不同孰爲是耶蓋內經是言寒涼之邪賊尅肝木陰凝氣滯鬱而不伸而肝爲風木其性溫而欲散故用辛溫陽藥散邪俾邪去則正氣自復故爲補乃氣分逆治

之法也金匱乃言肝臟藏血以陰血爲主因陰血虛而氣盛化火氣散不斂相招外風爲病故以味酸屬陰滋養陰血而收欲散之氣則邪自退乃病發於陽以陰法救之故曰用酸補之仲景是明血分從治誠補內經之未發也然以內經反覆推之則五臟氣血皆有逆從之治茲復明之夫肝藏血爲陰中之陽其性溫而氣欲散若血虛者當以味酸從治而補之血實者當以味辛氣涼逆治而散邪氣虛者當以氣溫從治而補氣氣實者當以氣涼逆治而散邪心主血爲陽中之陽其性熱而氣

欲軟。血虛者。當以苦温從治而補之。血實者。當以辛甘逆治而散邪。陽虛者。當以甘熱從治而補陽。陽實者。當以氣寒逆治而散邪。脾主濕。爲陰中之至陰。其性濕。而氣欲緩。血虛者。當以味甘從治而補陰。血實者。當以味苦逆治而瀉邪。陽虛者。當以甘熱從治而補陽。陽實者。當以苦寒逆治而瀉邪。肺主氣。爲陽中之陰。其性燥。而主氣。氣欲收。血虛者。當以味酸從治而補陰。血實者。當以味辛逆治而散邪。氣虛者。當以氣凉從治而補氣。氣實者。當以氣温逆治而瀉邪。腎主水。爲陰中之陰。其性寒。

其氣堅陰虛者當以味鹹氣寒從治而補陰陰實者當以味甘氣熱逆治而瀉邪陽虛者當以氣熱逆治而補陽陽實者當以氣寒從治而瀉邪此乃五臟寒熱溫涼濕正氣補瀉大綱之法若感六淫又當參邪氣寒熱而補瀉不可拘定正法矣今人但言內經氣分寒熱之從治不究金匱血分而有從治之法故復表出

師曰五臟病各有所得者愈五臟病各有所惡各隨其所不喜者爲病病者素不應食而反暴思之必發熱也

此以得惡氣味辨五臟虛實之病也心肝脾肺腎五臟之體廼屬寒熱温凉濕之五氣稟具緩散軟收堅之五用苦酸辛甘醎之五味焦臊香腥腐之五臭青黄赤白黑之五色然萬物亦具體用氣味但不似人身之備耳葢臟氣不足則他臟之氣乘擾欲求外物之體用氣味而爲自救所以五臟病各有所得者愈如肝欲酸腎欲醎之類由臟氣之虛也若臟腑感受外邪内鬱化熱則惡外物之體用氣味故五臟病各有所惡即心惡熱肺惡寒之類當隨其所惡之臟則爲受邪之處所謂不喜者

爲病乃由臟氣受邪之實也若臟氣不足邪氣擾損元氣則欲求外物之體用氣味相救故素不應食之物而反暴思之邪正兩氣相鬱化而爲火故必發熱發熱者臟腑氣鬱而爲內熱也葢難經謂飲食勞倦傷脾當喜味仲景雖不言及但氣味之病必因飲食勞倦之由而起當與難經參看則備

夫諸病在臟欲攻之當隨其所得而攻之如渴者與猪苓湯餘皆倣此

此即前條五臟蘊熱之攻法也雜病攻法與傷寒痞滿燥實堅用陷胸承氣逈別然傷寒乃無形之

邪與有形燥屎熱結於胃當從下奪此言心肝脾肺腎五臟感受六淫無形之大小諸邪中裏爲病是非一槩使邪腸胃而去下則徒傷脾胃病變不測是當隨其所得之臟表裏出入之處而驅故曰隨其所得而攻之如邪在心當瀉小腸在肺瀉大腸在脾奪其胃在腎瀉膀胱乃使表裏相通出入之門戶而去也惟有肝胆不通皮毛前後二陰前人謂胆無出入惟有和解之法或借胃腑之路而出又當審胃氣之虛實而行焉如渴與猪苓湯者是以腎之一臟而發明五臟因邪積於腎故用阿

膠以養肝腎之陰使臟邪之機向表澤瀉滑石引導腎間無形之邪俾從膀胱而出正所謂當隨其所得而攻之若心病當用導赤之意所謂餘皆倣此蓋經謂攻裏不遠寒者是邪在胃腑故以硝黃鹹寒直攻腸胃隨其便處而出此仲景自出手眼另用甘淡滲洩小便或從吐下諸法乃使五臟無形之邪各從其便處而出誠補內經未備開發後學之良規耳

猪苓湯方

猪苓去皮 澤瀉 茯苓 阿膠 滑石各一兩

右五味以水四升先煮四味取二升去滓內阿膠烊消盡温服七合日三服

問曰病有急當救裏救表者何也師曰病醫下之續得下利清穀不止身體疼痛者急當救裏後身體疼痛清便自調者急當救表也

此病分表裏治有先後也問急當救裏救表者乃病在表而醫反下之誅伐無過致傷脾胃之氣所以下利清穀不止然雖身疼表證未解當救誤下之逆爲急不可姑慮表邪以致內陽下脫必俟元陽恢復清便自調之後急當救表然表當急救何

也。蓋恐內陽初復未充。外邪陷入。又變結胸痞滿耳。

師曰。病人脉浮者在前。其病在表。浮者在後。其病在裏。腰痛背强不能行。必短氣而極也。

此以關脉前後分表裏。而辨內傷外感也。前者關前寸口脉也。寸口屬陽主表。而浮者在前。邪在於表。即風中於前之外感也。後者關後尺脉也。尺脉屬陰主裏。而浮者在後。爲病在裏。即內傷精血之病也。兩尺主腎。其脉貫脊。陰虛陽盛。則見脉浮。精血虛而受邪。痺着不行。不能上貫於脊。腰痛背强

不能行精虛不能攝氣歸源氣反上逆故短氣而急也

問曰厥陽獨行何謂也師曰此爲有陽無陰故稱厥陽

此即內經陰氣衰於下則爲熱厥是也陰衰於下陽無所附孤陽挾邪獨厥於上爲厥陽獨行蓋有陽無陰者乃非全無陰氣但陰虛不能維持陽氣之謂耳

問曰寸脉沈大而滑沈則爲實滑則爲氣實氣相搏血氣入臟即死入腑即愈此爲卒厥何謂也師曰唇

口青身冷爲入臟卽死如身和汗自出爲入腑卽愈

此卒厥脉與證也寸脉主上爲陽沈爲裏實大爲陽盛滑爲陰中陽氣有餘而上逆逆則陰陽之氣相並於上爲實氣相搏血氣入臟者卽邪氣入臟也邪旣入臟堵塞經隧神明無主卒倒無知謂之卒厥若唇口青身冷卽是邪氣入臟堵塞血氣神機不能出入臟氣垂絕所以主死經謂血氣並走於上則爲大厥暴死是也若身和汗出乃邪氣入腑閉塞腑氣不得出入一時卒倒非臟絕之比頃時陽機外達邪氣隨之外洩故知入腑卽愈

問曰：脉脫入臟即死，入腑即愈，何謂也？師曰：非爲一病，百病皆然。譬如浸淫瘡，從口起流向四肢者可治，從四肢流來入口者不可治；病在外者可治，入裏者即死。

前云寸脉沉大而滑，血氣入臟入腑而爲卒厥，此云卒厥有脉脫入臟即死、入腑即愈之辨也。脉脫者，非虛脫之脫，乃邪氣堵塞，正氣不行，經隧脉道不鼓而似脫也。夫邪氣入臟，閉塞經隧，脉氣不行，營氣不通，則唇口青，身冷，但邪進而不退，臟氣敗傷，故主死矣。入腑脉脫者，邪氣壅於經絡，脉氣不

行臟氣內守而不傷敗故身和暖而陰陽進退氣
機轉動之時腑氣冲和送邪外出汗出即愈譬如
浸淫瘡從口起流向四肢者邪從內發於外洩而
不進故可治若從四肢流來入口者邪往內入進
而不洩臟氣傷敗故不可治此示凡病在表爲輕
而易治入裏者深重則難治也

論曰經謂厥則陽氣並於上陰氣並於下陽並於
陰則火獨光陰並於陽則足寒而脹又謂血之與
氣並走於上則爲大厥厥則暴死氣反則生不反
則死又謂內奪而厥則爲瘖俳此腎虛也又陽氣

者大怒則形氣絕而血菀於上使人薄厥又厥逆爲病足暴清胸若將裂腸若刀切煩而不能食脉大小皆濇然厥證雖多要皆不出陰陽偏勝氣逆則一也又謂陽氣衰於下則爲寒厥乃陽衰陰逆手足厥冷也陰氣衰於下則爲熱厥乃陰虛火逆手足大熱也二者因酒色內傷偏虛脾腎陰陽之氣發病若見氣逆面紅即便爲厥弗執必欲手足厥冷身體強直方謂之厥此爲陰陽兩大法門耳金匱謂厥陽獨行有陽無陰正此之熱厥也經又謂令人腹滿或暴不知人是卒倒無知身形如尸

乃邪正之氣閉逆不通而厥即扁鵲治虢太子之尸厥俗謂之類中風金匱謂之卒厥厥唇口青身冷爲入臟即死身和汗出爲入腑即愈經有巨陽之厥腫首頭重足不能行發爲眴仆陽明之厥顛疾欲走呼腹滿不得臥面赤而熱妄見而妄言少陽之厥暴聾頰腫而熱脇痛胻不可以運太陰之厥腹滿䐜脹後不利不欲食食則嘔不得臥少陰之厥口乾溺赤腹滿心痛厥陰之厥少腹腫痛腹脹經溲不利好臥屈膝陰縮腫胻內熱此皆經絡臟腑受邪氣逆而爲之厥非手足寒冷卒倒之比仲

景詳於傷寒厥陰篇、一二日至四五日厥者、必發熱、前熱者後必厥、厥深者熱亦深、厥微者熱亦微、乃肝氣逆胃、胃氣不伸之厥、即內經氣逆之實厥、若四逆吐蚘乃虛寒之厥也、故治厥證當以內經仲景諸書合參則備、後人不按經旨、臨證模糊、但以痰食寒熱氣厥混言、妄治不惟無益、曚蔽後人、故續表出、

師曰、息搖肩者、心中堅、息引胸中上氣者欬、息張口短氣者、肺痿吐沫、

此言喘息有痰氣、肺脹、肺痿之別也、心中者即胸

中也風寒挾痰搏結胸中肺氣逆而呼吸不利故息搖肩者爲心中堅若無痰飲搏結純是風寒傷肺氣逆於上則息引胸中爲上氣者欬乃屬肺脹也若張口短氣者是肺熱葉焦氣弱不振津液化而爲涎上溢於口故吐涎沫謂之肺痿矣

師曰息而微數其病在中焦實也當下之則愈虛者不治在上焦者其吸促在下焦者其吸遠當作遲字此皆難治呼吸動搖振振者不治

此辨喘息分虛實定可治與不可治也息而微數即氣息微而喘促也因外邪而挾痰食燥屎鬱結

上中二焦之氣滯而不能上通下達故息而微數病在中焦爲實故當下之則愈設無痰食燥屎阻滯而息微數即營衛虛敗氣不歸源之虛喘故爲虛者不治而又以呼吸之遲促分治心肺脾肝腎虛之據然心肺居上爲近若心肺之氣虛而不能納氣歸源其吸必細短而促肝腎居下爲遠若肝腎下焦陰虛不能攝氣歸源其吸必長而遲故喘病屬實者可用下法爲易愈若上中下三焦元氣虛憊所致者瀉之則愈損補之則不及故皆難治見呼吸動搖振振者是陰陽營衛俱敗惟存一線

浮遊之氣逼迫呼吸項刻垂絶故不治也

論曰經謂不得臥而息有音者是陽明內實壅滯之逆也起居如故而息有音者乃肺之皮毛受邪而絡脉逆也不得臥臥則喘者是肺腎受邪水氣之客也皆明邪實致喘而未言虛本論謂息搖肩者心中堅息引胸中上氣者欬是辨上焦之實息張口短氣之肺痿是辨上焦之虛息而微數是辨中焦之實更以上焦之虛而吸之促下焦之虛而吸之遲呼吸動搖振振者爲虛敗之證金匱有虛有實當與素問金匱合參臨證則備

張仲景金匱要畧卷一終

張仲景金匱要略卷二終

張仲景金匱要畧卷二

檇李沈明宗目南甫編註

痓

太陽病發熱無汗反惡寒者名曰剛痓太陽病發熱汗出而不惡寒名曰柔痓

此以風寒二證辨定剛柔二痓也痓病由於太陽受寒重感濕邪或傷風受濕而變爲痓故提太陽發熱無汗反惡寒之寒傷營證爲剛痓發熱汗出不惡寒之風傷衛證爲柔痓然未具低頭視下脊强反折仲景遂爲痓者何也蓋欲明其無汗惡寒

營實爲剛痓之始有汗不惡寒衛虛爲柔痓之先故揭此二條著其要領也

太陽病發熱脉沈而細者名曰痓爲難治

此明痓病必挾濕也太陽病發熱即寒傷營分而脉沈細不見下利手足逆冷是非裏寒外熱之比乃太陰濕盛溢於太陽凝滯氣血經筋將來背反張硬或低頭視下發如癎狀勢必即至所以未兆之先直斷爲痓此太陽而見太陰賊尅之脉故曰難治

病者身熱足寒頸項強急惡寒時頭熱面赤目赤獨

頭動搖卒口噤背反張者痓病也若發其汗者寒濕相得其表益虛即惡寒甚發其汗已其脈如蛇○暴腹脹大者爲欲解其脈如故反伏弦者痓○夫痓脈按之緊而弦直上下行脈經云痓家其脈伏堅直上下

此言治痓不可大汗也寒濕淫於太陽經筋格陽於上身熱而足寒太陽經脈受邪則頸項强急寒濕居下陽不下達足寒而頭熱太陽而兼陽明故面目赤而卒口噤太陽與督脈風爲主病獨頭動搖背反張而爲痓病蓋痓乃經筋陽虛而受陰濕治之不可大發其汗汗則氣傷而邪反不去寒濕

相得反爲留連致表益虛而惡寒甚陽傷濕盛則脉堅勁動猶如蛇乃譬揮紐奔迫之狀也○暴腹脹大者似乎邪傳太陰暴煩自利欲解之徵若其脉仍如故而反伏弦要知汗傷其陽邪氣內傳而爲太陰痙矣○太陽經筋原挾督脉而行筋受寒濕脉緊弦而强直上下經謂督脉爲病脊强反折正指此痙而言也

太陽病發汗太多因致痙○夫風病下之則痙復發汗必拘急○瘡家雖身疼痛不可發汗汗出則痙

此三條乃明他病汗下不當則變痙也太陽病是

當發汗散邪，然過汗則傷津液，氣血經筋無養，筋枯攣縮則爲痓矣〇風病下之則傷陰血，血不濡筋，以故作痓，復發其汗，又傷陽氣，以致陰陽津液俱傷，不能榮養筋脉，勢必拘急而爲痓也〇瘡家營血素虧，若發其汗，更傷血液，筋脉無養則成痓矣。以上或治他病，汗下之後而變痓者，務必參明此意，施治則善。

痓病有灸瘡，難治。

此有灸瘡致痓也。灸瘡乃用艾火燃之，百脉灵通，經穴疎暢，血氣因膿而虧，汗吐下三法皆不能施

故曰難治

太陽病其證備身體强几几然脉反沈遲此爲痓括蔞桂枝湯主之

此出柔痓之方也太陽證備身體强故爲痓病几几然者如短翼之鳥欲飛而不能飛之狀是兼陽明矣然風少濕多侵於肌肉以致脉沈濕鬱氣滞脉則遲矣若以太陽較之其脉當浮此得太陰濕脉故脉反沈遲此之沈遲必然有力非虚寒軟弱之比故爲病痓然雖不言有汗之柔痓此用桂枝湯和營衛而解太陽衛分之邪括蔞能清胸膈之

熱不出有汗風傷衛之大法可以意會

括蔞桂枝湯方

括蔞根三兩 桂枝三兩去皮 甘草二兩炙

芍藥三兩 生薑三兩切 大棗十二枚劈

右六味㕮咀以水七升微火煮取三升去滓適寒溫服一升

太陽病無汗而小便反少氣上衝胸口噤不得語欲作剛痙葛根湯主之

此出剛痙之方也太陽病無汗是同寒傷營證但濕鬱膀胱氣化不行故小便反少邪入陽明則氣

上衝胸然口噤不得語故曰欲作剛痙此太陽而兼陽明經腑大筋受邪所以無汗故用桂枝湯和營衛加葛根麻黃汗解太陽陽明兩經寒濕之邪也

葛根湯

葛根四兩　麻黃三兩去節　桂枝二兩去皮　甘草二兩炙

芍藥二兩　生薑三兩切　大棗十二枚劈

右七味以水一斗先煮麻黃葛根減二升去上沫內諸藥煮取三升去滓溫服一升覆取微似汗

痙為病胸滿口噤臥不着席腳攣急必齘齒可與大

承氣湯。

此太陽陽明之痙也。太陽之邪內入。爲胸滿。並侵陽明經筋。則口噤。臥不着蓆。脚攣急。者太陽角弓反張之變辭。介齒者。陽明口噤之變辭也。此太陽陽明兩經合爲痙病。故曰可與大承氣。僅疏陽明之邪耳。尚論謂太陽之邪。並兼陽明。其勢非緩法能解。用大承氣。使太陽陽明之邪。盡從中土而出。蓋大承氣由胸至胃腸。而陽明邪去。勢如奔馬。若太陽之邪。未必盡由中土而出。表反內入。不爲害乎。詳仲景是欲狹小其制。惟疏陽明之邪。故曰可與亦商酌之意。讀者詳之。

大承氣湯

大黃四兩酒洗　厚朴半觔炙去皮　枳實五枚炙　芒硝三合

右四味。以水一斗。先煮枳朴二物。取五升。去滓。內大黃煮取二升。去滓。內芒硝。更上微火一兩沸。分溫再服。得下。餘勿服。

論曰。痙乃強直之貌。始因太陽感受風寒。更兼濕邪粘着經筋。故爲痙。痙病經謂諸痙項強。皆屬於濕也。然寒濕相合爲剛痙。風濕相合爲柔痙。但發於太陰濕令膀胱受邪。而有六經傳變虛實寒熱多少之分耳如新產血虛多汗出喜中風而病痓者乃血虛受風成痓後人更名產後驚風失其旨矣本論首條發明無汗爲剛有汗爲柔次以太陽發熱而脉沈細是兼太陰寒濕土來尅水故爲難治三條出其痓證之備又戒發汗而傷其陽又謂太陽病發汗過多者風病下之者瘡家身疼者痓病有灸瘡者乃他證之戒是非遂爲痓矣以括蔞桂枝葛根二湯發明表證虛實之治而傳變諸證使人倣此消息活法治之有竹葉湯加附子以治產後頸項强乃陽虛濕盛之痓大承氣湯或見內實

原有疏解，非爲攻下而設，示此諸法，明其大綱，而令人觸類旁通，以虛實寒熱臨證化裁爲尚，勿以三方定治二痓之法爲盡耳。蓋方中行《傷寒條辨》謂小兒角弓反張，手足抽搐，後世兒科揔名驚風，誤治。謂非驚風，亦爲痓病。余詳此乃少陰少陽客氣所至，爲驚爲瘛，感冒熱邪所致，實非驚風，並非痓病，故詳及之。

再按本論以太陽病有汗表虛爲柔痓，無汗表實爲剛痓，是以虛實而定剛柔，其辨最切。後人妄以角弓反張爲剛，低頭視下爲柔，謬之甚矣。經謂陽急則反折陰急則俛不伸乃指胸背而言也殊不知太陽經筋行身之背挾脊並督脉上行巔頂寒濕侵入大筋故顯軟短拘急而爲角弓反張無汗故爲剛痓而有汗則爲柔矣陽明經筋行身之前故低頭視下肘膝相搆若有汗爲柔而無汗則爲剛矣及至傳進三陰經脉皆行於裏但見拘急肘膝相搆俛而不仰並無角弓反張之勢豈不爲痓乎然剛柔誠因表之虛實汗之有無爲的若以俛仰辨之即如少陽經絡行身之側一手一目斜視抽搐而無俯仰以何辨別剛柔讀者詳之

濕

濕家之爲病、一身盡疼發熱、身色如薰黄也、

此概言傷濕之病也、經云濕淫所勝、太陽受邪、流於關節肌表之間、血凝氣滯、則一身盡疼發熱、邪正鬱遏、化爲濕熱、蒸騰發越於肌肉皮膚之間、故顯爲黄、然濕爲陰邪、以陰從陰、感於血分、身色猶如薰黄、若風邪入於陽明衛分、黄如橘子色矣、

太陽病、關節疼痛而煩、脉沈而細者、此名中濕、亦曰濕痺、其候小便不利、大便反快、但當利其小便、

此中濕表裏並言也、濕淫所勝、流於太陽關節、營

氣不和則關節疼痛陽鬱不伸故發煩也蓋濕傷陰土脾陽氣滯脉當沈細則爲中濕若胃家陽土受邪發熱脉緩浮大迺爲傷濕矣然濕傷於營粘着不移故曰濕痺膀胱氣化不行故小便不利邪流大腸則大便反快但當利其小便使周身之濕自從小便而出乃濕淫於內之正治也

濕家病身疼發熱面黃而喘頭痛鼻塞而煩其脉大自能飲食腹中和無病病在頭中寒濕故鼻塞納藥鼻中則愈

此濕淫於上與濕從下受不同也濕邪感於太陽

慎不可以火攻之恐濕与熱合必致變證發熱口渴等症非大汗淋漓之謂也

與肺氣相合氣鬱於表故身疼發熱面黄而喘頭痛鼻塞而煩也邪居於表故脉大自能飲食者腹中和而無病病當責病在頭中寒濕寒濕者以濕屬陰故也蓋鼻爲肺竅肺氣受濕則鼻塞故當納藥鼻中搐去黄水俾肺氣通調大氣一轉肌腠開而濕痹解矣

濕家身煩疼可與麻黄加术湯發其汗爲宜慎不可以火攻之

此傷濕之方也寒濕居表營實陽鬱故無汗而身煩疼須得微汗則解所以麻黄湯加白术取微微

似汗則表濕俱去朮得麻黃燥濕安土之功更倍若以火攻必致大汗淋漓陽脫邪陷爲患不淺故當戒之

麻黃加朮湯

麻黃三兩去節　桂枝二兩去皮　甘草一兩炙

白朮四兩　杏仁七十箇去皮尖

右五味以水九升先煮麻黃減二升去上沫內諸藥煮取二升半去滓溫服八合覆取微似汗

濕家其人但頭汗出背強欲得覆被向火若下之蚤則噦或胸滿小便不利舌上如胎者以丹田有熱胸

上有寒渴欲得飲而不能飲則口燥煩也

此言表濕誤下邪陷之變也濕淫所勝痺着太陽身背則强攣過陽氣不得下達氣反上蒸故頭汗出若太陽病不發熱背强欲得覆被向火乃屬衛虛濕盛則當温經散邪爲正此不温經而反下之濕邪乘虛陷入胸間則噦而胸滿與結胸痞氣頗同胸邪拒格肺不通調故小便不利熱蒸津液膩滯於舌則舌上如胎實非胎也下則傷陰陰傷則火盛於下爲丹田有熱邪陷於胸爲胸上有寒寒即濕也邪格陽氣在上燥爍津液則渴欲得飲而

濕陷胸中制燥故不能飲但口燥煩也

濕家下之額上汗出微喘小便利者死若下利不止者亦死

此濕家誤下致死也中濕之人內陽必虛濕邪在表但欲微微似汗而散經謂濕滛所勝治以苦熱佐以酸淡燥泄濕邪內經之正法也誤以峻劑下之徒傷脾腎之氣陽從上脫則額上汗出而喘陰從下脫則二便滑利不止故皆主死

論曰金匱方論六條以濕滛所勝膀胱受邪顯一身盡疼發熱身如薰黃乃邪正鬱蒸之證也關節

疼痛而煩者太陽表邪而兼太陰裏證背強欲得覆被向火者陽虛濕盛爲寒濕而兼誤治之變然邪從外入須從外出故用麻黃加朮湯開腠通陽燥濕而爲治病之常若身疼發熱面黃而喘頭痛鼻塞而煩非傷太陽乃濕傷於上故納藥鼻中取嚔散邪因病變法亦變矣葢濕邪傳裏經有濕滛於內治以苦熱佐以酸淡若濕熱爲病當易苦寒是爲正法不似傷寒直施攻下致傷中氣輕變則爲胸上有寒丹田有熱重則上焦陽脫額上汗出微喘下焦陽脫則前後二便自利故皆主死此乃

仲景欲人以表裏寒熱虛實脉證常變之法臨證化裁處方爲治病之權衡非僅麻黃等湯遂爲一定之法也

風濕

病者一身盡疼發熱日晡所劇者此名風濕此病傷於汗出當風或久傷取冷所致也可與麻黃杏仁薏苡甘草湯

此風濕兩傷表實之方也風傷於衛濕傷於營邪在太陽陽明兩經營衛之間濕則一身盡疼風則發熱經云地之濕氣感則害人皮肉筋骨然濕多

風少侵於肌肉內連胃腑故日晡申酉陽明王時則劇蓋汗乃屬濕汗出未乾當風取冷風汗乘虛侵入風濕合而成之故曰汗出當風久傷取冷所致但無汗爲表實用麻黃開腠通陽以驅營中之邪甘草和中薏苡淡燥陽明風濕而健脾奠土杏仁以通肺氣則二經風濕無不解矣

麻黃杏仁薏苡甘草湯

麻黃五錢　杏仁十箇去皮尖　薏苡五錢　甘草一兩炙

右剉每服四錢匕水盞半煎八分去滓溫服有微汗避風

風濕相搏、一身盡疼痛、法當汗出而解、值天陰雨不止、醫云此可發汗、汗之病不愈者、何也、蓋發其汗、汗大出者、但風氣去、濕氣在、是故不愈也、若治風濕者、發其汗、但微微似欲汗出者、風濕俱去也、

此治風濕表實不可大汗也、風濕傷於營衛之間、邪正相搏、一身盡疼發熱、法當汗出而解、值天陰雨、濕陰過盛、陽虛不當發汗、而大發其汗、更傷其陽、風性輕揚易去、濕邪重濁留滯、故不愈也、欲治風濕者、但貴微微似汗、風濕俱去、若汗過多、反致病劇矣、

風濕脉浮身重汗出惡風者防巳黄芪湯主之

此風濕表虚之方也脉浮爲風邪在衛身重爲濕氣在營風多於溼表虚不固汗出惡風然衛虚不可再汗所以甘术去濕安中黄芪實表散邪惟仗防巳善驅風濕固護衛氣之中畧具驅邪之一面耳

防巳黄芪湯

防巳一兩　黄芪一兩　甘草五錢炙　白术七錢五分

右剉每抄五錢七生薑四片大棗一枚水盞半煎八分去滓温服　喘者加麻黄五錢　胃中不和

者加芍藥三分　氣上衝者加桂枝三分　下有陳寒者加細辛三分　服後當如蟲行皮膚中從腰下如氷後坐被上又以一被繞腰以下溫令有微汗差

風濕相搏骨節疼煩掣痛不得屈伸近之則痛劇汗出短氣小便不利惡風不欲去衣或身微腫者甘草附子湯主之

此陽虛邪盛之證也風濕傷於營衛流於關節經絡之間邪正相搏骨節疼煩掣痛陰血凝滯陽虛不能輕蹻故不得屈伸近之則痛劇也衛陽虛而

汗出裏氣不足則短氣而小便不利表陽虛而惡風不欲去衣陽傷氣滯故身微腫然表裏陰陽正虛邪實故用甘朮附子助陽健脾除濕固護而防汗脫桂枝宣行營衛兼去其風乃補中有發不驅邪而風濕自除葢風濕證須識無熱自汗便是陽氣大虛當先固陽爲主

甘草附子湯

甘草二兩炙　附子二枚炮　白朮二兩　桂枝四兩去皮

右四味以水六升煮取三升去滓溫服一升日三初服得微汗則解能食汗止復煩者服五合恐一

升多者、服六七合爲佳、

傷寒八九日、風濕相搏、骨節疼煩、不能自轉側、不嘔不渴、脉浮虛而濇者、桂枝附子湯主之、如大便堅、小便自利者、去桂加白朮湯主之、

此傷寒未解、重感風濕之邪也、傷寒八九日、肌表已虛、外邪易襲、重感風濕、營衛不和、故身體疼煩、陽虛不能輕蹻、不能自轉側、不嘔不渴者、裏無病而證在表、脉見浮虛濇者、因先發汗而傷陽氣、重襲風濕、痺着三陽、故以桂枝湯去芍藥之酸收、和營衛而去表風、加附子行陽逐濕、以開風濕之痺

若中虛邪陷逼迫津液偏滲前陰不潤腸間則大便堅小便自利所以去走表之桂枝加白术安中而生營血津液滋潤腸間之燥耳

桂枝附子湯

桂枝四兩去皮　附子三枚炮　甘草二兩炙
生薑三兩切　大棗十二枚擘

右五味以水六升煮取二升去滓分溫三服

白术附子湯

白术一兩　附子一枚炮去皮　甘草二兩炙
生薑一兩半切　大棗六枚擘

右五味以水三升煮取一升去滓分温三服一服覺身痺半日許再服三服都盡其人如冒狀勿怪即是朮附並走皮中逐水氣未得除故耳

論曰經謂風寒濕三氣雜至合而爲痺可謂邪之繁也病之盛也金匱更拈風濕二邪合病誠補內經之未發蓋風傷於衛濕傷於營營衛兩傷在表則一身盡疼發熱內連陽明肌肉日晡則劇若流關節風濕相合而爲歷節矣然風濕一證須分濕多風少無汗而爲表實風多濕少脉浮身重汗出而爲表虛以麻黃杏仁薏苡甘草湯通陽燥濕而

治表實、防已黃芪湯、固腠散邪而治表虛、此乃表證虛實之常也、若骨節疼煩掣痛、不得屈伸、近之痛劇、汗出短氣、乃濕陰邪盛、內外陽虛、與前常法不同、以甘草附子湯、固護真陽、而防陽脫、更有傷寒表未全解、重感風濕、亦因陽微氣弱、營衛不充、故以桂枝附子湯、行陽勝濕、調中而祛表邪、此與內外陽虛、又不同矣、然風濕發汗、與傷寒發汗亦殊、風性輕揚、濕邪粘滯、但欲微汗則除、不然風去濕存、病變增劇、仲景欲人以營衛陰陽表裏虛實處方、但以四方爲立方之法、則可不可以爲治風

濕之常技也

暍

太陽中熱者暍是也汗出惡寒身熱而渴白虎加人參湯主之

此言正暑病也邪之傷人無有不從皮毛而入故曰太陽中熱但汗出惡寒身熱似乎太陽感冒而太陽風寒必無作渴之理此無形暑熱傷於皮毛內應於心心氣熱而汗出肺氣受傷則惡寒邪居氣分故身熱而渴卽動而得之爲中暑此暑乘肺金以白虎湯清金養胃生津止渴暑自清矣

白虎加人參湯

知母六兩　石膏一觔碎綿裹　甘草二兩炙

粳米　人參三兩

右五味以水一斗煮米熟湯成去滓溫服一升日三服

太陽中暍發熱惡寒身重而疼痛其脉弦細芤遲小便已洒洒然毛聳手足逆冷小有勞身即熱口開前板齒燥若發其汗則惡寒甚加溫鍼則發熱甚數下之則淋甚

此暑月陰濕鬱遏肌表外寒裏暑合病也經云巨

陽主氣而先受邪凡屬外感皆從太陽而入故曰太陽中暍此由避暑納涼陰濕外束暑伏於內表見發熱惡寒身重疼痛而兼濕滯故脉弦細或芤遲而虛也夫小便必得膀胱氣化則出故小便時而氣化下行皮毛失其護衛故小便已洒洒毛聳手足逆冷若小有勞擾動內暑發越於外而身即熱蓋腎主骨齒乃骨之餘暑傷腎水不能上制心火爍乾口齒故口開前板齒燥夏月陽氣疎洩腠理氣虛受邪設發其汗更傷其陽則惡寒甚若溫鍼反助內暑故發熱甚而下則傷陰陰水耗而小

便則淋、此即靜而得之、內外合邪、表同外感、當以辛凉解表、甘寒清裏、即後人所用香茹飲之類、不似傷寒而用甘熱發表、故汗下溫鍼在所必戒耳、

太陽中暍、身熱疼重、而脉微弱、此以夏月傷冷水、水行皮中所致也、一物瓜蒂湯主之、

此傷暑之時、非傷暑邪也、太陽氣虛則受水邪、陽氣抑鬱、身熱疼重、而脉微弱、以故汗法難施、惟宜瓜蒂湯湧吐其邪、俾胸中大氣一轉、膀胱與肺氣開洩、通調水濕、自從汗便兩解、乃精義入神之妙法也、

一物瓜蒂湯

瓜蒂二十箇

右剉以水一升煮取五合去滓頓服

論曰經謂氣虛身熱得之傷暑暑傷於表也因於暑汗煩則喘喝靜則多言者傷於裏也後夏至日爲病暑者時令暑病之常也本論謂中暍汗出惡寒身熱而渴者暑傷元氣之正病以白虎湯益氣清金太陽中暍發熱惡寒身重疼痛其脉弦細芤遲者内暑而兼陰濕之變也身熱疼重而脉微弱夏月傷水者乃傷暑之時非傷暑之邪以瓜蒂湯

乃病變法亦變矣故治暑病須合內經金匱常變之法則備

霍亂

病有霍亂者何答曰嘔吐而利名曰霍亂

此言吐而瀉利謂之霍亂也內積痰飲飲食或挾外邪內外合邪爲病前人列於傷寒論中今移於此然霍亂雖因外邪却在夏末秋初四時間或有之實因內蓄積飲傷食而受風寒肝脾不和陡然上吐下瀉故爲霍亂下條頭疼發熱乃兼表邪也

問曰病發熱頭痛身疼惡寒吐利者此屬何病答曰

此名霍亂自吐下又利止復更發熱也

此言霍亂而帶表證也發熱頭痛身疼惡寒者外感風寒表證風寒乘胃而夾痰飲食積鬱遏正氣不得宣行陡然上吐下瀉謂之霍亂若吐利已止復更發熱乃裏氣和而表邪未解當從傷寒解表之法或無表證但有腹痛吐利此爲小邪入裏當以和裏爲主

霍亂頭痛發熱身疼痛熱多欲飲水者五苓散主之寒多不用水者理中丸主之　五苓散方見痰飲

此言霍亂須分寒熱而治也頭痛發熱身疼痛者

風寒傷於表也外風而挾內熱食痰以致吐利必欲飲水當以五苓兩解表裏使邪從汗出裏邪即從小便而去不欲飲水者寒多無熱胃陽氣虛當以理中丸温中散寒爲主此以表裏寒熱辨證治病則霍亂一證畢矣

理中丸

人參　甘草炙　白朮　乾薑已上各三兩

右四味擣篩爲末蜜和丸如鷄子黃大以沸湯數合和一丸研碎温服之日三夜二腹中未熱益至三四丸然不及湯湯法以四物依兩數切用水八

升。煮取三升。去滓。溫服一升。日三服。

加減法

若臍上築者。腎氣動也。去术加桂四兩。吐多者。去术加生薑三兩。下多者。還用术。悸者。加茯苓二兩。渴欲飲水者。加术足前成四兩半。腹中痛者。加人參。足前成四兩半。寒者。加乾薑足前成四兩半。腹滿者。去术。加附子一枚。服湯後如食頃。飲熱粥一升許。微自汗。勿發揭衣被。

吐利止而身痛不休者。當消息和解其外。宜桂枝湯小和之。

吐利汗出發熱惡寒四肢拘急手足厥冷者四逆湯主之。方見少陰

張仲景金匱要畧卷二終

張仲景金匱要畧卷三

檇李沈明宗目南甫編註

百合

論曰百合病者百脉一宗悉致其病也意欲食復不能食嘗默默欲卧不能卧欲行不能行飲食或有美時或有不欲聞食臭時如寒無寒如熱無熱口苦小便赤諸藥不能治得藥則劇吐利如有神靈者身形如和其脉微數每溺時頭痛者六十日愈若溺時頭不痛淅淅然者四十日愈若溺時快然但頭眩者二十日愈其證或未病而預見或病四五日而出或病

二十日或一月後見者各隨證治之。

蓋詳百脉一宗悉致其病乃人身五臟六腑十二經絡皆致其病然雖臟腑百脉皆病終不離乎肺主氣心主血心營肺衛受邪也夫營行脉中衛行脉外晝日行陽二十五度夜行陰二十五度邪氣隨其營衛流行經脉臟腑朝會氣口以故見證不一為百脉一宗悉致其病也若邪氣滛於胸中連及上脘則意欲食復不能食走於肝腎故常默默傳入太陰脾胃故欲臥不能臥欲行不能行邪去於胃飲食或有美時壅抑胃氣不伸則不欲聞食

臭時熱流於腎，故如寒無寒；虛邪鬱抑心包三焦，故如熱無熱；轉於胆腑，則生口苦；流於膀胱，並入小腸，故小便赤。然藥入此臟，而邪在彼臟，藥力不能追病所，以諸藥不能治，反傷胃氣，得藥則劇。胃中營衛之氣不和，吐利如有神靈。外無表熱，身形如和。脉微數者，數爲陰虛，微屬氣弱。要知邪正氣血皆虛，纏綿爲病矣。以上諸證，非一日盡現，是數十日移易而見證。若始起於肺，遺與膀胱，則子母之氣合病。然膀胱之氣下達則溺，而溺時邪鬱於巔，不能下達，故每溺時頭痛。然膀胱太陽屬寒水之經當以地六成之之數定期則當六日氣更轉過一臟應當六十日終於五臟六腑故頭痛者六十日愈若邪氣積於肺之皮毛而溺時通泄肺氣故淅淅然因肺之經脉而不上頭故溺時頭不痛但洒洒然矣以地四生金之數應之四日氣更轉過一臟當行四十日終於五臟六腑故頭不痛而淅淅然者四十日愈若邪鬱心包而木火通氣邪併於肝故作頭眩溺時則小腸之氣下通而心氣亦通故溺時快然以地二生火之數應期二日氣更轉過一經是當二十日終於五臟六腑故快然

者二十日愈若心營肺衛是動為未病而預見或始起如寒無寒後見如熱無熱故曰四五日而出也若治感冒六淫之病以汗吐下虛其正氣餘邪藏伏營衛之中故二十日一月後見病是當隨證治之

百合病見於陰者以陽法救之見於陽者以陰法救之見陽攻陰復發其汗此為逆見陰攻陽乃復下之此亦為逆

此治百合病之要法也邪正兩虛微邪伏於營衛邪正流行而病當分陰陽以施救治陰陽者即心

營肺衛之氣血也、病見於陰者、邪從陽分傳入於陰、必當先清氣分之邪、使氣邪清而不傳於陰、陽氣和而旋運、陰邪不能粘滯、則邪解而病自愈、故曰見於陰者、以陽法救之、若邪在陽、則陽盛陰虛、當濟其陰、以和其陽、使邪自去而熱自退、故曰見於陽者、以陰法救之、設不以見陰和陽、見陽和陰、而見陽反攻其陰、復發其汗、見陰反攻其陽、而復下之、逆施倒行、誅伐無過、陰陽盡傷、故爲逆也、

百合病、不經吐下發汗、病形如初者、百合地黃湯主之

此未病而預見之方也、不經吐下發汗而病形如

初乃始起病時就顯如寒無寒如熱無熱是因氣血素虛受邪以隨經脉流行臟腑而現諸證若拘證治證則藥至此而邪往於彼必無取効矧不因吐下發汗而得是無偏陰偏陽之可責不必守其經證而治但和心營肺衛之病源俟源清則病自退故用百合味苦氣凉入肺以清氣熱生地黃入心補血而凉血熱同泉水補陰而抑陽使陰陽和而積熱並瘀血自從大便而去故曰當如漆也

百合地黃湯

百合　七枚　生地黃汁一升

右以水洗百合漬一宿當白沫出去其水更以泉水二升煎取一升去滓內地黄汁煎取一升五合分温再服中病勿更服大便當如漆

百合病一月不解變成渴者百合洗方主之

此病久不解變渴之方也一月不解邪火偏熾而鬱於胃消耗津液肺胃熱燥所以變渴邪氣不隨營衛流行痺着胃中又非百合病之常治矣病雖在胃始終百脉一宗而爲治法之綱故用百合漬水灌洗皮毛以清氣血統領之帥而助清肅之令遍行臟腑俾木火漸平諸證自瘳食以煮餅而調

養其胃勿以鹽豉恐其引入血分故也
右以百合一升以水一斗漬之一宿以洗身洗巳
食煮餅勿以鹽豉也
百合病渴不差者括蔞牡蠣散主之
此用洗方渴不差而出方也洗方乃獨調肺胃受
邪此母病子亦病邪連下焦腎與膀胱氣熱水虧
因氣鬱不舒而上熱不散故洗之而渴不差更用
括蔞根清肺止渴而生腎水牡蠣收陰補腎又瀉
膀胱之熱俾子母相生陰長陽消渴自止矣
括蔞牡蠣散

括蔞根　牡蠣熬等分

右爲細末飲服方寸匕日三服

百合病變發熱者百合滑石散主之

此邪鬱肺氣爲病也邪滯肺氣壅逆不流故變發熱方用百合獨清肺氣之熱滑石甘凉以利諸竅使膀胱與肺子母氣和上通下達便當微利邪從膀胱而去熱自除矣

百合滑石散

百合炙一兩　滑石二兩

右爲散飲服方寸匕日三服當微利者止服熱則

除。

百合病發汗後者，百合知母湯主之。

此下皆指二十日一月後見病之方也。先因感冒六淫之病，發汗而傷肺胃津液，餘邪未徹，淫舍營衛之間，故成百合病也。然肺氣熱而腎水則虛，膀胱之氣亦熱，故用泉水同百合養陰而清肺熱之源，同知母以養腎水而瀉膀胱之熱，清金生水，肺得通調，膀胱之氣得化，病則愈矣。

百合知母湯

百合七枚　知母三兩

右先以水洗百合漬一宿當白沫出去其水更以泉水二升煎取一升去滓别以泉水二升煎知母取一升後合煎取一升五合分温再服

百合病下之後者滑石代赭湯主之

此下後變病之方也下傷腎與膀胱之陰邪陷膀胱邪正化而爲熱流行臟腑故致百合病也此即見於陰者當以陽法救之之證故用泉水同百合先清肺氣上源之熱而生腎水俾膀胱之熱亦清同百合代赭鎮逆養血而和營衛以滑石通陽而利諸竅邪從小便去矣

滑石代赭湯

百合七枚　滑石三兩碎綿裹　代赭石如彈丸大碎綿裹

右先以水洗百合浸一宿當白沫出去其水更以泉水二升煎取一升別以泉水二升煎滑石代赭取一升後合和重煎分溫服

百合病吐之後者百合雞子湯主之

此吐後變病之方也吐傷胸胃之陽津液亦傷微邪以隨衛氣流行而成百合病也故用泉水同百合甯清肺氣之熱雞子黃同泉水清熱而補胸鬲陽中之陰俾陰陽和而邪自散病則解正謂病發

於陽以陰法救之之證也

百合雞子湯

百合七枚　雞子黃二枚

右先以水洗百合漬一宿當白沫出去其水更以泉水二升煎取一升去滓內雞子黃攪勻煎五分溫服

狐惑病

狐惑之爲病狀如傷寒默默欲眠目不得閉臥起不安蝕於喉爲惑蝕於陰爲狐不欲飲食惡聞食臭其面目乍赤乍黑乍白蝕於上部則聲嗄甘草瀉心湯

主之。蝕於下部，則咽乾，苦參湯洗之。蝕於肛者，雄黃薰之。

此濕熱致病也。狐惑者，外感風邪，而挾木火相合脾胃之間，風濕相搏，鬱蒸爲毒，充斥流溢臟腑喉肛，隨處鬱結，腐化氣血爲蟲，故曰蝕於喉陰上下等處。然風濕相蒸，身表發熱，狀如傷寒，邪入肝腎則默默欲眠，而肝竅開於目，肝熱上壅，目不得閉，邪乘於胃，臥起不安。蝕於喉者，連及心肺，所以爲惑，謂熱淫如惑亂之氣感而生蟲也。蝕於陰者，連於肝腎及肛，所以爲狐，謂柔害幽隱，如狐性之陰也、邪氣流溢、壅鬱於胃、不欲飲食、惡聞食臭、蓋陽明經脉循面入目、而肝主色、肝風以挾心火乘入胃間、循經上逆於面、氣血不利、或疎或滯、則面目乍赤乍黑乍白、蝕於喉間、連及肺氣、閉而不通、則聲嗄、故用瀉心湯之芩連半夏、專瀉風濕痰熱、乾薑苦溫、散除脾陰之濕、而爲嚮導、以參术甘棗、健脾養胃、使元氣不衰、升降之機得轉、則邪氣得瀉、若蝕腎間、陰水不能上供、而咽乾者、用苦參煎水、外洗裏服、以燥陰分之濕、即殺虫去風之義也、或蝕大腸肛門、而用雄黃薰之、亦取驅風燥濕殺虫解毒之意耳。

甘草瀉心湯

甘草四兩炙　黃芩三兩　乾薑三兩　半夏半升

黃連一兩　大棗十二枚擘　人參三兩

右七味，以水一斗，煮取六升，去滓，再煎取三升，溫服一升，日三服。

苦參湯

苦參一升，以水一斗，煎取七升，去滓，燻洗，日三服。

雄黃一味，爲末，筒瓦二枚合之，燒，向肛燻之。

病者，脈數無熱，微煩，默默但欲臥，初得之，汗出，三四

目目赤如鳩眼七八日目四眥黑若能食者膿已成
也赤豆當歸散主之
此風濕內鬱爲病將成狐惑之機也脉數無熱微
煩是表無熱而裏有熱矣風鬱肝腎之氣不升故
默默但欲臥溢心則汗出然初得之時邪氣還在
於上三四日目風熱氣壅於目病在氣分則目赤如
鳩眼至七八日邪氣淺入營血壅滯不利故目四
眥黑若能食者風濕不乘於胃乃流於腸壅逆腸
中血氣不利而成腸癰臟毒之類故謂膿已成用
赤小豆去濕清熱而解毒排膿當歸活血養正以

驅血中之風，漿水屬陰，引歸豆入陰，驅邪爲使，斯治風濕流於腸胃而設，非狐惑之方也。

赤豆當歸散

赤小豆三升，浸令毛出，曝乾　當歸十兩

右二味，杵爲散，漿水服方寸匕，日三服。

陽毒陰毒

陽毒之爲病，面赤斑斑如錦紋，咽喉痛，唾膿血。五日可治，七日不可治，升麻鱉甲湯主之。○陰毒之爲病，面目青，身痛如被杖，咽喉痛。五日可治，七日不可治，升麻鱉甲湯去雄黄蜀椒主之。

陽者在天爲氣風暑火也感於人身陽經氣分猶似風傷衛證未經發散傳至陽明多血多氣之腑羈留日久壅滯營衛不通血氣大熱機將蒸腐則發陽毒在於肌肉皮膚之間故面赤班班如錦紋陽火內逆上冲而咽喉痛邪熱蝕喉侵血則唾膿血矣然定五日可治者五乃土數而爲一候土氣衝和營衛未至殘敗故爲可治若經七日陰機化滅陽氣獨盛致於自絶故不可治方用升麻鱉甲湯之升麻甘草皆入陽明氣分升散風熱之邪雄黄以搜肝木諸臟之風而和中解毒然陽熱過盛

必傷陰血而發於陽者當以陰法救之故用當歸鱉甲擅走肝經滋陰活血而宣風鬱即風氣通肝血足風滅之義也木火通氣風鬱於中勢必挾同相火上炎爲毒故以蜀椒分導火熱下行納歸其根風邪則能上行而從汗出解也○陰者天之殺氣即寒濕燥也感於人之陰經血脈猶似寒傷營證表經發散邪正相搏羈留日久一身營血受傷凝濇不通旋運之機不轉營血大熱機將熟腐則肌肉面目皆青身痛如被杖而爲陰毒熱毒上升無所發越中於咽喉故痛也至於五日一候土氣

冲和營衛未至傷敗故爲可治若經七日陽氣鬱極陰血殘敗不可治矣然陰毒者非陰寒之陰即陰血受寒爲陰而血凝不散故成陰毒非關氣分受風故去雄黃之燥不挾相火内炎故除蜀椒之熱但用升麻甘草升散陽明血中之毒當歸鱉甲養陰宣血和肝俾微汗出而毒自解矣後人不解其義視爲陰寒直中變爲陰毒擬用霹靂散正陽丹皆是未入仲景籓籬耳惟元時王安道辨非陰寒直中可謂言直理正惜其又云天地惡毒異氣混淆未明使後人無所措手近代徐註亦謂直中

陰寒久而不解爲毒然陰寒直中頃刻眞陽敗散而死豈待久而不解結成陰毒者乎若陰毒果屬直中陰寒仲景豈不知驅陰救陽爲急反於升麻鱉甲湯中去雄黃之燥蜀椒辛熱之理哉試觀方後云服後老小再服取汗欲洩其毒此意甚明若屬陽虛陰寒豈有取汗而反傷其陽註家不察立言之意故釋鄙語而辯之

門生施學圃曰少陰所至爲瘍疹身熱少陽所至爲噎嘔瘡瘍乃時令風熱化爲斑疹非陽毒也金匱謂面赤斑斑如錦紋者是感風寒未經發散凝

滯氣血外傷皮膚肌肉內潰臟腑營衛氣血生死立判謂之陽毒與內經不侔故予表之

升麻鱉甲湯

升麻二兩　蜀椒一兩炒去汗　雄黃五錢研

甘草二兩　當歸一兩　鱉甲手指大一片炙

右六味以水四升煮取一升頓服之老小再服取汗陰毒去蜀椒雄黃

張仲景金匱要畧卷三終

張仲景金匱要畧卷四

檇李沈明宗目南甫編註

瘧

師曰瘧脉自弦弦數者多熱弦遲者多寒弦小緊者下之差弦遲者可温之弦緊者可發汗鍼灸也浮大者可吐之弦數者風發也以飲食消息止之

此以脉之遲數弦緊而分表裏寒熱陰陽虛實爲治瘧之綱也瘧乃風寒各半兩傷營衛邪正相搏更盛更虛故顯往來寒熱而謂之瘧然風氣通於肝所以瘧脉自弦或見遲數不弦乃偏暑濕燥火

之邪不因風邪主病若弦而兼數乃陰虛陽盛則多熱弦而兼遲乃陽虛陰盛則多寒弦小緊者寒實之邪居於裏故下之差弦遲者風挾虛陽而寒實故可溫之弦緊者寒邪偏多而深居營分寒凝血實故可發汗或針灸浮大者風邪偏多衛分主病而淺風性輕揚上浮故可吐之弦數者風多而助木火謂之風發邪乘於胃消爍津液熱渴煩寃當以甘寒飲食而救胃中津液煩渴則止即蔗漿梨汁之類故曰消息止之

陰氣孤絕陽氣獨發則熱而少氣煩寃手足熱而欲

嘔名曰癉瘧若但熱不寒者邪氣內藏於心外舍分肉之間令人消爍脫肉

此即經謂肺素有熱氣盛於身厥逆上衝中氣實而不外洩或有所用力腠理開發風寒舍於皮膚之內分肉之間而發謂之癉瘧而肺素受熱重感寒邪內藏於心心陽益盛乘剋肺陰爲陰氣孤絶邪偏陽火熾盛爲陽氣獨發肺受火刑則少氣煩冤手足熱而欲嘔然陽氣獨發乃微有洒淅惡寒則肺熱挾併心火齊轉發熱如灼即熱多寒少一九二八之分故爲癉瘧即温瘧其脉如平不弦是

也邪氣藏心心陽發病肺邪不能復心爲寒故但熱不寒邪氣外舍分肉之間所以消爍脫肉蓋瘧病乃營衛兩受其邪故顯往來寒熱此偏於心肺氣分邪多故但熱不寒而脉亦不弦也

温瘧者其脉如平身無寒但熱骨節疼煩時嘔白虎加桂枝湯主之

此温瘧即前癉瘧而出方也瘧乃營衛受邪風寒相半故往來寒熱必見弦脉爲常此偏肺素受熱氣盛於身陰氣先絕陽氣獨發邪熱偏客於心不涉風木主病故脉不弦而平即內經火淫所勝肺

氣受尅勝復之瘧也然陽旣獨發於心不入陰分則身亦無寒而但熱陽邪在表惟有骨節疼煩心火乘胃耗乾津液邪火上冲所以時嘔故用白虎湯養胃生津救肺加桂枝和營衛而驅偏表之邪俾金清而生水以水制火則瘧自愈

白虎加桂枝湯

知母六兩　石膏一斤　甘草二兩炙　粳米二合

桂枝三兩去皮

右五味以水一斗煮米熟湯成去滓溫服一升日三服一云右剉每五錢水盞半煎至八分去滓溫

服汗出愈

瘧多寒者名曰牡瘧蜀漆散主之

此寒多熱少之方也瘧多寒者如三七二八之分也瘧發必因衛邪入於營分則寒營邪出衛則熱此屬衛邪多而營邪少衛邪拒格營邪不得外出入衛爲熱故寒多而熱少方用蜀漆散和漿水吐其胸中拒格之邪則營分之微邪亦隨上出一舉兩得而蕩逐無餘蓋蜀漆乃常山苗也常山善吐此不用常山而用蜀漆者取其苗性輕揚以入重陽之界引拔其邪合之龍骨鎮心寧神蠲除伏氣

本草謂雲母甘平屬金主肺而肺金得補則陰水自生衛陽之邪不得入陰反從上出牡瘧愈矣

蜀漆散

蜀漆洗去腥　雲母燒二日夜　龍骨等分

右三味杵爲散未發前以漿水服半錢匕○溫瘧加蜀漆半分臨發時服一錢匕

病瘧以月一日發當以十五日愈設不差當月盡解如其不差當云何此結爲癥瘕名曰瘧母急治之宜鱉甲煎丸

此明瘧母而出方也天之寒邪賊風感人虛經臟

脈，營衛兩受，更盛更虛，證見往來寒熱，故爲瘧也。然瘧邪相搏，必應天地之氣，虛實進退，轉動病機。故月一日發者，發於黑晝月，月廓空時，氣之虛也。當俟十五日，一氣來復，白晝月月滿之時，天氣實而人氣復，邪氣退而病當愈。設不瘥，必候天氣再轉，故當月盡解。如其不瘥，又當云何？然月自虧而滿，陰已進而陽已退；自滿而虧，陽已長而陰已消。天地陰陽，運動進退，消長已過，病尚不愈，是屬營衛已虛，正氣不能敵邪外出，故不應天地之氣進退消長，邪反羈留，搏聚左右脇下，隱僻空處，相挾痰血成形結爲癥瘕名曰瘧母日久根深牢不可拔故曰急治方用鱉甲煎者以竈灰浸酒煮甲如膠其味鹹平專入肝經血分養陰而消癥瘕爲君小柴胡桂枝合大承氣三湯總去三陽表裏未結之邪爲臣但嫌甘草之緩枳實破氣直下故去之人參白朮阿膠以養氣血之正爲佐然外邪必假痰血結爲癥瘕以四蟲合桃仁半夏消血化痰凡成癥瘕正氣必結以烏扇葶藶宣導肺氣之結石韋瞿麥通利小便而滲氣分之濕乾薑以驅血中之寒丹皮紫葳能行血滯而清風化之熱爲使干

金方去赤硝鼠婦加海藻大戟醎能軟堅破其堅壘化水尤善

鱉甲煎丸

鱉甲十二分炙　烏扇三分燒　黃芩三分　柴胡六分
鼠婦三分熬　乾薑三分　大黃三分　芍藥五分
桂枝三分　葶藶一分熬　石韋三分去毛　厚朴三分
牡丹五分去心　瞿麥二分　紫葳三分即凌霄　半夏一分
人參一分　䗪蟲五分熬　阿膠三分炙　蜂窠四分炙
赤硝十二分　蜣蜋六分熬　桃仁二分

右二十三味爲末取煅竈下灰一斗清酒一斛五

升

半浸灰侯酒盡一半着鱉甲於中煮令泛爛如膠漆絞取汁納諸藥煎為丸如梧桐子大空心服七九日三服

論曰夏傷於暑熱氣盛藏於皮膚之內腸胃之外營氣之所舍也令人汗空疎腠理開因得秋氣汗出遇風及得之以浴水氣舍於皮膚之內與衛氣並居乃明營分受暑衛分受風或挾水寒而營衛兩受其邪更盛更虛陰陽相爭故為瘧也然有衛分受風營分受寒或衛分受熱營分受濕皆顯在來寒熱但營衛兩受其邪瘧病之常而後人不察

經旨、但言上半日屬陽分、下半日屬陰分、遺其營衛兩受於邪之大陰陽、不用營衛二分之藥、故治瘧病、不中式者多矣、又有先傷於寒、而後傷於風、先傷於風、而後傷於寒、故先熱而後寒、先寒而後熱也、有五臟六經之瘧、一日發、二日發之瘧、內經悉備、所以金匱不復再陳、僅補脉之弦緊遲數、而辨風寒偏多偏少、證補陰氣孤絕之癉瘧、寒多之牡瘧、邪結之瘧母、乃內經未發之旨、故出白虎加桂枝湯、蜀漆散、鱉甲煎丸、欲人觀其立方之意、即偏多偏少、偏寒偏熱、與陰陽平半等瘧、即能觸處

成方矣

附外臺秘要三方

牡蠣湯治牡瘧

牡瘧即仲景謂瘧多寒者是也因衛邪多而拒格營之微邪不出所以寒多熱少故以牡蠣收陰養正而截瘧甘草和中以麻黃取汗通陽而驅營分之邪蜀漆以吐上焦衛分之熱深得仲景之意故附錄參考

牡蠣四兩 麻黃四兩去節 甘草二兩 蜀漆三兩

右四味以水八升先煮蜀漆麻黃去上沫得六升

內諸藥煑取二升溫服一升若吐則勿更服

柴胡去半夏加括蔞根湯治瘧病發渴者亦治勞瘧

小柴胡湯陰陽表裏兩解之方也瘧乃營衛風寒兩受之證故用之而爲兩解余謂方中加芎歸以驅營分之邪尤妙若瘧病發渴者木火乘於胃中消耗津液故去半夏之燥加括蔞根清熱生津止渴則營衛和而瘧自愈勞瘧必因擾動營衛不和所致以此和之故亦治也

柴胡八兩 人參 黃芩 甘草各三兩

括蔞根四兩　生薑二兩　大棗十二枚

右七味以水一斗二升煮取六升去滓再煎取三升溫服一升日二服

柴胡桂薑湯治瘧寒多微有熱或但寒不熱服一劑如神

寒多微有熱亦三七二八之分也衛邪入營則寒營邪相隨衛氣行陽則熱此衛邪多而營邪少衛實拒格營中微邪不能外出與衛氣相爭爲熱故寒多微有熱若衛邪過盛營邪全不能出但寒不熱耳方用柴胡桂枝甘草以驅衛分之邪黃芩半

夏括蔞根清熱化痰而和裏氣乾薑温散營血之微寒牡蠣以破堅壘而益眞陰俾汗出則衛邪自去瘧病頓除故服一劑如神

柴胡半觔　桂枝三兩去皮　乾薑二兩　括蔞根四兩

黃芩三兩　甘草二兩炙　牡蠣二兩熬

右七味以水一斗煮取六升去滓再煎取三升温服一升日三服初服微煩復服汗出便愈

張仲景金匱要畧卷四終

張仲景金匱要畧卷五

檇李沈明宗目南甫編註

中風

夫風之為病、當半身不遂、或但臂不遂者、此為痺、脉微而數、中風使然、

此分中風與痺也、風之為病、非傷於氣、即侵於血、故當半身不遂、但臂不遂者、邪氣入於肢節之間、故為痺、痺者、邪氣閉塞經隧、氣血不通、較之中風則又輕也、然脉微為陽氣微而受風、數則風邪化而為熱、此氣血虛而風客、故脉微而數、為中風使

然、蓋微數之脈、是血虛風熱之實、若見浮緩則爲陽弱虛風矣、

寸口脈浮而緊、緊則爲寒、浮則爲虛、寒虛相搏、邪在皮膚、浮者血虛、絡脈空虛、賊邪不瀉、或左或右、邪氣反緩、正氣即急、正氣引邪、喎僻不遂、邪在於絡、肌膚不仁、邪在於經、即重不勝、邪入於腑、即不識人、邪入於臟、舌即難言、口吐涎、

此營血素虛、寒風入中也、風中於表、則脈浮、冬時寒風中血、故寸口脈浮而緊、然寒風初入營血、故見脈緊爲寒、久則風化爲熱、則緩而不緊矣、血虛

受風謂浮則爲虛、內挾於寒、故曰虛寒相搏、邪在皮膚、言始中之淺也、血虛不能充滿經絡、爲絡脉空虛、正氣不能送邪外出、所以賊邪不瀉、賊邪者即從所不勝來者之風也、或左血右氣之中賊邪纏綿不散、而反爲緩、正氣日衰、故爲即急、正氣虛處引邪而進、閉塞經絡、營衛不利、則爲喎僻不遂、喎僻者、邪犯陽明少陽經絡、口眼歪斜是也、不遂者、半身手足不用也、遍身之絡、皆在肌肉皮膚之間、風邪痺於絡脉、氣血不行、則爲不仁、羈持經氣不能周行通暢、則重不勝、邪入於腑、堵塞胸間、神

機不能出入鑒照則不識人入於五臟併奏於心臟眞不能溉灌於舌舌即難言風乘於胃胃熱則緩臟氣不攝廉泉開而涎沫出矣

寸口脉遲而緩遲則爲寒緩則爲虛營緩則爲亾血衛緩則爲中風邪氣入經則身癢而癮疹心氣不足邪氣入中則胸滿而短氣

此衛陽氣虛而招風中也寸口脉遲者眞陽氣虛陰寒氣盛故曰遲則爲寒正氣虛而受風脉則緩而不緊故曰緩則爲虛然緩有二辨若見亾血爲緩在內氣虛不攝則內病亾血若見中風爲緩在

外乃陽虛衛弱而招風中若營衛未致大虛邪氣不能內入持於經絡風血相搏風邪主病則發身癢瘾疹邪機外出之徵即風强而爲瘾疹是矣若心氣不足正不禦邪進而擾亂於胸大氣不轉津液化爲痰涎則胸滿短氣是心肺中風爲病也蓋賊風內入最怕入心乘胃而成死證所以本論垂此二篇妙義則思過半矣

論曰經謂四時風之爲病或爲寒熱或爲熱中或爲寒中或爲癘風偏枯腦風目風內風漏風首風腸風泄風五臟六腑之風者蓋因風性善行數變

無所不至也或腠理開則灑然寒閉則熱而悶寒衰食飲熱消肌肉怢慄寒熱目黃泣出而爲大綱須以靈素金匱互明脉證常變之法使人觸類旁通治病則妙用無窮夫脉微而數爲風脉之正浮緊遲緩爲風脉之變浮爲血虛風入之正緊爲血虛風入之變遲乃眞陽不足之正緩爲衛氣不充之變然半身不遂爲中風之正但臂不遂爲中風之變曰皮膚絡脉左右緩急喎僻不遂皮膚不仁即重不勝即不識人舌即難言口吐涎沫身癢癮疹胸滿短氣諸證者是欲後人悟明表裏陰陽臟

腑氣血營衛虛實寒熱標本常變諸法而治中風則信手拈來頭頭是道矣

侯氏黑散治大風四肢煩重心中惡寒不足者外臺治風癲

直侵肌肉臟腑故爲大風邪困於脾則四肢煩重陽氣虛而風未化熱則心中惡寒不足故用參朮茯苓從脾安土同乾薑溫中補氣以菊花防風能驅表裏之風芎歸宣血養血爲助桂枝導引諸藥而開痹着以礬石化痰除濕牡蠣收陰養正桔梗開提邪氣而使大氣得轉風邪得去黃芩專清風

化之熱、細辛袪風、而通心腎之氣、相交、以酒引群藥至周身經絡、爲使也、

侯氏黑散

菊花四十分　白术十分　防風十分　桔梗八分

黄芩五分　細辛三分　乾薑三分　人參三分

茯苓三分　當歸三分　川芎三分　牡蠣三分

礬石三分　桂枝三分

右十四味、杵爲散、酒服方寸匕、日一服、初服二十日、温酒調服、禁一切魚肉大蒜、常宜冷食、六十日止、即藥積在腹中、不下也、熱食即下矣、冷食自能

助藥力

風引湯除熱癱癇治大人風引少小驚癇瘛瘲日數十發醫所不療除熱方外臺

熱風而乘血虛中入邪正相搏木火互征風化爲熱則心熱熾盛血脉痺着故成熱癱癇也是以大黃下徹心脾之熱龍牡收攝心腎相交牡蠣同寒水石濟水之主而鎮陽光赤白二脂紫石英以養心脾之正石膏專清風化之熱滑石以利竅通陽桂枝甘草和營衛而驅風外出然以大黃石膏牡蠣寒水石諸寒藥爲君者因時令熱風之製恐寒凉太過致傷胃氣故用乾薑溫中爲佐巢氏治脚

氣、因其藥性下達、龍牡收鎮心腎故也、

風引湯

大黃四兩 乾薑四兩 龍骨四兩 牡蠣二兩

桂枝三兩 甘草二兩 寒水石 滑石

赤石脂 白石脂 紫石英 石膏各六兩

右十二味、杵、粗篩、以葦囊盛之、取三指撮、井花水三升、煮三沸、溫服一升○巢氏云、腳氣宜風引湯、

防已地黃湯、治病如狂狀妄行、獨語不休、無寒熱、其脉浮○頭風摩散○

頭風、應宜別論、原文不便分出、故連註也、蓋熱風

邪入於心風火相搏神識躁亂不寧故如狂狀妄
行而心主語風火熾盛於心獨語不休經謂心風
焦絕善怒嚇是也風邪入內表無寒熱但脉浮耳
此少陰時令感冒風火入心是爲溫熱病之製非
治中風之方乃編書者誤入然中風證非四肢不
收即喎僻半身不遂何能得其狂狀妄行讀者詳
之因心經血虛火盛受風故用生地凉血養血爲
君乃取血足風滅之義甘草以和營衛防風防巳
驅風而使外出也頭風用摩散者乃寒風入於經
絡故用附子味辛大熱摩其患處而散寒鹽能引

入血分袪邪故也、

防巳地黄湯

防巳一分 甘草一分 桂枝三分 防風三分

右四味、以酒一盃浸之一宿、絞取汁、生地黄二觔、㕮咀、蒸之如斗米飯久、以銅器盛其汁、更絞地黄汁、和分再服、

頭風摩散

大附子一枚炮 鹽等分

右二味、爲散、沐了、以方寸匕、以摩疾上、令藥力行、

附方

古今錄驗續命湯、治中風痱、身體不能自收持、口不能言、冒昧不知痛處、或拘急不得轉側、靈樞云、痱之爲病、身無痛者、四肢不收、智亂不甚、其言微、甚則不能言、不可治、故後人倣此而出方也、風邪入於臟腑營衛經絡、皆痺、則身體不能自收持、口不能言、痺着營衛、所以冒昧不知痛處、然風氣通肝、肝之經絡受邪、在外則拘急不能轉側、故用麻黃湯、通陽使邪從表而出、然痱因氣血大虧所致、故以乾薑芎歸人參、溫補氣血爲本、加石膏、辛甘能散風化之熱、但邪機內向而無汗者、故用麻黃開腠散邪。若自汗者。當易桂枝湯。加諸藥則善。

麻黃三兩　桂枝三兩　杏仁四十粒　甘草三兩　乾薑三兩

石膏三兩　川芎一兩五錢　當歸三兩　人參三兩

右九味。以水一斗。煮取四升。溫服一升。當小汗。薄覆脊。憑几坐。汗出則愈。不汗更服。無所禁。勿當風。並治但伏不得臥。欬逆上氣。面目浮腫。

千金三黃湯。治中風手足拘急。百節疼痛。煩熱心亂。惡寒。經日不欲飲食。

肝主筋節。邪在肌表。筋節應之。手足拘急。百節疼痛肝風乘心則煩熱心亂然心虛則熱收於內外反惡寒矣木邪橫格胃氣不伸經日不欲飲食此邪尚在三陽經絡故用麻黃開腠通陽恐其虛風不任麻黃發散以黃芪制之獨活細辛以疏心腎之氣相交邪卽外出黃芩專清風化之熱也

麻黃五分　獨活四分　細辛二分　黃芪二分　黃芩三分

右五味以水六升煮取二升分溫三服一服小汗二服大汗心熱加大黃二分腹滿加枳實一枚氣逆加人參三分悸加牡蠣三分渴加括蔞根三分先有寒加附子一枚

近効方朮附湯治風虚頭重眩苦極不知食味煖肌補中益精氣

脾腎氣虚招風中入風氣通肝乘於脾胃中氣虚而不能主持風爲掉眩故頭重眩苦極胃氣不伸則不知食味然陽虚則肌肉不温所以附子補陽而生脾土甘朮健脾温胃所謂煖肌補中即是益精氣也

白朮一兩　附子一枚半炮去皮　甘草一兩炙

右三味剉每五錢匕薑五片棗一枚水盞半煎七分去滓温服

千金方越婢加术湯治肉極熱則身體津脫腠理開汗大泄厲風氣下焦脚弱

風入於胃風濕相蒸則肉極熱故腠理開津液外越則汗大泄爲身體津脫而陽明胃腑營衛之源多血多氣之經賊邪壅遏於胃熱蒸營衛則肌肉腐爛而爲厲風下焦脚弱者亦屬陽明氣虚風濕所致故用甘术薑棗補胃而行營衛麻黄輕浮以徹風氣從表而出雖汗大泄而爲表虚得白术石膏清散陽明風熱俾邪去汗不泄矣

麻黄六兩　石膏半觔　甘草二兩

生薑二兩 白朮四兩 大棗十五枚

右六味以水六升先煎麻黃去上沫內諸藥煎取三升分溫三服 惡風加附子一枚

歷節

寸口脉沈而弱沈即主骨弱即主筋沈則爲腎弱即爲肝汗出入水中如水傷心歷節痛黃汗出故曰歷節

此肝腎虛而傷水病歷節黃汗之因也經以兩手寸關尺皆爲寸口此寸口者即兩手脉沈而弱也沈爲腎氣不足而主骨弱爲肝血虛而主筋然肝

腎氣血不足則寸口脉沈而弱肝腎虛而汗出人水水濕傷而流於關節筋骨之間爲邪在表則病歷節而不病黃汗或內入傷營爲入水傷心則病黃汗矣然傷邪雖一病分表裏不同此總結爲歷節黃汗出故又曰歷節也盍觀下文是非盡屬外邪所致或飲酒內濕或汗出當風風寒濕內外相合成痺妙義無窮讀者詳之

味酸則傷筋筋傷則緩名曰泄鹹則傷骨骨傷則痿名曰枯枯泄相搏名曰斷泄營氣不通衛不獨行營衛俱微三焦無所御四屬斷絕身體羸瘦獨足腫大

黄汗出、脛冷、假令發熱、便爲歷節也、

此互前條飲食內傷肝腎、即同虛勞、若受外邪、則爲歷節、黄汗之證也、經云、謹和五味、骨正筋柔、血氣以流、腠理以密、此因五味不調、味過於酸則傷肝、肝主筋、而肝傷則筋亦傷、筋傷則縱緩不收、血亦不歛、故名曰泄、味過於鹹、則傷腎、腎主骨、而腎傷則骨亦傷、骨傷則髓不滿、痿弱、內乾、故名曰枯、若受外邪、襲於營血、則精血不流、所以爲斷、濕熱傷肝、消耗精血、而爲泄、筋緩、精枯、故謂枯泄相搏、名爲斷泄、但營衛本相依附而行、邪侵營血、血濇疑滯衛不獨行營衛不長以致俱微三焦而無所御御者統也乃陰陽營衛皆不統溢於四肢故曰四屬斷絕而邪熱內蒸消耗氣血肌肉外顯身體羸瘦風濕下流氣血壅滯獨足腫大矣若黃汗出脛冷者乃外水傷於營血則爲黃汗若發熱者邪居關節之表乃病歷節而不病黃汗也

趺陽脉浮而滑滑則穀氣實浮則汗自出

此診趺陽則知胃家內濕招風爲病也趺陽脉浮浮爲風邪入胃滑屬水穀爲病此顯脉浮而滑者乃素積酒穀濕熱招風爲穀氣實然內濕外風相

蒸風熱外越津液隨之故汗自出也

少陰脉浮而弱弱則血不足浮則爲風風血相搏卽疼痛如掣

此少陰乃指左寸心脉也心主血而脉弱則爲血不足浮則爲風血虛風客痺着經隧風血相搏故疼痛如掣卽經風氣勝者爲行痺是也

盛人脉濇小短氣自汗出歷節疼不可屈伸此皆飲酒汗出當風所致

此內濕外風表裏合病也體盛之人脉應盛而反濇小卽知正虛濕盛之故因素積酒穀濕熱熱蒸

腠理開而招風內襲挾痰痺着胸間則爲短氣風
邪入胃內濕合蒸則自汗出然表風連胃內濕應
經風濕交合於關節之間故歷節疼不可屈伸此
飲酒汗出當風內外合邪所致病也

諸肢節疼痛身體尪羸脚腫如脫頭眩短氣温温欲
吐桂枝芍藥知母湯主之

此久痺而出方也肢節疼痛邪氣痺於骨節表裏
之間而脾主肌肉胃爲表裏胃受痺邪脾氣亦不
充於肌肉故身體尪羸風濕下流脚腫如脫上行
則頭眩短氣擾胃則温温欲吐乃脾胃肝腎俱虛

足三陰表裏皆痺難拘一經主治故用桂枝芍藥甘术調和營衛充益五臟之元麻黄防風生薑開腠行痺而驅風外出知母保肺淸金以使治節經謂風寒濕三氣合而爲痺以附子行陽燥濕除寒爲佐也

桂枝芍藥知母湯

桂枝四兩 芍藥三兩 甘草二兩 麻黄二兩 生薑五兩

白术四兩 知母四兩 防風四兩 附子二兩炮

右九味以水七升煮取二升温服七合日三服

病歷節不可屈伸疼痛烏頭湯主之

此寒濕歷節之方也。經謂風寒濕三氣合而爲痺，此風少寒濕居多，痺於筋脉關節肌肉之間，以故不可屈伸疼痛，卽寒氣勝者爲痛痺是也。所以麻黃通陽出汗，散邪而開痺着；烏頭驅寒而燥風濕；芍藥收陰之正；以蜜潤燥，兼制烏頭之毒；黃芪、甘草固表培中，使痺着開而病自愈。謂治脚氣疼痛者，亦風寒濕邪所致也。

烏頭湯○亦治脚氣疼痛，不可屈伸。

麻黃三兩　芍藥三兩　黃芪三兩

甘草三兩，炙　烏頭五枚，㕮咀，以蜜二升煎取一升，卽出烏頭

右五味㕮咀四味以水三升煮取一升去滓內蜜煎中更煎之服七合不知更服之

論曰經云風寒濕三氣雜至合而爲痺謂痺之本也又風勝爲行痺寒勝爲痛痺濕勝爲着痺者乃痺證之三大綱也經有五臟六腑之痺有脉痺皮痺筋痺肌痺骨痺靈樞有上下移徙隨脉左右相應各在其處更發更止更居更起以右應左以左應右爲衆痺有在血脉之中隨脉以上隨脉以下不能左右各當其所眞氣不能周而爲周痺此皆外邪致病之常也金匱補示飲食內傷脾胃心肺

肝腎致病名曰歷節然出脉證皆因飲酒濕壅內熱而招外邪合病謂飲酒汗出當風所致即邪之所奏其氣必虛是矣然或外風而合內濕內風而招外濕外寒而合內濕內熱而招外濕此等關頭不可不曉又當分別風寒濕氣偏多偏少而處發表温中行陽補虛散邪之法故治此當與靈素金匱合看則備若泛用成方則非良工所爲之事也

礬石湯治脚氣衝心

夫脚氣一證仲景不出專論但附一方觀其湯下云治脚氣衝心然脚氣因風濕寒濕濕熱所致經

云傷於濕者下先受之陰病者下行極而上因上中二焦之氣先虛脾濕下流相招外邪互蒸成熱上衝於心卽地氣加天之謂也故用礬石味酸性溫煎湯淋洗善能收濕澄濁淸熱解毒然濕從下受當使下滲而去則不衝心矣

礬石 二兩

右一味以漿水一斗五升煎三五沸浸脚良

附方

崔氏八味丸治脚氣上入少腹不仁

少腹乃屬肝腎之地腎中元陽氣虛胃關不利陰

濕上逆以挾胃中寒濕痺着少腹故致不仁而與濕熱衝心者大殊用六味丸固攝真陰使不上逆桂附行陽以利機關逐濕開痺俾真氣漸充少腹鬆軟而病自退矣

乾熟地八兩　山茱萸四兩　薯蕷四兩　澤瀉三兩

茯苓三兩　牡丹皮三兩　桂枝一兩　附子一兩

右八味末之煉蜜和丸梧子大酒下十五丸日再服

張仲景金匱要畧卷五終

張仲景金匱要畧卷六

檇李沈明宗目南甫編註

血痺

問曰、血痺病從何得之。師曰、大尊榮人骨弱肌膚盛、重因疲勞汗出、卧不時動搖、加被微風、遂得之。但以脉自微濇、在寸口、關上微、尺中小緊、宜鍼引陽氣、令脉和緊去則愈。

此辨血痺之由、而示鍼法也。靈樞曰、病在陰者命曰痺。此風邪痺着於營、故爲血痺。葢大尊榮人、膏粱之體、素習安閒、不勞筋骨、膂力不出、爲骨弱肌膚盛而氣弱陰強重因疲勞傷力或房勞汗出衛氣疎怯或臥露體軀衛虛行陰失護風邪乘入謂臥不時動搖加被微風得之如漏肩風之類但邪入於血也然氣虛則脉微血痺則脉濇氣虛血痺故微濇之脉見於寸口關上微者乃陽氣微而不入於陰陰邪居下所以脉見尺中小緊乃邪痺營而不痺於衛也故宜鍼引陽氣入陰陰得陽和俾痺着通而脉和緊去則愈

血痺陰陽俱微寸口關上微尺中小緊外證身體不仁如風痺狀黃芪桂枝五物湯主之

此血痺脉證而兼出方也血痺乃陰陽營衛俱微邪入血分而成血痺中上二焦陽微所以寸口關上脉亦見微微邪下連營血主病故尺中小緊是因氣虛受邪而成血痺然因血痺則氣不獨行於周身故外證則身體不仁如風痺狀經謂臥出而風吹之血凝於膚者爲痺是也用桂芍薑棗調和營衛而宣陽氣雖然邪痺於血實因表陽失護而受邪致痺故以黃芪補其衛外之陽陰陽平補俾微邪去而痺自開矣

黃芪桂枝五物湯

黃芪三兩　芍藥三兩　桂枝三兩

生薑六兩　大棗十二枚

右五味，以水六升，煮取二升，溫服七合，日三服。

虛勞

夫男子平人，脉大爲勞，極虛亦爲勞。

此概言男子虛勞之脉也。謂男子無外感六淫之病，而爲平人，勞者由勞傷氣血内損所致之病。然勞有氣血之辨，若偏勞於氣，則元氣不攝，氣亂化火，而脉大；或勞營血，故脉空虛而極虛矣。然脉大與極虛，乃言陰陽氣血虛之兩大法門，後出芤遲、

動微緊脉是互五臟氣血虛實寒熱之謂也

男子面色薄者主渴及亾血卒喘悸脉浮者裏虛也

此觀氣色而互脉證也色乃神之旗營衛之標若面色薄者是白而嬌嫩無神乃氣虛不統營血於面也然陰血虛而陽氣則盛虛火上僭津液不充則渴氣傷而不攝血則亾血虛陽上逆衝肺卒喘心營虛而真氣不歛則悸血虛則脉浮矣由臟腑精血不足所致故爲裏虛

男子脉虛沉弦無寒熱短氣裏急小便不利面色白時目瞑兼衂少腹滿此爲勞使之然

此虛勞偏於陰也虛勞之脉毋論浮沈遲數必現虛而無力故冠虛字爲首」下出芤遲動微緊乃以心肺肝脾腎陰陽寒熱之分耳」然血虛則脉虛氣鬱化火熱收於內則脉沈弦是屬陰虛而槩以陰血虛而言之謂脉虛沈弦也」陰火內鬱外無寒熱但逆上衝而刑肺金則短氣衝脉受傷則裏急然衝脉逆則膀胱氣化亦逆故小便不利營氣不充面色白而無神矣肝腎虛火陷於內故目瞑目瞑者乃內火熾旺而羞外明上衝清道血熱妄行則衄肝腎虛而元陽亦損腎樞不得開闔故小腹滿

此皆勞精氣所致爲勞使之然

勞之爲病其脉浮大手足煩春夏劇秋冬瘥陰寒精自出痠削不能行

第一條脉大爲勞槩言虚也此加浮字特指陰虚陽熖之脉也葢手心勞宮穴屬心包絡經相火所司足心湧泉穴屬足少陰腎經而腎爲精血之主若勞之爲病精血必虚陰精虚而心相熾盛故脉浮大火熱臨脾浮越四肢則手足煩在於春夏木火熾旺金水衰而不能制火值天盛陽助吾身陽陽氣愈盛故病劇秋冬金水相生陰長陽消值天

盛陰助吾身陰陰盛制陽病故瘥也陰虛者龍雷之火浮越於上而無攝陰之能反爲擾陰之害上熱下虛陰精不交自洩所謂陰寒精自出實非眞寒爲病骨髓虛憊則瘦削不能行矣

男子脉浮弱而濇爲無子精氣清冷

此以脉斷無子也男精女血盛而成胎然精盛脉亦當盛若浮弱而濇者浮乃陰虛弱爲眞陽不足濇爲精衰陰陽精氣皆爲不足故爲精氣清冷則知不能成胎謂無子也蓋有生而不育者亦是精氣清冷所致乏嗣者可不知之而守養精氣者乎

夫失精家、少腹弦急、陰頭寒、目眩、髮落、脉極虛芤遲、爲清穀亾血失精、脉得諸芤動微緊、男子失精、女子夢交、桂枝龍骨牡蠣湯主之。

此營衛陰陽不足、虛勞脉證以從中氣而治也。勞傷心氣、火浮不斂、則爲心腎不交、上熱下寒、火不攝水、精孤於下、不交自洩、故病失精、或精虛心相內浮、擾精而出、亦成夢交、然陽泛於上、陰氣下凝、少腹弦急而陰頭寒、相火內動於肝、則目眩、水虛火盛、則頭髮落、營虛不充於脉、故脉極虛而芤、此勞於精血所致也、若勞陽虛、脉則遲矣、然亾血失精是有心相二火之別若傷心陽不振而失精者其脉必遲或眞陽不充脾胃氣弱則脉遲而便清穀矣芤動微緊者乃以陰陽氣血虛實之偏而總言也但芤動偏損於陰虛陰虛則陽盛微緊偏損於陽虛陽虛則陰盛故陰虛者心相熾盛神明不安而失精夢交陽虛者心相氣衰神不收持亦爲失精夢交此槩言男子失精女子夢交者而有傷心傷腎之分也然非調營衛而生精血何以塡補虛勞之體故用桂枝湯調營衛而生精血加龍骨鎭心安神而攝腎水以牡蠣養腎濟精而制心火

俾心腎相交，則陰虛者得補，陽虛者得斂，失精夢交庶可得瘳。若中焦陽虛，不攝而失精者，或以天雄散主之可也。

桂枝加龍骨牡蠣湯　小品云：虛弱浮熱汗出者，除桂加白微、附子各三分，故曰二加龍骨湯。

桂枝三兩　芍藥三兩　生薑三兩　甘草二兩

大棗十二枚　龍骨三兩　牡蠣三兩

右七味，以水七升，煮取三升，分溫三服。

天雄散

天雄三兩，炮　白朮八兩　桂枝六兩　龍骨三兩

右四味杵爲散酒服半錢匕日三服不知稍增之

男子平人脉虛弱細微者喜盜汗也

此明陰陽虛而皆致盜汗也男子平人脉見虛弱細微者外雖無病內之營衛氣血必虛而脉虛者營虛也營虛夜臥則衛入於陰擾亂陰血反越於外故盜汗出也弱主陽衰虛陽陷入陰中陰陽相搏皮毛失護陰不內守則盜汗也細爲氣血皆虛血虛陽陷氣虛不斂陰竄不守故盜汗也微爲陽弱陽虛不攝虛陽擾動於陰陰不內守故盜汗也此槩言四脉推及陰虛而陽亦虛故盜汗出非止

陰虛之一端耳

人年五六十其病脉大者痺俠背行若腸鳴馬刀俠瘻者皆爲勞得之

此因陰虛而陽氣痺也經云年五十體重耳目不聰明年六十陰痿氣大衰此謂人年五六十脉大者乃營衛皆衰更益過節勞頓則精血不足而痺衛不獨行虛陽上浮則脉大營衛不充於軀殼相循背之經隧曰痺俠背行然背外屬太陽經脉所注背裏屬少陰精血所流而陽氣不升於背陰精亦不注於脊以致氣血兩痺必成背寒背痛背瘡

之類也若勞足太陰陽明腸胃眞氣不充則爲腸鳴或勞少陽厥陰氣鬱化火陰血痺滯則爲馬刀俠瘻卽瘰癧之類此皆勞傷營衛所致爲勞得之

脉沈小遲名脫氣其人疾行則喘喝當作急字手足逆寒腹滿甚則溏泄食不消化也

此勞脾腎之陽爲病也眞陽衰憊所以脉沈小遲陽虛則氣亦虛故名脫氣氣蓋陽根於腎而陰盛陽虛不能歸納腎間所以疾行則擾動虛陽上浮而喘急陽虛則脾胃四肢不温故手足逆寒脾失健運腹滿溏泄而食不消化也

脉弦而大弦則爲減大則爲芤減則爲寒芤則爲虛虛寒相搏此名爲革婦人則半產漏下男子則亡血失精

此以革脉發明木盛胃虛失血也寸口主肺肺金氣虛則木盛木盛則脉弦血虛則火旺火旺則脉大但弦屬陰木氣盛木勝則胃陽氣減謂弦則爲減大屬陽火盛而陰血虛謂大則爲芤然胃氣虛而爲減減氣減所以爲寒斯非眞寒卽任陽不治之謂也失血脉芤謂芤則爲虛然以芤虛弦減合而言之爲虛寒相搏名之曰革革者如按鼓皮乃取

攺華不常之義是主木火盛而胃氣虛然木盛胃虛不能統血於諸經故在婦人得之爲中虛不能攝血蔭胎則主半產漏下男子得之爲土虛不能攝血攝精則主亾血失精也

虛勞裏急悸衄腹中痛夢失精四肢痠疼手足煩熱咽乾口燥小建中湯主之

此營衛兩濟之方也虛勞病非傷先天陰陽即傷後天營衛若傷後天中氣則營衛不充於五臟臟腑無賴精血漸衰則臟腑各自爲病顯證百出也因營血不灌於衝脉則逆氣裏急腎陰不能旣濟

心包火氣內動、則悸衂、肝脾不和、則腹中痛、相火妄動、擾於陰中、則夢失精、營氣不充於四肢、則四肢痠疼、手足煩熱、胃津不輸於上、則咽乾口燥、此因中氣不充、故顯以上諸證、所以建中湯之桂枝行陽、芍藥收陰、一陰一陽、和調營衛、以甘草膠飴一陰一陽、補和營衛、薑棗一陰一陽、宣通營衛、俾營衛冲和、溉灌臟腑、而臟腑受濟、則諸虛恢復也、蓋營衛陰陽兩建之方、欲補其血則加歸芍之類、欲補其氣則加參芪甘朮之類、欲補其陰則加地黃知栢之類、欲補其陽則加桂附之類、以此類推、

變化無窮矣

小建中湯

桂枝三兩去皮　甘草三兩炙　大棗十二枚

芍藥六兩　生薑三兩　膠飴一升

右六味，以水七升，煮取三升，去滓，內膠飴，更上微火消解，溫服一升，日三服。

附錄千金用小建中湯方註證，以見此方之妙。

千金療男女積冷氣滯，或大病後不復常，苦四肢沉重，骨肉痠疼，吸吸少氣，行動喘乏，胸滿氣急，腰背強痛，心中虛悸，咽乾脣燥，面體少色，或飲食無味，脇肋腹脹，頭重不舉，多臥少起，甚者積年，輕者百日，漸致瘦弱，五臟氣竭，則難可復常，六脈俱不足，虛寒乏氣，少腹拘急，羸瘠百病，名曰黃芪建中

湯、又有人參二兩、

虛勞裏急諸不足、黃芪建中湯主之、

此胃中營衛不濟於五臟現證也、雖云諸不足、觀其立方之意、誠偏脾肺腎氣虛損所致、脾胃氣弱、不生於肺、肺氣反上逆而爲裏急、故以建中湯加黃芪甘味之藥調之、俾脾元健運、營衛溉灌於肺、裏氣不急、諸虛自富也。若痰氣阻遏短氣胸滿、加生薑、宣潤胸中之氣、腹滿者加茯苓、導濕下行、肺虛痰氣壅逆者、加半夏滌痰鎮逆、而五臟見證以此加減出入、則神妙在我、或火氣內鬱、暫除桂枝可

也

黃芪建中湯

於小建中湯內加黃芪一兩半○氣短胸滿者加生薑腹滿者去棗加茯苓一兩半及療肺虛損不足補氣加半夏三兩

虛勞腰痛少腹拘急小便不利者八味腎氣丸主之方見婦人雜病中

此勞腎中眞陽之方也腎氣受傷精氣痺着不宜腰痛而少腹拘急陰痺陽鬱開闔之機不轉則小便不利故用六味丸滋起眞陰桂附壯火通陽陰

陽相和開闔有權腎經諸病悉愈

虛勞諸不足風氣百疾薯蕷丸主之

此治肝虛致病之方也諸不足者因肝臟血虛木盛生風乘吸胃中津液以致營衛不生五臟皆虛故爲諸不足風氣百疾所以四君四物平補肝脾氣血麥冬阿膠以養肺腎之陰兼驅伏風薑棗宣行營衛桔梗杏仁開提肺鬱使治節有權則風木得平桂枝防風行陽化鬱使肝氣上升而不夌土以神麴去濕健脾開鬱白斂引肺藥補肺而生腎水豆黃卷引脾藥補脾而生營血柴胡升發少陽

之氣而爲轉運之樞薯蕷獨多者肝虛用甘味之藥培土濟肝之義也

薯蕷丸

薯蕷三十分　人參七分　白朮六分　茯苓五分

甘草二十八分　當歸十分　乾地黃十分　芍藥六分

芎藭六分　麥冬六分　阿膠七分　乾薑三分

大棗百枚爲膏　桔梗五分　杏仁六分　桂枝十分

防風六分　神麴十分　豆黃卷十分　柴胡五分

白歛二分

右二十一味末之煉蜜和丸如彈子大空腹酒服

一九百九爲劑

虛勞虛煩不得眠酸棗湯主之

此勞心受病之方也勞傷心血虛氣不斂木火氣壅所以虛煩然心虛則胃土無賴陽明之氣上逆故不得眠所以芎藭疏肝而通心氣茯苓宣導心胃虛氣下行以棗仁和肝安神甘草以瀉心家虛火知母保肺生水而制火煩也

酸棗湯

酸棗仁二升　甘草一兩　知母二兩

茯苓二兩　芎藭一兩

右五味以水八升煮棗仁得六升内諸藥煮取三升分温三服

五勞虛極羸瘦腹滿不能飲食食傷憂傷飲傷房室傷饑傷勞傷經絡營衛氣傷内有乾血肌膚甲錯兩目黯黑緩中補虛大黃䗪蟲丸主之

此諸傷積血爲病也諸傷臟腑則真氣不能統血於周身營血痺着而不行於經絡瘀積不散内有乾血以致形體虛極羸瘦腹滿不能飲食外顯肌膚甲錯兩目黯黑故用四蟲大黃桃仁乾漆破血行瘀峻攻其血芩杏甘草凉順肺氣以使通調而

活痺着芍藥地黄、收養陰血、俾正氣實而瘀血得去、飲食自進、則氣血自復、故爲緩中補虛、此因乾血而設、非虛勞常用之方也、

大黄䗪蟲丸

大黄十分蒸　黄芩二兩　甘草三兩　桃仁一升

杏仁一升　芍藥四兩　乾地黄十兩　乾漆一兩

䖟蟲一升　水蛭百枚　蠐螬一升　䗪蟲半升

右十二味、末之、煉蜜和丸、小豆大、酒飲服五丸、日三服、

論曰、世知房慾所傷爲虛勞、補腎爲崇門、殊不知

靈素金匱有七情勞傷五臟六腑而無外邪乃爲虚勞也經曰心怵惕思慮則傷神神傷則恐懼自失破䐃脱肉脾憂愁不解則傷意意傷則悗亂四肢不舉肺喜樂無極則傷魄魄傷則狂皮革焦腎盛怒而不止則傷志志傷則喜忘其前言腰膝不可以俛仰屈伸恐懼而不解則傷精精傷則骨痠痿厥精時自下是情志内傷神思氣血爲病也又謂是以夜行喘出於腎淫氣病肺有所墮恐喘出於肝淫氣害脾有所驚恐喘出於肺淫氣傷心度水跌仆喘出於腎於骨然五臟所傷之氣則一故

喘病屬氣，此先傷其氣而後致陰血漸虧也。又謂飲食飽甚汗出於胃，驚而奪精汗出於心，持重遠行汗出於腎，疾走恐懼汗出於肝，搖體勞苦汗出於脾。其因雖異，致傷津液則一。而汗屬陰精，先傷精津血液而後傷於氣，二者當分陰陽而治也。難經謂一損損於皮毛，皮聚而毛落；二損損於血脉，血脉虛少，不能榮於五臟六腑；三損損於肌肉，肌肉消瘦，飲食不能爲肌膚；四損損於筋，筋緩不能自收持；五損損於骨，骨痿不能起於床。從上下者，骨痿不能起於床者死；從下上者，皮聚毛落者死。

謂損其肺者益其氣損其心者調其營衛損其脾者調其飲食適其寒溫損其肝者緩其中損其腎者益其精此立五臟致傷現證並治法之大綱」仲景補其脉而述其證謂男子平人脉大極虛者沈弦浮弱而濇者芤遲動微緊者沈小遲者弦而大者皆爲虛勞之脉但有營衛陰陽寒熱之分」證有面色薄主渴亡血喘悸者」無寒熱短氣裏急小便不利面白目瞑兼衄少腹滿者」手足煩春夏劇秋冬瘥陰寒精自出痠削不能行者」精氣清冷而無子者」失精少腹弦急陰頭寒目眩髮落清穀亡血

盜汗者，痺俠背行，腸鳴馬刀俠癭者，脫氣疾行喘急，手足厥寒，腹滿溏泄，食不消化者，此皆勞傷臟腑，營衛氣血陰陽偏勝之證也。然虛勞病乃無邪可除，無病可療，惟有調和營衛陰陽爲主。仲景每於後天中氣而爲營衛氣血之源，調養營衛以生精氣血液，充溢臟腑，爲復虛勞諸證之良法。故裏急悸衄，腹痛失精，四肢痠疼，手足煩熱，咽乾口燥，以小建中湯爲治虛勞之總持。治失精夢交，以桂枝湯入龍骨牡蠣，是開後學之加減法也。有不因中氣而自傷本臟致病者，則以心肝脾肺腎各立一方」見肺虛不生腎水而逆氣裏急即以土金相生之製名曰黃芪建中是偏補於氣也」肝氣盛而化爲風氣百疾用甘藥相和木土之製故立薯蕷丸」若腎中陽虛腰痛少腹拘急小便不利以陰陽升降開闔機關而製八味丸」若心勞虛煩不得眠則以酸棗湯疏滯而育神」以上爲治虛勞曲盡之法也」有五勞虛極羸瘦腹滿不能飲食內有乾血瘀積不行而極虛之中反見大實之證庸流於此目眩心迷喜補畏攻使病愈篤不至於死則不休也仲景開大法門故立大黃䗪蟲丸峻藥緩圖死

裏求生之方而治死裏求生之病每日三服陸續漸除俾瘀積去而虛勞庶幾可復但後人惟知補虛未窺其至聖至妙之理也葢論中失血脉證雖多不言失血而致咳嗽此乃陰虛極證當治其本不必言標故不論及設以前之方論叅治虛勞一證思過半矣

附方

千金翼炙甘草湯治虛勞不足汗出而悶脉結悸行動如常不出百日危急者十一日死

此心勞以心腎爲關鍵故心陰之虛則心火熾盛

熱收於內火熱內蒸心液外越則汗出心液少而氣不舒則汗出而悶心血不足則脈道濇滯結而悸也然心爲君主而屬陽狂陽未息以故行動如常欲知死期必至火氣休囚水旺之鄉故斷百日而危急者即不應期當在水旺火絕之日日十一日死方用炙甘草湯救其始萌之初希圖萬一是以桂甘通理中氣而行營衛薑棗宣通上焦之陽人參補心之正麥冬地黃清心生血以阿膠善保肺腎之陰麻仁入脾養血而潤燥以炙甘草爲君者乃甘平補脾中和之品萬物以土爲稼穡乃生

長之司故耳、

甘草炙四兩　桂枝三兩　生薑三兩

麥冬半升　麻仁半升　人參二兩

阿膠二兩　大棗三十枚　生地黃一觔

右九味、以酒七升、水八升、先煑八味、取三升、去滓、

內膠消盡、溫服一升、日三服、

肘後獺肝散、治冷勞、又主鬼疰、一門相染、

薀勞無不熱、此冷者、卽無陽之謂也、要知非傷營衛精血、乃傷肝中陽氣、而肝爲火之母、肝膽相爲表裏、爲一陽生發之源、夫一陽生則諸臟之陽皆

生若肝胆之陽滅則諸臟之陽亦滅此傷肝臟溫和生發之氣則心脾肺腎諸臟不溫經云逆春氣則少陽不生肝氣內變之義也病必心神恍惚夜臥多驚不思飲食食不消化謂之冷勞然治病必求其本而獺爲陰獸其肝應月而增減乃得天地陰陽進退之正獺肉皆寒惟肝性溫故以獸肝之溫而補人肝溫氣之本是非桂附大熱而補心相之標是欲肝得其溫則火源漸長諸陽齊起冷勞可愈矣治鬼疰一門相染者蓋鬼即人之魂而離體則爲鬼是屬陰邪而肝主藏魂鬼邪侵襲於肝

使人魂不得歸室故爲鬼疰寃業情思不散尸氣相傳同氣受邪連綿不絕謂一門相染所以獺肝性溫陰中陽物獨補人肝之陽陽能勝陰而肝得其補舍氣充盈陽長陰消故亦治也

獺肝一具炙乾末之水服方寸匕日三服

張仲景金匱要畧卷六終

張仲景金匱要畧卷七

檇李沈明宗目南甫編註

肺痿

問曰、熱在上焦者、因欬爲肺痿、肺痿之病、從何得之、師曰、或從汗出、或從嘔吐、或從消渴、小便利數、或從便難、又被快藥下利、重亡津液、故得之、曰寸口脈數、其人欬、口中反有濁唾涎沫者何、師曰、爲肺痿之病、若口中辟辟燥、欬卽胸中隱隱痛、脈反滑數、者此爲肺癰、欬唾膿血、脈數虛者、爲肺痿、數實者、爲肺癰、

此肺痿肺癰之辨也、心肺居上、腎水不足、心火刑

金爲熱在上焦肺陰日消氣逆則咳故致肺痿然本經明其始病之因或從病後陰虛過汗傷液嘔吐傷津消渴血虛津竭或利小便數而傷陰或便難反被快藥下利而重亡津液以致肺津枯燥虛熱薰蒸故寸口脉數其人欬嗽氣弱不振津液不佈化爲濁唾涎沫而成肺痿若口中辟辟燥欬即胸中隱隱痛者乃風寒侵入肺中凝滯營血爲癰故脉滑數而咳唾膿血然無形虛熱致痿故脉數虛有形氣血凝滯成癰而脉數實此明肺癰屬實肺痿屬虛也

肺痿吐涎沫而不欬者，其人不渴，必遺尿，小便數，所以然者，以上虛不能制下故也。此爲肺中冷，必眩，多涎唾，甘草乾薑湯以溫之。若服湯已渴者，屬消渴。

此肺寒致痿也。前傷津液，虛熱成痿，乃肺痿之常。此肺氣虛寒，痿之變也。經云：上焦開發，宣五穀味，充身澤毛，若霧露之溉，是胃中營衛之氣，相蒸於上焦而成宗氣，溫養於肺，散佈津液，而爲常度。此胃虛則營衛衰弱，宗氣虛微，上焦不溫，津液不佈，聚化爲沫，則吐涎沫。内無火氣動肺，不爍津液，故不欬而不渴也。遺尿小便數者，因肺之上源虛而不能制下肺冷痿弱之故也肺冷則腎陰上逆必眩而多涎唾方用甘草乾薑溫補肺胃之氣肺氣得溫則津液佈而涎沫不聚痿自愈矣若服甘草乾薑湯已渴者屬熱痿又非肺寒之比因涎多聚溢胸中而制燥熱故不渴實熱内伏而服乾薑湯助起肺胃之熱遂作渴故屬消渴也

甘草乾薑湯

甘草四兩炙　乾薑二兩炮

右㕮咀以水三升煮取一升五合去滓分温再服

論曰經謂有所失亾所求不得則發肺鳴鳴則肺

熱葉焦皮毛虛弱急薄著則生痿躄者是因七情思慮傷肺火盛水虧所以局方發揮有瀉南方補北方之治本經寸口脉數其人欬口中反有濁唾涎沫者乃從汗出嘔吐消渴小便利數大便難而重亾津液過傷肺與大腸氣血所致與內經不同又吐涎沫而不渴其人不欬必遺尿小便數上虛不能制下爲肺中冷必眩多涎唾以甘草乾薑湯溫肺起痿經所不載仲景創補之矣但治熱痿之方遺失無傳余以內經治痿獨取陽明調和營衛滋陰清熱潤燥或溫中益虛顯然有據諒不罪予

僭妄宋人遷入外臺千金等方亦調陽明之意臨證叅酌用之

附方

外臺炙甘草湯治肺痿涎唾多心中溫溫液液者方見虛勞

肺熱則痿弱不振通調失職聚液成涎故涎唾多而溫溫液液即泛泛惡心之意也然肺之痿熱必從胃虛或濕熱傷肺而致故經謂治痿獨取陽明但或瀉或補隨其所宜所以炙甘草湯補調脾胃生津益肺俾土金相生涎沫止而痿自愈矣

千金生薑甘草湯治肺痿欬唾涎沫不止咽燥不渴

生薑甘草湯即炙甘草湯之變方也甘草人參大棗扶脾胃而生津液以生薑辛潤宣行滯氣俾胃中津液溉灌於肺則澤槁回枯不致肺熱葉焦爲治肺痿之良法也

生薑五兩　人參三兩　甘草四兩　大棗十五枚

右四味以水七升煮取三升分温三服

千金桂枝去芍藥加皂莢湯治肺痿吐涎沫

用桂枝湯嫌芍藥酸收故去之加皂莢利涎通竅

不令涎沫壅遏肺氣而致喘痿桂枝和調營衛俾營衛宣行則肺氣振而涎沫止矣

桂枝三兩　生薑三兩　甘草二兩　大棗十枚　皂莢一枚去皮子炙焦

右五味以水七升微微火煮取三升分溫三服

肺癰

問曰病欬逆脉之何以知此爲肺癰當有膿血吐之則死其脉何類師曰寸口脉微而數微則爲風數則爲熱微則汗出數則惡寒風中於衛呼氣不入熱過於營吸而不出風傷皮毛熱傷血脉風舍於肺其人

則欬口乾喘滿咽燥不渴多唾濁沫時時振寒熱之所過血爲之凝滯畜結癰膿吐如米粥始萌可救膿成則死

此風入肺之營分成癰辨巳成未成之脉也前言滑數爲癰成之脉此寸口脉微而數是風邪傷肺未成癰膿之脉也脉微乃肺虛受風曰微則爲風邪化爲火曰數則爲熱蓋風性輕揚能開腠理表虛受風而自汗爲微則汗出風熱在肺外應皮毛而惡寒即惡風之互辭也但呼出心肺衛氣主之肺受外邪阻遏衛氣則呼氣不入吸入腎肝營血

所司邪傳血分爲熱過於營營氣壅塞吸而不出風傷皮毛浸淫營血爲熱傷血脉即傷肺之血脉也風舍於肺邪正搏擊氣亂於胸其人即欬熱鬱胸中所以口乾喘滿涎沫制燥以故咽燥不渴肺津化而爲涎則多唾濁沫肺氣應於皮毛時時振寒熱之所過於營凝滯爲癰成膿吐如米粥若始萌急瀉其肺則可圖救遷延至於肺葉腐敗膿成則死

肺癰喘不得臥葶藶大棗瀉肺湯主之

此治標之方也風中於衛血氣壅逆呼氣不入則

喘不得卧因循日久必致肺葉腐敗吐膿而死故用葶藶急瀉肺實之壅俾氣血得利不致腐潰吐膿且以大棗先固脾胃之元其方雖峻不妨用之耳

葶藶大棗瀉肺湯

葶藶熬令黄色搗丸如彈子大　大棗十二枚

右先以水三升煮棗取二升去棗內葶藶煮取一升頓服

欬而胸滿振寒脉數咽乾不渴時出濁唾腥臭久久吐膿如米粥者爲肺癰桔梗湯主之

此癰成而出方也風舍於肺欬而胸滿振寒内氣挾風化熱而脉數然肺氣壅逆津液化爲濁唾而制胸鬲之燥咽乾不渴時出濁唾腥臭者明是肺爲腥臭是熱過於營吸而不出氣血凝結已成癰膿之兆若緩時日肺葉腐敗吐膿則死故用桔梗開提壅逆而破血結甘草清熱解毒以和中氣使胸肺之邪從吐而出肺葉不致腐敗故方後云再服則吐膿血也

桔梗湯 亦主血痺

桔梗一兩 甘草二兩

右二味以水三升煮取一升分温再服則吐膿血也

論曰汗出惡寒呼氣不入吸氣不出口乾喘滿咽燥不渴多唾濁沫時時振寒吐如米粥若此者癰膿已成治之遲矣仲景欲人見微知著始見口中辟辟燥欬胸中隱隱而痛之時即以肺癰治之則免吐膿而死故示葶藶大棗之峻桔梗湯之緩一峻一緩爲訓意在開提肺氣不使成癰而爲切務若以泛常欬嗽而施順氣消痰迂緩日深必致吐膿而死

附方

肺癰胸滿脹一身面目浮腫鼻塞清涕出不聞香臭酸辛欬逆上氣喘鳴迫塞葶藶大棗瀉肺湯主之三日一劑可至三四劑此先服小青龍湯一劑乃進

前條肺癰喘不得臥仲景用此湯瀉實補虛此肺癰胸滿脹一身面目浮腫鼻塞清涕出不聞香臭酸辛欬逆上氣喘鳴迫塞邪居衛分多而營分少壅逆不宣故先服小青龍湯以散表裏氣分之邪繼以葶藶專瀉肺中氣血之結俾衛邪已散而營邪亦從衛出則癰膿消散諸證自平矣

千金葦莖湯治欬有微熱煩滿胸中甲錯是爲肺癰

欬有微熱煩滿邪在氣分而帶表證胸中甲錯則熱過於營矣故用葦莖體質輕浮其味甘寒能解在表之熱桃仁以破血壅薏苡補肺而滲利痰濕瓜瓣其形象肺入肺而清肺熱能吐敗濁之瘀故方後云再服當吐如膿即去舊生新之意也

葦莖二升　薏苡仁半升　桃仁五十粒　瓜瓣半升

右四味以水一斗先煮葦莖得五升去滓内諸藥煮取二升服一升再服當吐如膿

外臺桔梗白散治欬而胸滿振寒脉數咽乾不渴時出濁唾腥臭久久吐膿如米粥者爲肺癰

欬而胸滿振寒時出濁唾腥臭內膿已成若以緩圖勢必吐膿故以桔梗開提肺氣貝母清熱而化痰涎巴霜峻猛熱劑急破其癰驅膿下出病在膈上則一吐盡除而胸中肺氣曠若太虛膿雖已成尚或圖救乃逆流挽舟之治也葢觀方後云病在膈下瀉出者豈有肺癰在於膈下之理是對腸癰臟毒亦可用此方而言也

桔梗三分　貝母三分　巴豆一分去皮熬研如脂

右三味爲散强人飲服半錢匕羸者减之病在膈上者吐膿在膈下者瀉出若下多不止飲冷水一盃則定

欬嗽上氣爲肺脹

上氣喘而躁者屬肺脹欲作風水發汗則愈

此見肺癰當有肺脹之辨也邪傷於衛後入於營而爲肺癰此風傷於衛内挾痰涎壅逆肺氣上逆奔迫故喘而躁是爲肺脹然有肺氣壅逆不得通調水道水即泛濫皮膚故曰欲作風水治宜發汗驅風從表而出水即下滲即下條小青龍之證也

肺脹欬而上氣煩躁而喘脈浮者心下有水小青龍加石膏湯主之

此亙上條肺脹治法也風寒之邪入於營衛挾痰上逆則欬而上氣煩躁而喘肺氣壅逆謂之肺脹卽肺癰未成之初也此氣分邪多故脈見浮然氣逆則津液化爲痰飲而痰飲乃屬陰邪內積胸膈爲心下有水當用小青龍滌飲散表此風多寒少表裏相半故加石膏以淸風化之熱

小青龍加石膏湯千金證治同外更加脇下痛引缺盆

麻黃　芍藥　桂枝　細辛　乾薑

甘草各三兩　五味半升　半夏半升　石膏二兩

右九味，以水一斗，先煮麻黃，去上沫，內諸藥，煮取三升，強人服一升，羸者減之，日三服，小兒服四合。

欬而上氣，此爲肺脹，其人喘，目如脫狀，脉浮大者，越婢加半夏湯主之。

此風寒多而痰飲少之方也。邪氣壅逆於肺，欬而上氣，其人喘也。胸中賁鬱之極，故目如脫狀。脉浮大者，風多痰少，表盛所致，故用越婢湯驅散表邪，加半夏一味消痰下逆足矣。

越婢加半夏湯

麻黃六兩　石膏半觔　生薑三兩
大棗十五枚　甘草二兩　半夏半升
右六味以水六升先煮麻黃去上沫內諸藥煮取
三升分溫三服
欬而上氣喉中水雞聲射干麻黃湯主之
此寒風束肺之方也寒風壅閉肺氣而不下達則
欬而上氣津液不佈化爲痰涎滯礙呼吸之氣不
利痰隨外邪上吸往來有聲喉如水雞聲也然肺
氣既壅恐其熱過於營將成肺癰故用射干耑通
咽閉麻黃開發肺實之邪細辛紫菀欵冬溫散爲

助半夏化痰而下逆氣五味以收肺氣之正薑棗宣通營衛俾邪散則肺不成癰矣

射干麻黃湯

射干十三枚一法三兩　麻黃四兩　生薑四兩

細辛三兩　紫菀三兩　款冬花三兩

五味半升　大棗七枚　半夏半升洗

右九味以水一斗二升先煮麻黃兩沸去上沫內諸藥煮取三升分溫三服

欬逆上氣時時唾濁但坐不得眠皂莢丸主之

此風邪致痰之病也風邪壅逆肺氣上而不下則

欬逆上氣津液不佈化爲痰涎而時時唾濁痰壅氣滯但坐不得眠矣設遷延時日熱過於營膿成則死此風邪驟至之病而無積飲相挾故以皂莢一味能開諸竅而驅風痰最疾服三丸者是取峻藥緩散之意也

皂莢丸

皂莢八兩刮去皮用酥炙

右一味末之蜜丸梧子大以棗膏和湯服三丸日三夜一服

欬而脉浮者厚朴麻黄湯主之欬而脉沈者澤漆湯

主之、脈沈之條、當入肺癰、因原文不便分割、共列於此也、

此以脈之浮沈而分肺之營衛受病也、欬而脈浮、風邪在衛、即肺脹之類、其病尚淺、當使邪從表出、故以厚朴杏仁下泄胸中氣實、麻黃開腠驅邪、石膏以清風化之熱、辛半乾薑兼驅客寒而滌痰飲、五味收肺之逆、小麥以調脾胃也、脈沈者、邪入血分而深、即熱過於營、勢必成癰吐膿、故用桂枝薑草宣通營衛、人參以養正氣、黃芩能降風熱之標、半夏滌痰、以降逆氣、澤漆破血結開壅而下水、紫菀同白前辛潤開結而下氣止欬也、

厚朴麻黃湯

厚朴五兩　麻黃四兩　石膏如雞子大　杏仁半升　半夏半升

乾薑二兩　細辛二兩　小麥一升　五味子半升

右九味、以水一斗二升、先煮小麥熟、去滓、內諸藥、煮取三升、溫服一升。日三服、

澤漆湯

半夏半升　紫參五兩一作紫菀　澤漆三斤以東流水五斗煮取一斗五升

生薑五兩　白前五兩　甘草

黃芩　人參　桂枝各三兩

右九味、㕮咀、內澤漆汁中、煮取五升、溫服五合。至

夜盡、

上氣、面浮腫肩息、其脉浮大不治、又加利尤甚、

此言肺死脉證也、上氣面浮腫肩息、乃風寒壅逆於肺、邪實正虛、氣上不下、肺氣絕而正欲上脫、故脉浮大、氣已散而離根、故不治矣、然利則陰從下脫、所以尤甚、

火逆上氣、咽喉不利、止逆下氣者、麥門冬湯主之、

此陰火上逆也、眞陰之虛、陰火上逆、刑金爲火逆上氣、咽喉不利、惟當壯水之主、以鎭陽光、曰止逆下氣、故用麥冬人參甘米大棗、滋培後天胃氣、以

生肺金即生陰水而降火邪惟以半夏滌痰下逆余竊擬爲肺痿之主方也

麥門冬湯

麥門冬七升　半夏一升　人參二兩
甘草二兩　粳米三合　大棗十二枚

右六味以水一斗二升煮取六升温服一升日三夜一服

論曰詳金匱欬嗽病本於肺則一大綱有三一者虛熱刑金氣弱不振欬而唾沫爲肺痿二者風傷衛分則病欬上氣喘爲肺脹三者邪傳營血凝而

不行為肺癰然肺脹之中又分風寒表裏痰多風少風多痰少之治故氣喘而躁脉浮者為心下有水欲作風水當以小青龍兩解表裏加石膏以清風熱之多目如脫狀乃風寒多而痰少以越婢驅風加半夏而下痰逆風寒外束火熱內鬱喉中水雞聲者射干麻黃湯宣通表裏之邪風熱壅逆津液不佈化而為涎時時唾濁但坐不得眠者皂莢丸以驅風鬱之涎若欬而脉浮邪居肺氣以厚朴麻黃湯俾從表解欬而脉沉邪入於營將成肺癰以澤漆而破壅結火逆上氣咽喉不利是無外邪

治當麥門冬湯清潤滋降。若見浮腫肩息脉浮大而下利，眞氣上浮下脫，則爲不治。以上皆外邪挾內飲合病，微細之辨。臨證又當合內經五臟六腑互相傳乘之欬，則能盡善。

張仲景金匱要畧卷七終

張仲景金匱要畧卷八

檇李沈明宗目南甫編註

奔豘

師曰病有奔豘有吐膿有驚怖有火邪此四部病皆從驚發得之

此驚氣入心病有四變也但心虛受驚驚則氣亂神浮腎家舊積內動欲上陵心故爲奔豘然驚則氣散散則血不歸經滯畱肺胃凝結成癰蒸腐爲膿則病吐膿葢驚邪入心神明失守狂妄不精而爲驚怖若燒針以治風熱傷衛之病火氣入心過

廹心神狂亂煩躁故爲火邪然此四病皆從心虛驚觸氣亂所致謂驚發得之

師曰奔豘病從少腹起上衝咽喉發作欲死復還止皆從驚恐得之

此出奔豘之證也狀如江豚故爲奔豘心氣虛而驚入神明不治上中二焦氣虛不復攔阻腎積之邪直闖陽位故從少腹起上衝咽喉氣逆神昏所謂發作欲死然陰邪上而不能久居陽分即返於陰爲復還止此從驚氣傷心氣亂恐氣傷腎致積謂驚恐得之

奔豚氣上衝胸腹痛往來寒熱奔豚湯主之
此風邪引動腎積也前乃腎中積寒直衝陽道而至咽喉此因肝膽風邪相引腎中積風乘脾故氣上衝胸而腹痛厥陰受風相應少陽則往來寒熱是以芎歸薑芍疏養厥陰少陽氣血之正而驅邪外出以生葛李根當解表裏風熱而清奔豚逆上之邪黃芩能清風化之熱半夏以和脾胃而化客痰俾兩經邪散木不臨脾而腎失其勢即奔豚自退按奔豚雖屬腎病此仗風邪引動積風而發仲景引明非僅寒邪一端致病誠補素問之不足也

奔㹠湯

甘草二兩 芎藭二兩 當歸二兩 半夏四兩 黃芩二兩

生葛五兩 芍藥二兩 生薑四兩 甘李根白皮一升

右九味。以水二斗。煮取五升。溫服一升。日三夜一。

發汗後。燒鍼令其汗。鍼處被寒。核起而赤者。必發奔㹠。氣從少腹上至心。灸其核上各一壯。與桂枝加桂湯主之。

此因風傷衛症。燒鍼取汗。而致奔㹠也。風寒在表。燒鍼令汗。散邪而汗。則傷洩陽氣。針處重受於寒。則發核起而赤。內氣虛而應接表邪入裏。引動腎積𤽃氣從少腹上衝至心。治當灸其核上。以除新邪。仍以桂枝湯解表。加桂專伐腎積之邪耳。

桂枝加桂湯

桂枝五兩　芍藥三兩　甘草二兩炙　生薑三兩

大棗十二枚

右五味。以水七升。微火煮取三升。去滓。溫服一升。

發汗後。臍下悸者。欲作奔豚。茯苓桂枝甘草大棗湯主之。

此汗虛陽氣。而致奔豚出方也。發汗而傷心氣。腎邪遂欲上陵。則臍下悸。欲作奔豚。方用甘棗坐鎮中州以制賊邪不得上陵心位桂苓專伐腎陰以水揚之千遍爲甘瀾者取其力軟和平不爲腎邪之助益後人治奔豘皆忌甘草是不識仲景補脾制腎之妙義耳

茯苓桂枝甘草大棗湯

茯苓半觔　甘草二兩　大棗十五枚　桂枝四兩

右四味以甘瀾水一斗先煮茯苓減二升內諸藥煑取三升去滓溫服一升日三服甘瀾水取水二斗置大盆以杓揚之水上有珠子五六千顆相逐取用之

論曰難經謂腎積發於少腹上至心下如豚狀名

爲賁豚上下無時久不已令人欬逆骨瘦少氣以夏丙丁脾病傳腎腎當傳心心旺不受腎欲還脾脾不肯受所以留積腎間衰者受邪而爲之本蓋脾病傳腎乃寒濕爲病若從肝病傳脾而來即風濕爲病明矣金匱標本互舉謂驚恐得之誠補靈素之不足也然少腹起上衝咽喉發作欲死復還止乃明寒濕之邪爲本腹痛往來寒熱者謂風木受邪引動舊積之風而發也燒鍼令汗鍼處受寒引動舊寒所致臍下悸欲作賁豚者過汗傷陽腎邪欲上陵心邪之淺也然標本風寒邪之新舊不

同。故復論之。

張仲景金匱要畧卷九

檇李沈明宗目南甫編註

胸痺

師曰、夫脉當取太過不及、陽微陰弦、即胸痺而痛、所以然者、責其極虛也、今陽虛知在上焦、所以胸痺心痛者、以其陰弦故也、

此胸痺陽虛陰盛、而挾外邪也、正氣微、則陽脉微、爲不及、陰邪盛、則陰脉弦、爲太過、陽氣微而客寒內侵、以挾肝腎之陰上逆、於胸痺着、氣血不利而痛、曰陽微陰弦、即胸痺而痛、痺者閉也、是經脉氣

血鬱閉而不通也。求其所以然者，責其上焦陽氣極虛，下陰上逆。謂胸痹心痛者，以其陰弦故也。

胸痹之病，喘息欬唾，胸背痛，短氣，寸口脈沈而遲，（此當有一若字）關上小緊數，括蔞薤白白酒湯主之。

此寒邪痹胸而偏於肺，以脈遲緊分虛實也。蓋胸中陽氣，猶如杲日當空，萬里無雲，陽和通利，倏忽地氣上爲雲，則太虛昏昧，日月晦明，而胸痹猶是者矣。但陰盛挾邪上逆，胸中痹，偏於肺，則喘息欬唾，胸背痛而短氣。然陽虛則肺氣亦虛，痹鬱胸中，故寸口脈沈而遲，乃言正氣虛寒之痹脈也。若中上二焦陽氣未至虛極寒邪挾陰上逆邪正相搏而爲有餘則關上脉現小緊而數即是寒實之證法當行陽散邪則胸痺得開非似沈遲虛寒而用附子回陽故用括蔞苦寒潤肺消痰而下逆氣薤白辛溫行陽散邪以白酒宣通營衛使肺通調則痺自開矣蓋此論當以寸口脉沈而遲爲虛寒之證關上小緊數括蔞薤白白酒湯爲寒實之證另作一節解否則豈有遲數二脉同見之理哉

括蔞薤白白酒湯

括蔞實一枚搗　薤白半觔　白酒七升

右三味同煮取二升分温再服

胸痺不得卧心痛徹背者括蔞薤白半夏湯主之此痺偏於心包與俞穴也痺邪偏侵心包氣逆不利則不得卧然心俞在背心包與俞相應故心痛徹背而上焦陽虚火不生土脾虚則津液化痰以前湯開痺加半夏而消痰飲也

括蔞薤白半夏湯

括蔞實一枚搗　薤白三兩　半夏半升　白酒一斗

右四味同煮取四升温服一升日三服

胸痺心中痞留氣結在胸胸滿脇下逆搶心枳實薤

白桂枝湯主之人參湯亦主之

此肝氣臨土挾濕痺於胸也經云風寒濕三氣合而爲痺原非一邪所致此上焦陽虛而中氣亦虛風乘於胃反挾濁濕上逆胸中以致心中痞滿爲留氣結在胸肝氣挾風逆上故胸滿而脇下逆搶心所以桂枝薤白通陽而行營衛兼驅風邪外出括蔞化痰而利氣枳實厚朴以下濁濕而開心下之痞但中州氣弱木必乘脾故用參朮薑甘温補中上二焦之氣輔正驅邪胃陽升而厥陰退痺着自開所以人參湯亦主之

枳實薤白桂枝湯

枳實四枚 薤白半觔 桂枝一兩 厚朴四兩

括蔞一枚搗

右五味以水五升先煮枳朴取二升去滓內諸藥

煮數沸分溫三服

人參湯

人參 甘草 乾薑 白朮各三兩

右四味以水八升煮取三升溫服一升日三服

胸痺緩急者薏苡附子散主之

此寒濕痺於經絡即寸口脉沈而遲虛寒之方也

胸中陽虛風寒濕陰之邪混合上逆痺着胸背經絡筋脉不和或緩或急而痛曰胸痺緩急所以附子補陽驅寒同薏苡舒筋燥濕俾邪去則不緩急矣

薏苡附子散

薏苡十五兩　大附子十枚炮

右二味杵爲散服方寸七日三服

心痛

心中痞諸逆心懸痛桂枝生薑枳實湯主之

此濕陰上痺又互內經厥心痛之旨因風而出方

也上焦陽氣不治風寒濕邪上逆搏結於胸清濁混亂則心中痞當以行陽驅邪開痞之治也」蓋諸逆心懸痛乃發內經諸臟之邪上逆於心內無痰飲相挾故不滿而覺空痛爲諸逆心懸痛與痰飲搏結痞滿之痛迥殊」然厥心痛必因風寒挾引臟腑之氣上逆而發此但以風邪立方所以桂枝生薑宣和營衛而驅邪外出枳實下逆化痰而開痞結蓋與心中痞五臟厥逆諸痛其出一方令人倣之內外同治眞爲聖法

桂枝生薑枳實湯

桂枝三兩　生薑三兩　枳實五兩

右三味以水六升煮取三升分温三服

心痛徹背背痛徹心烏頭赤石脂丸主之

此上焦陽虛受寒也邪感心包絡經氣應外俞則心痛徹背邪襲背俞氣從内走則背痛徹心俞臟相通内外之氣相引則心痛徹背背痛徹心故用烏頭薑椒味辛氣熱通陽散寒赤石脂入心養血鎮墜輯浮之氣而安中驅邪俾正氣復而邪散痛止然有風客背俞痛亦如是非盡屬寒臨證以脉辨之則的

烏頭赤石脂丸

烏頭一分炮　蜀椒一兩一法二分　附子半兩一法一分

乾薑一兩一法一分　赤石脂一兩一法二分

右五味末之蜜丸如梧子大先食服一丸日三服不知稍加增

附方

九痛丸治九種心痛

內經有五臟胃腑心痛並痰蟲食積即爲九痛也心痛之因非風即寒故以乾薑附子驅寒壯陽吳茱萸能降肝臟濁陰下行生狼牙善驅浮風以巴

豆驅逐痰蟲陳滯之積人參養正驅邪蓋治中惡
腹脹痛口不能言連年積冷流注心胸痛並冷氣
上衝落馬墜車血疾等證者因其藥品氣血皆入
補瀉攻伐皆備故也

附子三兩炮　生狼牙一兩　巴豆一兩去皮心熬研如膏

乾薑一兩　吳茱萸一兩　人參一兩

右六味末之煉蜜丸如梧子大酒下強人初服三
丸日三服弱者二丸○兼治卒中惡腹脹痛口不
能言又治連年積冷流注心胸痛並冷衝上氣落
馬墜車血疾等證皆主之忌口如常法

短氣

胸痺胸中氣塞短氣茯苓杏仁甘草湯主之橘枳生薑湯亦主之

此痺胸中之氣也邪氣阻塞胸膈肺氣不得往來流利則胸中氣塞短氣方用杏仁通調肺氣以茯苓滲導飲濕下行甘草和中俾邪去則痺開而氣不短矣然胸痺乃胸中氣虛土濕寒濁陰氣以挾外邪上逆所致故橘枳生薑善於散邪下濁所以亦主之

茯苓杏仁甘草湯

茯苓三兩　杏仁五十個　甘草一兩

右三味以水一斗煮取五升溫服一升日三服不差更服

橘枳生薑湯 肘後千金治胸痺胸中愊愊如滿噎塞習習如痒喉中燥澀唾沫

橘皮一觔　枳實三兩　生薑半觔

右三味以水五升煮取二升分溫再服

平人無寒熱短氣不足以息者實也

此短氣當分虛實也但見胸痺心痛腹疼諸痰而無外熱表證謂之平人即小邪中裏相挾痰食氣壅故短氣不足以息而爲實證若非胸痺外邪痰

食壅滯之因即是七情內損短氣氣不歸源之虛勞難治證也

論曰脉取陰弦爲太過陽微爲不及乃陽微陰盛之邪爲本所以寸口脉沈而遲是陽虛受寒而爲虛證或陽氣不至虛甚邪正相搏則關上脉見小緊而數乃爲寒實之脉矣若寒痺於肺則喘息欬唾胸背痛而短氣用括蔞薤白白酒潤肺行陽而治其實若偏客於心則不得臥而心痛徹背或心氣滯而不行脾濕生痰以前湯加半夏消痰下逆或風客脾胃相挾濁濕上逆而痺則心下痞留氣

結在胸以枳實薤白桂枝湯下逆開痞而驅風挾肝氣上逆於胸則胸滿脇下逆搶心以人參理中湯温胃養正若挾腎寒痺於心之脉絡緩急而痛用附子薏苡驅寒燥濕而舒筋脉或心下痞諸逆心懸痛而挾五臟厥心痛者以桂枝生薑枳實下逆而和營衛驅風爲總法若痺胸間肺氣不得下達用茯苓杏仁甘草湯橘枳生薑湯宣順肺氣下行或寒客直犯心包而心痛徹背背痛徹心即以烏頭赤石脂丸大熱補陽而散寒然邪痺於胸則一但有虛實風寒五臟厥逆不同當隨證而治故分

胸痺、心痛、短氣諸門爲要領也。

張仲景金匱要畧卷十

檇李沈明宗目南甫編註

腹滿

趺陽脉微弦，法當腹滿，不滿者必便難，兩胠疼痛，此虛寒從下上也，當以溫藥服之。

此診趺陽而明腹滿之寒熱也。腹滿之病，其邪不乘脾胃者多，若挾心相風火，則成濕熱而爲實滿；或挾腎寒反侮，則爲虛滿矣。然脾與胃爲表裏，診趺陽胃脉，則能定其脾之虛實寒熱。但脉微者，是脾胃之陽微；弦乃肝邪乘於脾胃，腎寒相隨肝氣

上逆卽臟寒生滿病之義故當溫藥服之或不滿者脉必弦數乃挾心相未乘脾胃與腎寒上逆不同本經氣滯故作便難兩胠疼痛又當凉利之治矣

寸口脉弦者卽脇下拘急而痛其人嗇嗇惡寒也

此邪入厥陰陽證似陰也寸口脉弦肝家邪盛鬱於本經故脇下拘急而痛然厥陰氣不外達衛氣亦鬱於內皮毛自失護衛之氣所以嗇嗇惡寒卽內眞熱而外假寒此厥陰經本病也

夫中寒家喜欠其人清涕出發熱色和者善嚏

此肺經受寒現證也經謂陰氣積於下陽氣未盡陽引而上陰引而下陰陽相引故數欠也此肺胃虛而受寒陰盛相引喜欠而清涕出邪氣在表以故發熱然不涉肝風主病而無色可徵故色和善嚏

中寒其人下利以裏虛也欲嚏不能此人肚中寒一云痛

此脾經受寒現證也寒中太陰陰寒濕盛陽虛不固其人下利然通多不足故爲裏虛蓋陽和則嚏而欲嚏不能乃陰寒凝滯於裏所以肚中痛也

腹滿時減復如故此爲寒當與溫藥

此虛寒腹滿之辨也陽氣或運如常滿則時減而陽虛終無恒期勝陰陰復勝陽則滿復如故不似實熱常滿減不足言之比是屬虛寒當以溫藥補陽散寒迺爲定法

病者痿黃燥而不渴胸中寒實而利不止者死

此脾陽氣虛猶如陰黃是也脾胃陽氣不足胃寒反侮於脾壅滯脾氣臓眞散越於外故病痿黃即黯淡而黃也寒濕畱中燥而不渴爲胸中寒實若中下二焦陽氣下脫則利不止故主死也

病者腹滿、按之不痛爲虚、痛者爲實、可下之、舌黄未下者、下之黄自去、

此以手按辨腹滿虚實也、按之不痛、内無痰食燥屎壅滯、即知虚寒而滿、當以温藥、若按之痛、乃以外手、而就内結食痰燥屎、則知内實、是可下之、而又以舌黄驗定虚實、若舌有黄胎、即是濕熱内蒸爲實、未經下過、必須下之、則黄自去、而脹滿自除、舌無黄胎、是近虚寒、又非下法矣、

腹滿不減、減不足言、當須下之、宜大承氣湯、方見痓病中

此實滿之方也、腹滿晝夜不減爲實、時或雖減亦

不足爲臧日臧不足言非似虛滿時臧復如故也然邪正氣實猶如兩國相持終有一敗惟恐正氣垂絕故宜大承氣湯峻滌其邪耳

病腹滿發熱十日脉浮而數飲食如故厚朴七物湯主之

此有表證腹滿也發熱十日之久脉尚浮數當責風邪在表然風氣內通於肝肝盛乘胃故表見發熱而內作腹滿風能消穀即能食而爲中風所以飲食如故用小承氣湯滌腸胃之熱桂甘薑棗調和營衛而解在表之風耳

厚朴七物湯

厚朴半觔　甘草三兩　大黃三兩　大棗十枚

枳實五枚　桂枝二兩　生薑五兩

右七味。以水一斗。煮取四升。溫服八合。日三服。嘔者。加半夏五合。下利去大黃。寒多者。加生薑至半觔。

論曰。腹滿之病。乃脾胃為總司。風木為轉運之樞。而木挾腎中陰寒臨土。則寒濕而為寒滿。若挾心相而乘脾。則濕熱所司。是為熱滿矣。或木不乘土。而脾濕自病。病輕易治。故本經以趺陽脉微弦為

寒滿發熱十日脉浮數飲食如故而爲熱滿又以按之不痛爲虛痛者爲實時減復如故爲虛減不足言爲實誠爲察病之兩大法門也

腹痛

痛而閉者厚朴三物湯主之

此以暴病閉者爲實而出方非久病之疾若痛屬虛寒陽虛不固則當下利然通多不足閉多有餘此痛而閉者不必審其邪之寒熱但責邪壅氣滯爲實故用厚朴大黄枳實三物專攻壅實之邪是取通則不痛之義

厚朴三物湯

厚朴八兩　大黃四兩　枳實五枚

右三味，以水一斗二升，先煮二味，取五升，内大黃，煮取三升，温服一升，以利爲度。

按之心下滿痛者，此爲實也，當下之，宜大柴胡湯。

此驗上實治法也。心下即胃之上脘，若按之心下滿痛，乃胃中邪熱食壅，則當下之。但邪居上脘，稍連於表，表裏兩持，攻發難施，故用大柴胡湯，使上邪還從表出，内邪從下而出，輕圓活潑之妙耳。

大柴胡湯

柴胡半斤　黃芩三兩　芍藥三兩　半夏半升洗
枳實四枚炙　大黃二兩　大棗十二枚　生薑五兩
右八味以水一斗二升煑取六升去滓再煎溫服
一升日三服

心胸中大寒痛嘔不能飲食腹中寒上衝皮起出見
有頭足上下痛而不可觸近大建中湯主之

此心胃受寒引動下焦陰氣上逆而痛也中上二
焦氣虛受寒故心胸中大寒痛寒邪引動下焦陰
氣而挾衝脉上逆則痛嘔不能飲食故上衝皮起
出見似有頭足之狀即內經按之喘動應手之類

也邪氣充斥三焦而爲寒實故上下痛而不可觸近方用人參膠飴乾薑建其中氣而溫散胸膈之寒蜀椒能達濁陰下行俾胃陽充而寒散痛止此非腎經虛寒直中故不用桂附回陽耳

大建中湯

蜀椒二合炒去汗　乾薑四兩　人參一兩

右三味以水四升煮取二升去滓內膠飴一升微火煎取一升半分溫再服如一炊頃可飲粥二升後更服當一日食糜粥溫覆之

腹中寒氣雷鳴切痛胸脇逆滿嘔吐附子粳米湯主

之

此外寒挾木乘於脾胃而痛也。外邪以挾內寒，侵於腸胃，邪正相搏，氣鬱不通，痰飲阻塞，則雷鳴切痛，胸脇逆滿嘔吐。然陰邪上僭，中上陽氣必虛，惟恐胃陽隨其嘔吐而脫，故用甘棗粳米補胃崇土，攔阻陰邪不復上干，專藉附子補陽散寒，逐陰下行，半夏消痰下逆而止嘔吐。

附子粳米湯

附子一枚，炮　半夏半升　甘草一兩

大棗十枚　粳米半升

右五味以水八升煮米熟湯成去滓溫服一升日三服

論曰內經痛有寒氣客於腸胃之閒膜原之下者客於衝脉者客於厥陰之脉者客於陰股者客於小腸膜原之閒者客於五臟者厥逆上出痛而嘔者痛而後泄者皆由寒邪所致惟熱氣留於小腸腸中痛癉熱焦渴堅乾不得出痛閉而不通者是屬風熱矣然腹痛雖一所感不同金匱以補寒熱二方之妙謂痛而閉者按之心下滿痛者爲實熱用厚朴三物大柴胡等湯逐邪下出謂心胸中大

寒痛嘔不能飲食腹中寒上衝皮起出見有頭足上下痛而不可觸近腹中寒氣雷鳴切痛胸脇逆滿嘔吐爲寒用大建中附子粳米湯溫補散邪觀此二義眞爲後學入室之階梯但本經凡病僅言風寒不言暑濕燥火何也葢以寒濕燥屬陰同類以濕燥統於寒下風暑火屬陽同類以火暑統於風下所以僅舉風寒二大法門不言濕燥火暑之繁也

寒疝

夫瘦人遶臍痛必有風冷穀氣不行而反下之其氣

必衝不衝者心下則痞

此互風寒爲痛卽寒疝之類也瘦人是無濕痰壅滯乃肝腎之氣偏勝相招外邪乘於脾胃大腸之間相依腸中正氣盤遶故遶臍痛爲有風冷然邪逆脾胃不和則穀氣不行要知胃氣巳自先餒而反下之誅伐無過胃中元氣又傷風邪擾挾肝腎之氣上逆所以其氣必衝設不衝者是非風邪乃寒濕相挾搏聚心下則爲心下痞卽內經環臍而痛風根之變證也

脇下偏痛發熱其脉緊弦此寒也以温藥下之宜大

黄附子湯

此邪入肝經爲偏脇痛也脇下乃肝胆經絡所過之地寒客厥陰經之一邊營血不利則脇下偏痛然肝氣逆而胆氣亦逆則痛而發熱脈緊爲寒弦屬厥陰寒實故用附子細辛正陽而散風寒益肝膽乃無出入此用大黄乃使厥陰之邪借從胃腑而出則偏痛立止雖以寒熱並行是不相悖也

大黄附子湯

大黄三兩　附子三枚炮　細辛二兩

右三味以水五升煮取二升分温三服若强人煮

取二升半分温三服服後如人行四五里進一服

寒氣厥逆赤丸主之

此治心胃寒鬱之方也寒氣內客鬱遏胃陽不行於四肢故致厥逆用烏頭細辛善驅在裏寒風茯苓滲濕助半夏消痰而和脾胃以眞朱爲色者即硃砂爲衣取其護心而鎮逆也

赤丸

茯苓 四兩　半夏 四兩　烏頭 二兩　細辛 一兩

右四味末之內眞朱爲色煉蜜丸如麻子大先食酒下三丸日再夜一服不知稍增之以知爲度

腹滿（滿當作痛）脈弦而緊、弦則衛氣不行、卽惡寒、緊則不欲食、邪正相搏、卽爲寒疝、寒疝遶臍痛、若發則自津（一云自汗）出、手足厥冷、其脈沉緊者、大烏頭煎主之、

此寒疝脈證也、肝腎素虛、而受風寒、木盛傳脾、故腹痛、而脈弦緊、然弦緊屬陰、陰凝陽鬱、衛氣不行、則惡寒、緊乃寒入血分、爲實乘胃、則不欲食、反侮大腸、邪正相搏、則繞臍痛、内無形狀、邪屬肝經、故爲寒疝、衛陽氣虛、發則自汗、出而手足逆冷、然寒風内鬱、脈必沉緊、故以烏頭、能行臟腑十二經絡、燥濕行陽、而驅寒風、外出入蜜、以調脾胃、而制烏

頭之毒也

烏頭煎

烏頭大者五枚熬去皮不必咀

右以水三升，煮取一升，去滓，內蜜二升，煎令水氣盡，取二升，強人服七合，弱人服五合，不差，明日更服，不可一日再服。

寒疝腹中痛及脇痛裏急者，當歸生薑羊肉湯主之。

此連衝脈爲疝治，當溫補也。肝木受邪，乘脾則腹中痛，本經之氣不疏，故脇亦痛，連及衝脈則裏急矣。所以當歸補養衝任而散風寒，羊肉溫補營衛

之氣俾邪散而痛自止、方後云、痛多而嘔、乃肝氣上逆臨胃、故加橘朮補之、

當歸生薑羊肉湯

當歸三兩　生薑五兩　羊肉一觔

右三味、以水八升、煮取三升、温服七合、日三服、若寒多者、加生薑成一觔、痛多而嘔者、加橘皮二兩、白朮一兩、加生薑者、亦加水五升、煮取三升二合、服之、

寒疝腹中痛、逆冷手足不仁、若身疼痛、灸刺諸藥不能治、抵當烏頭桂枝湯主之、

此寒疝而兼表也，肝受寒風，乘尅脾胃，故腹中痛，鬱遏營衛不行於四肢，則逆冷而手足不仁，但身疼痛，是兼三陽表邪，所以灸刺諸藥不能治，惟用烏頭，温散臟腑之寒，風桂枝湯和營衛而散表邪，方後云如醉狀，得吐者，風欲上出，寒從汗出，郎中病矣。

烏頭桂枝湯

烏頭

右一味，以水二升，煎减半，去滓，以桂枝湯五合解恐是之，令得一升後，初服二合，不知即服三合，又煎之不知，復加至五合。其知者如醉狀，得吐者爲中病。

桂枝湯

桂枝三兩，去皮 芍藥三兩 甘草二兩 生薑三兩 大棗十二枚

右五味，㕮咀，以水七升，微火煮取三升，去滓。

其脉數而緊乃弦，狀如弓弦，按之不移。脉數弦者，當下其寒；脉緊大而遲者，必心下堅；脉大而緊者，陽中有陰，可下之。

此補上條疝病脉證不一，當辨風寒虛實而施治法也。脉數而緊乃弦者，是緊脉而帶弦，乃寒邪而

兼風也。狀如弓弦按之不移即弦脉而帶緊乃風邪而兼寒也。皆由肝風腎寒乙癸同源風寒兩傷互相致疝邪正兩實之證矣。脉數而弦乃陰陽邪正有餘當下其寒寒即外邪也。若緊大而遲乃陽氣虛而陰寒邪實上逆挾痰凝結於中故心下堅即當温補之法治之。但大爲陽緊爲陰是陰陽俱盛爲陽中有陰所以緊弦數弦皆可下之矣

論曰經謂任脉爲病男子內結七疝乃血分爲病也。督脉爲病少腹上衝心痛不得前後爲衝疝者風之爲病也。邪客足厥陰之絡令人卒疝暴痛者

燥淫所勝也。肝所生病、爲狐疝。丈夫㿗疝者、風濕流於筋也。三陽爲病、發寒熱、傳爲癩疝、乃子母相乘之病也。足陽明筋病、㿗疝、腹筋急者、濕熱流筋之合病也。心脉急、而病名心疝、少腹當有形、乃心移寒於小腸也。心脉微滑、爲心疝、引臍小腹鳴者、心移風於小腸也。肝脉滑甚、爲㿗疝、風之爲病也。脾脉微大、爲疝氣、風熱爲病也。滑甚爲㿗癃者、風入於血也。濇甚爲腸㿗者、脾移濕於腸也。微濇爲內㿗者、濕邪盛也。多下膿血者、腸澼之類也。腎脉滑甚爲癃㿗者、風濕傳於腎也。陽明司天、丈夫癩疝、婦人少腹痛者、燥淫所勝於肝也、而婦人無睪丸可徵、故少腹腫痛則為疝矣、太陰在泉者濕流於下也、太陽在泉皆為疝、少腹控睪引腰脊上衝心者、寒淫所勝也、少腹控睪引腰脊上衝心、邪在小腸、連睪系屬於脊者、寒勝移於臍也、以上諸條總不出風寒六邪侵入少腹、氣血有形而為總司、靈素盡之、本經故不再陳、而獨補其脉與風寒入於肝腎、無形而痛者、為寒疝、但有表裏傳乘之變、如瘦人繞臍痛、乃風乘大腸之病也、腹痛脉弦而緊者、寒風乘脾也、腹中痛及脇痛者、肝脾俱病也、腹中痛逆冷手足不仁者表裏皆病也用烏頭煎當歸生薑羊肉烏頭桂枝諸湯總屬溫經散邪而爲大法又分脉數弦者爲風寒肝腎內實而當下脉緊大而遲者爲陽虛陰盛而當溫脉大而緊者爲陰陽邪正俱盛陽中有陰而寒實疝證繁多是非一言可盡欲求其備當與內經金匱合參則備

附方

外臺烏頭湯治寒疝腹中絞痛賊風入攻五臟拘急不得轉側發作有時使人陰縮手足厥逆方見上

風寒內入肝腎乘侮於脾腹中絞痛而賊風傷於

五臟皆可致病故謂入攻五臟邪入於經則拘急不得轉側由肝脉循陰器使人陰縮乘鬱胃氣不伸手足厥冷故用烏頭驅散臟腑風寒恐其過燥急烈以蜜和中而潤之

外臺走馬湯治中惡心痛腹脹大便不通

中惡之證俗謂絞腸烏痧即臭穢惡毒之氣直從口鼻入於心胸腸胃臟腑壅塞正氣不行故心痛腹脹大便不通是爲實證非似六淫侵入而有表裏虛實清濁之分故用巴豆極熱大毒峻猛之劑急攻其邪佐杏仁以利肺與大腸之氣使邪從後

陰一掃盡除則病得愈若緩須臾正氣不通營衛陰陽機息則死是取通則不痛之義也

巴豆二枚去皮心熬　杏仁二枚

右二味以綿纏搥令碎熱湯二合捻取白汁飲之當下老小量之通治飛尸鬼擊病

外臺柴胡桂枝湯治心腹卒中痛者

心腹卒中痛者由風邪乘侮脾胃者多而風氣通於肝故用柴胡桂枝提肝木之氣驅邪外出白芍以疎土中之木甘草人參調養脾胃之氣以半夏消痰黃芩能清風化之熱薑棗宣通營衛俾微汗

出而病即愈予以此方每於四時加減治胃脘心腹疼痛功效如神

柴胡四兩　黄芩一兩　人參一兩半

半夏六枚　大棗六枚　生薑一兩半

甘草一兩　桂枝一兩半　芍藥一兩

右九味以水六升煮取三升溫服一升日三服

宿食

問曰人病有宿食何以別之師曰寸口脉浮而大按之反濇尺中亦微而濇故知有宿食大承氣湯主之

○脉數而滑者實也此有宿食下之愈宜大承氣湯

方見痓

此以脉辨宿食有虛實也經云五臟六腑之氣味皆出於胃變見於氣口此寸口脉浮而大乃胃氣充滿之象按之反濇尺中亦微而濇即知胃中陽氣過盛胃虛所致恐津精血液轉盼涸竭愈難開解故當大承氣湯下之矣數爲陽盛滑爲陰氣有餘乃血實氣壅水穀爲病而數滑爲實當以味厚蕩滌則宿食能去謂下之愈

下利不欲食者此有宿食也當下之宜大承氣湯

此傷食而致下利也驟傷宿食停滯胃中壅遏升

降之機不轉腸中水穀不分而下奔則利宿食在胃故不欲食必當攻去宿食利得止而即欲食故宜大承氣湯若脉見浮洪無力或胃家虛熱禁戶不欲食者又不可拘用此法矣

宿食在上脘當吐之宜瓜蒂散

此驟食停滯胃之上脘也食壅上脘胸膈之間脾氣不得轉輸當遵內經高而越之之法用瓜蒂香豉赤小豆煎湯湧吐其邪立解矣

瓜蒂散

瓜蒂熬一分　赤小豆煮一分

右二味杵爲散以香豉七合煮取汁和散一錢匕温服之不吐者少加之以快吐爲度而止

脉緊如轉索無常者宿食也

此寒食傷胃之脉也經云氣口緊盛傷於食此轉索無常即緊脉見於右手之寸關也然胃虚氣弱寒食傷之壅逆營衛陰陽邪正相搏脉如轉索無常爲緊知傷宿食若非寒食則是胃受寒邪而致宿食也

脉緊頭痛風寒腹中有宿食不化也

此外感風寒以致宿食也寒邪傷表表裏營衛氣

鬱不行以致未病先食之物停擱而不傳化曰脉緊頭痛風寒腹中有宿食不化不必消食但行解表散邪食自化矣嘗見時流一遇感冒不別證之表裏胃之虛實發表劑中雜投消導先虛胃氣邪陷致劇病死不救曷勝悲夫

論曰飲食於胃全賴胃氣充和脾營純粹則無停擱之患若傷脾胃氣血津液而食不傳化則病宿食矣所以金匱以寸口脉浮而大按之反濇尺微而濇乃辨氣盛血虛之診脉數而滑血實氣壅之徵一實一虛而示氣血虛實致病之因也脉緊轉

索無常、乃寒食傷於胃」下利不欲食者、因食而致利」宿食在上脘者、邪實於上也」然宿食在胃則一當分氣血虛實寒熱表裏上下、而爲治病之常」然脉緊頭痛、是因風寒鬱遏表氣、以致内食不行、不可與宿食同論」本經雖有承氣瓜蒂吐下諸法、若稍涉虛者、必以補衛養營而兼化滯、則圓機在我、慎勿膠柱鼓瑟而治病也、

張仲景金匱要畧卷十　終

張仲景金匱要畧卷十一

檇李沈明宗目南甫編註

五臟風寒

肺中風者口燥而喘身運而重冒而腫脹

此言風寒中臟之證補靈素之不足也肺與大腸爲表裏風中於肺相連大腸之氣亦逆而大腸主津逆則津液不能上供於口故口燥肺氣壅逆則喘風主上行又主掉眩上盛下虛故身運而重氣鬱不行冒而腫脹也

肺中寒吐濁涕

此寒凝津液之病也肺臟屬凉寒中於肺以寒從凉肺氣歛而壅逆通調失職津液不布化爲濁涕而吐也

肺死臟浮之虛按之弱如葱葉下無根者死

經云厭厭聶聶如落榆莢上下輕浮而軟爲肺平此浮之虛按之弱如葱葉下無根者是有浮上之氣而無下翕之陰陽無陰攝而離散即經謂如風吹毛曰肺死

肝中風者頭目瞤兩脇痛行常傴令人嗜甘

肝脉循督脉會於巔開竅於目風入於肝其性上

搖故頭目瞤邪正相搏則兩脇痛傴者傴僂之狀也肝主筋而膝爲筋之府肝臟受邪精不輸於筋膝筋枯不伸故行常傴木盛乘吸胃中津液胃虛求救令人嗜甘也

肝中寒者兩臂不舉舌本燥喜太息胸中痛不得轉側食則吐而汗出也

此肝受微寒與秋燥同治也肝受寒邪乘脾脾鬱則肺氣亦鬱不升所以兩臂不舉肝脉循喉嚨之後上入頏顙挾舌本邪鬱經隧津不至喉則舌本燥然肝鬱則胆氣不伸故喜太息母邪上逆於心

則胸中痛肝之經絡自痛所以不得轉側木鬱無暇疎通稼土則胃不受食食則吐母邪臨子故汗出也

肝死臟浮之弱按之如索不來或曲如蛇行者死

肝屬木而主溫其臟藏血經謂微弦輕虛而滑爲肝平此見浮之弱是陽氣不足陰邪有餘也微陽不能鼓動於脉故按之如索不來乃陽虛不能前導努力奔掙爲曲如蛇行即經謂新張弓弦曰肝死

肝着其人常欲蹈恐是搯字其胸上先未苦時但欲飲熱

旋覆花湯主之、臣億等校諸本旋覆花湯方皆同

此肝邪痺於血分也、氣分受邪、而傳於血、血濇不利而痺、謂之肝着、如胸痺之類、苐胸痺是上焦陽虛受寒、此肝虛受風、較之胸痺痛而不甚也、肝脉屬肝絡膽、上貫膈、布脇肋、循喉嚨、邪氣隨經注逆胸膈、營衛不利、鬱悶脹疼、常欲蹈其胸上、以舒痺着、然其邪乃舉止有時、或陽明燥勝而發、或厥陰風勝則息、故曰先未苦時、卽將發未發之時、邪欲凌胃、所以但欲飲熱、助其胸胃之陽、衝開肝着之氣、則痛脹少疏、經謂厥陰之勝、胃鬲如寒之義也、

故用旋覆花鹹温軟堅散結以葱助其驅風而下飲逆新絳引入血分宣血俾血行則風瘀着自開矣

心中風者翕翕發熱不能起心中饑食即嘔吐此心之經絡受風也心爲君火風中經絡風火相煽邪向於表則翕翕發熱翕翕者若短羽之鳥几几而熱也心爲一身之主病則主不明十二官危故不能起風火合擾於胃則心中饑子母氣逆食即嘔吐矣

心中寒者其人苦病心如噉蒜狀劇者心痛徹背背

痛徹心、譬如蠱注、其脈浮者、自吐乃愈、

此經絡受寒也、心爲君主之官、神明出焉、若邪中心、則爲眞心痛、頃刻而死矣、此徵寒客於經絡、內鬱心火、胸中嘈攪麻辣爲苦、故喻心如啖蒜狀、劇者邪氣盛而鬱搏、爲痛經俞相引、所以心痛徹背、背痛徹心、即經謂寒氣客於背俞之脈、其俞注於心、相引而痛也、若緩者邪正纏綿而不甚痛、譬如蠱注綿綿不絕矣、脈浮者乃受風邪所致、風欲上出、而并寒鬱、所以自吐、即邪去乃愈、

心傷者、其人勞倦、即頭面赤而下重、心中痛而自煩、

發熱當臍跳、其脉弦、此爲心臟傷所致也、

此辨心氣內傷多而風寒少也、心傷則主不明、十二官危、故人勞倦、心既受傷、神氣不攝、火反上升、故頭面赤而下重、內鬱則心中痛而自煩、然心虛則火越於外、所以發熱、心虛不治、水欲上陵、故當臍跳、子盜母氣、其脉見弦、乃心臟受傷所致也、

心死臟、浮之實如麻豆、按之益躁疾者死、

心主脉而氣爲陽、血爲陰、氣血流利、脉亦潤澤、則心無病、經謂如循琅玕曰心平、此浮之實如麻豆、乃失潤澤之氣、純是在陽躁急、按之益躁疾者陰

亦急熱無抵陰陽俱盛正氣敗絕所以主死

邪哭（恐是人字）使魂魄不安者血氣少也血氣少者屬於心心氣虛者其人則畏合目欲眠夢遠行而精神離散魂魄妄行陰氣衰者為顛陽氣衰者為狂

此明顛狂同屬於心但有氣血之分也心為君主之官神明出焉但氣為陽血為陰氣血虛而六淫感入則為癲狂或無外邪侵入即是他臟之氣厥逆乘心亦能為病所以總謂邪入使魂魄不安而心主血但血氣少者皆屬心虛若心氣虛則神識不斂其人則畏合目欲眠夢遠行精神離散魂魄

妄行、因心之血虛、而陽神不守、散越故耳」經云、邪之所奏、其氣必虛、而虛者受邪」若心陰之虛、他臟之陰、乘於血分、陰凝氣滯厥逆、氣喘晌仆痰涎、神識昏冒、所謂陰氣衰者爲癲、即重陰而爲癲癇是也」若心陽之虛、乃他臟之陽、乘於氣分、陽邪熾盛、暴烈躁急、踰垣上屋、妄言罵詈、所謂陽氣衰者爲狂、即重陽者爲狂、是矣、

脾中風者、翕翕發熱、形如醉人、腹中煩重、皮目瞤瞤而短氣、

此子虛、就母爲病也、火土而爲子母、賊邪傷脾子

邪乘母故翕翕發熱、夫脾主四肢而又主困、風入於脾、氣鬱不行、四肢怠惰、故形如醉人、然外風內濕相合、氣滯於內、則腹中煩重、氣虛不達於肌肉、皮目則瞤瞤、母病子虛、肺金無賴、故短氣也、

脾死臟、浮之大堅、按之如覆盃潔潔、狀如搖者死、

論曰此五臟中風中寒之中字、須要看得活變、即小邪中裏、四時感冒、臟受風寒、本經自病現證而言、毋作風痱中風之謂也、但脾中寒、腎中風中寒、乃因脫簡無文可補、予擬傷寒論中太陰自利不渴而補爲寒、少陰黃連阿膠湯證、補爲中風、通脉四逆湯證、補爲中寒、不識以爲何如、

經謂和柔相離、如鷄踐地、應不浮不沈、不疾不遲、爲脾之平脉、若浮之大堅、是陽邪過强、按如覆盃

陰邪亦盛。經謂重強是矣。潔潔狀如搖者，乃邪盛正虛，陰陽奔迫欲脫之象，即經謂鋭堅曰脾死。

趺陽脉浮而濇，浮則胃氣強，濇則小便數，浮濇相搏，大便則堅，其脾爲約，麻仁丸主之。

此診趺陽，則知胃腑與臟病也。浮屬胃陽邪盛，爲胃氣强；濇屬脾陰血虛而津液不足。脾胃受邪，下逼膀胱，故小便數。然脾血既衰，陽氣過盛，約束胃中津液不濡腸間，爲浮濇相搏，大便則堅。因脾約束胃津不濡，故曰其脾爲約。所以麻仁、芍藥生養脾血而潤腸胃之燥，大黃、枳、朴、杏仁下氣宣行陰

分之結因陰虛津涸不宜峻滌故以丸藥緩攻耳

麻仁丸

麻仁二升 芍藥半觔 大黃一觔去皮

枳實一觔炙 厚朴一尺去皮 杏仁一升去皮尖熬別作脂

右六味末之煉蜜和丸桐子大飲服十丸日三服漸加以知爲度

腎着之病其人身體重腰中冷如坐水中形如水狀反不渴小便自利飲食如故病屬下焦身勞汗出衣裏冷濕久久得之腰以下冷痛腹重如帶五千錢乾苓朮湯主之

此寒濕浸淫腎之經絡病也腰爲腎府寒濕浸淫於腰痺着腎之經絡氣血不得轉運故身體重下連帶脉則腰中冷如坐水中形如水狀名曰腎着而臟腑胸腹之裏無病所以反不渴小便自利飲食如故病屬下焦腎部軀殼受邪也此因身勞汗出得之衣裏冷濕而濕爲陰邪痺於下焦陽鬱不得輕蹻邪應於外則腰以下冷痛內應則腹重如帶五千錢以甘朮薑苓溫經健脾導濕而清其源則不治腎而着自愈矣

甘乾苓朮湯 接後第八頁

甘草二兩　白朮二兩　乾薑四兩　茯苓四兩

右四味以水五升煮取三升分溫三服腰中卽溫

腎死臟浮之堅按之亂如轉丸益下入尺者死

腎以精血爲體脈宜沈實而滑反見浮堅乃陰水全虧陽泛於上也按之亂如轉丸則陰陽邪正奔迫將欲散脫矣益下入尺者陰絕陽陷不至以故主死

問曰三焦竭部上焦竭善噫何謂也師曰上焦受中焦氣未和不能消穀故能噫耳下焦竭卽遺溺失便其氣不和不能自禁制不須治久則愈

此上下二焦病從中焦後天而言也經云上焦如霧下焦如瀆中焦如漚漚者就如水之與泡相連爲一誠有陰陽之分而泡爲陽水爲陰泡之下水之上即是中焦分出上下二焦陰陽平半矣經謂食入於胃長氣於陽故上焦之氣全賴中焦胃氣冲和則能生長上下二焦之氣曰上焦受中焦氣若中焦胃病陰陽未和不能消穀而長氣於上焦濁邪反衝於心心不受邪故能噫耳若胃中濁濕下流腎間胃關不闔不能自禁制遺溺失便矣所以不須治其上下二焦須調中焦以待氣和則二

焦之病自愈若果屬上下二焦自病何云不須治耶

師曰熱在上焦者因欬爲肺痿熱在中焦者則爲堅熱在下焦者則尿血亦令淋閉不通大腸有寒者多鶩溏有熱者便腸垢小腸有寒者其人下重便血有熱者必痔

此分上中下三部治病也心肺居上爲上焦邪熱在上勢必刑金肺熱葉焦因欬而爲肺痿夫中焦乃脾胃所主邪熱在中與燥屎痰飲相結而成痞滿消癉皷脹之類謂之堅也蓋下焦肝腎膀胱大

小腸所主之處或腎水虛衰熱陷下焦則尿血淋閉不通或大腸受寒傳道失職水穀混雜不分而爲鶩溏鶩乃鴨也蓋鴨腸乃一生無乾糞水屑相雜故爲鶩溏若熱邪陷於大腸蒸腐津液化而爲膿故便腸垢或小腸受寒寒凝血滯而血不上升故下重便血有熱者濕熱流於大腸而注於肛濕火刑金故必痔也

積聚

問曰病有積有聚有槃氣何謂也師曰積者臟病也終不移聚者腑病也發作有時展轉痛移爲可治槃

氣者脇下痛按之則愈復發爲槃氣
此腹中痛疾大槃有三曰積曰聚曰槃氣也仲景
自下註曰積者臟病積因風寒暑濕感於臟陰並
挾痰飲氣血凝結成塊粘着一處故終不移而爲
積難治也聚者腑受六淫邪正摶聚隱伏不定隨
氣流動發作有時展轉痛移無形相依爲聚故爲
可治槃氣者由於胃氣不充食入於胃淸濁不分
凝積脇下成塊邪正相搏而痛以手按之氣散則
愈手起邪氣復聚而復痛是爲穀氣之驗也
諸積大法脉來細而附骨者乃積也寸口積在胸中

微出寸口、積在喉中、關上、積在臍旁、上關上、積在心下、微下關、積在少腹、尺中、積在氣衝、脉出左、積在左、脉出右、積在右、脉兩出、積在中央、各以其部處之、

此積脉分部位而定治也、外感風寒、與痰飲凝結、臓氣成積、而臓眞之氣不充於經脉、則來細、積氣沈鬱於內、故附骨也、然積之一證、非盡有形、或六淫之氣侵入於內、不挾痰食、附於空處、亦可爲積、嘗見積聚之脉、有沈遲緊緩滑濇弦數、又當以寒熱虛實之別、不盡細而附骨也、蓋寸口主上、經謂上竟上者、胸喉中事也、脉見於寸、積在胸中、微出

寸口即寸上微出分許積在喉中關上乃陰陽交界所以積在臍旁關前主陽而上關上故在心下微下關乃交於陰積在少腹而尺居純陰之位積在氣衝然脉出左手氣應於左積居在左脉出右手氣應於右積居在右脉出兩手乃營衛氣血交會於中虛而受邪故積在中央若見左右中央上下之積即當以其部位而處治也蓋靈素有痎癖腸覃伏梁息奔肥氣奔㹠痞塊名狀悉具仲景不復重出但補其脉耳

張仲景金匱要畧卷十一　終

張仲景金匱要畧卷十二

檇李沈明宗目南編註

痰飲

問曰、夫飲有四、何謂也、師曰有痰飲、有懸飲、有溢飲、有支飲、

此以四飲爲飲病之大綱也、痰飲起於胃中、溢出胃外、上下左右臟腑表裏、隨其虛處受病、非僅痰飲、懸飲、溢飲、支飲、可盡其名、所以下出諸條而互明也、

問曰、四飲何以爲異、師曰、其人素盛今瘦、水走腸間、

瀝瀝有聲謂之痰飲飲後水流在脇下欬唾引痛謂之懸飲飲水流行歸於四肢當汗出而不汗出身體疼重謂之溢飲欬逆倚息短氣不得臥其形如腫謂之支飲

此四飲之由而兼證也四飲雖殊其源同出於胃內經總謂溢飲者渴暴多飲而溢入肌皮腸胃之外也又謂飲入於胃游溢精氣上輸於脾脾氣散精上歸於肺通調水道下輸膀胱水精四布五經並行如是則津液佈於周身氣血充於肌肉而無痰病矣脾虛失其常度而脾不散精肺不通調水

精不布津液水飲化爲痰飲則五臟失受胃濟眞氣不充於肌肉所以其人素盛今瘦若痰飲從胃下流於腸如水走腸間瀝瀝有聲經謂溢入於腸也飲後水流在脇下者乃飲積於胃腠理不容如汗漐漐橫溢胃外流於脇下而爲懸飲懸飲者猶物懸掛其處之義也脇乃陰陽之道路懸飲阻抑往來之氣欬則氣吸弔動於脇欬唾則引痛矣蓋脾肺之氣不能轉運飲水流行泛於四肢皮膚肌肉之間卽當汗出而散設不汗出凝逆經隧身體疼重而爲溢飲經謂溢入肌皮是也若溢出於胃

從下注上貯於胸膈之間壅遏肺氣上逆而內則欬逆倚息短氣不得臥外應皮毛肺氣壅而不行則如腫故爲支飲也

水在心心下堅築短氣惡水不欲飲○水在肺吐涎沫欲飲水○水在脾少氣身重○水在肝脇下支滿嚏而痛○水在腎心下悸

此邪氣壅逆致飲也飲之爲病內經但言溢入肌皮腸胃之外仲景推廣其義曰腸間曰脇下曰四支曰胸膈及於五臟要知各隨虛處現證無所不至矣或謂脾氣不運津液化爲痰飲但言其常有

五臟氣虛邪襲成痰言其變也若包絡膻中宗氣虛而痰飲隨虛上溢貯於胸中或邪實不宣抑鬱心火火不能降水欲上陵而不能升水火相持故心下堅築如痞氣之類阻抑呼吸不利則短氣第水爲心賊故惡而不欲飲也○肺主呼吸行營衛而布津液虛則通調失職水飲反溢於肺實則氣壅不宣津化爲痰隨氣上溢故吐涎沫涎沫去而肺熱虛燥故欲飲水而潤之○脾具乾健之陽爲生化之源與胃行其津液虛則水飲不行反積在脾實則痰壅而脾氣不運五臟無賴則少氣陰濕

滯而陽氣鬱故身重也○肝經布於兩脇與膽為表裏肝虛則膽亦虛東方生氣不升津化為飲反流脇下實則生氣不升痰阻經隧脇下支滿然噎則氣促於胸故痛也○腎為胃關相火寄之而為決瀆腎氣虛實關門皆致不利飲反流腎腎陰盛而欲上陵心君主不寧心下悸也

夫心下有畱飲其人背寒冷如掌大○畱飲者脇下痛引缺盆欬嗽則輒已○胸中有畱飲其人短氣而渴四肢歷節痛脈沈者有畱飲

此三條互明飲隨虛處而入也心下即胸膈之間

也、背爲胸之府、全賴宗氣宣布、令胸中曠若太虛、其或氣虛、則心下之留飲、溢於胸中、偏着於背、阻抑胥督二脉不升、則胸背不溫、故背寒冷如掌大、○飲流脇下、鬱過厥陰經氣不宣、故痛引缺盆、然欬嗽則氣往上提、提通缺盆脇下之氣、則輒已、此復補懸飲之未備耳、○飲留胸中、偏阻肺之呼吸、不利、其人則短氣、心火不能下降、而反上灼喉舌、則渴、壅逆肺之治節、周身氣不宣行、痰飲橫流於四肢關節、爲歷節痛、此明支飲甚則變爲溢飲矣、葢留飲乃氣鬱水積、故謂脉沈者有留飲也、

膈上病痰滿喘欬、吐發則寒熱、背痛腰疼、目泣自出、其人振振身瞤劇、必有伏飲、

此伏飲招邪發病也。肺與膀胱爲子母、其氣呼吸相通。然太陽之氣上貫於胸膈、太陰之氣下達於膀胱。二氣不利、則飲畱胸膈、以致陽勝不容內飲、而招外邪、襲入內外、合邪壅逆肺氣、則膈上病痰滿喘欬、但膀胱外受其邪、發則吐而寒熱背痛腰疼、目泣自出、而招邪發病、乃因痰濕陰勝而致衛陽氣洩、所以其人振振身瞤劇、故曰必有伏飲。

夫病人飲水多、必暴喘滿。凡食少飲多、水停心下、甚

者則悸微者短氣脉雙弦者寒也皆大下後虛脉偏弦者飲也

此外感停水成飲也邪熱乘脾脾肺困極故飲水多轉輸失職則水停心下入脾射肺必暴喘滿脾虛胃熱則食少飲多甚者氣弱不化反挾腎陰凌心則悸微者但阻肺氣不利而爲短氣然水停由於大下傷脾陽不運化以致水泛木浮故脉雙弦弦者減也乃胃陽氣減故爲寒也如雙弦之脉非不屬飲乃傷脾陽水泛於脾當救陽氣爲急故不言飲而言寒偏弦乃屬木火熾旺火炎土燥而生

熱痰即當平肝逐飲故謂飲也

肺飲不弦但苦喘短氣○支飲亦喘而不能臥加短氣其脉平也

此明肺飲支飲脉不弦也痰飲之源由於木盛制脾不與胃行津液化而爲飲故脉見弦此因肺氣自傷通調失職不能佈散津液化爲痰飲存貯胸膈阻抑呼吸肺氣不得升降苦喘短氣不因木旺乘脾致飲故脉不弦乃指水在肺之脉也○支飲因上焦宗氣虛而脾土不溫津液化爲痰飲隨虛上溢胸中壅逆宗肺胃氣不得升降喘不能臥而

加短氣亦不由木邪乘土故脉平而不弦卽水在心是也

病痰飲者當以温藥和之

此言痰飲屬陰當用温藥也脾失健運水濕釀成痰飲其性屬濕而爲陰邪仲景闡發歲土太過濕淫於内治以苦熱之旨故當温藥和之卽助陽而勝脾濕俾陽運化濕自除矣

心下有痰飲胸脇支滿目眩苓桂术甘湯主之

此出支飲之方也心下痰飲由於清陽不運肝腎之陰反溢於上津液化痰貯於胸膈則胸脇支滿

目眩方用桂枝辛溫和營衛而通陽氣甘草白朮健脾燥濕而治風眩水濕同類所以茯苓瀉腎而伐痰飲之源故方後云服之小便則利

苓桂朮甘湯

茯苓四兩　桂枝三兩　白朮三兩　甘草二兩

右四味以水六升煮取三升分溫三服小便則利

夫短氣有微飲當從小便去之苓桂朮甘湯主之腎氣丸亦主之方見婦人雜病中

此治微飲出方也呼出心與肺吸入腎與肝若心肺陽虛不運微飲畜於心下呼氣不得歸源而短

氣者用苓桂通陽滲濕术甘培脾轉運輸滲微飲自從小便而去益少陰爲樞肝腎陽虚開闔失職水飲下流於腎阻抑吸氣不歸於腎而短氣者當以腎氣丸益火之源俾陽機徤運開闔有權清濁分而微飲自從小便而去故腎氣丸亦主之即水在腎之正方也要知苓桂术甘治脾虚水泛爲的腎氣丸陰陽開闔有權乃治腎虚濕淫此爲二大法門也

病者脉伏其人欲自利利反快雖利心下續堅滿此爲留飲欲去故也甘遂半夏湯主之

此伏飲之方也畱飲壅積心下陰霾陽鬱以致營
衛不利經隧不通脈則伏矣然陽氣雖被陰邪所
困或時努力伸舒伏飲無所容聚故欲自利而利
去痰飲心胸即覺反快苐陽氣偶得伸舒而自利
然終不能恒敵其陰所以畱飲雖去而不能盡除
仍復心下續堅滿故當乘其陽氣轉動之機以半
夏滌飲芍藥收陰但甘草與甘遂相反用之何也
蓋痰飲結伏心下堅滿所以借其反亂之勢而居
掇正之功努力分爭俾伏飲無地可容剗盡堅壘
之根胸中即得太虛之曠可爲鷸蚌相爭漁翁得

利。恐急烈太驟。致傷眞氣。以蜜和之。而制其毒。

甘遂半夏湯

甘遂大者三枚　半夏十二枚以水一升煮取半升去滓

芍藥五枚　甘草如指大一枚炙一本無

右四味。以水二升。煮取半升。去滓。以蜜半升和藥汁。煎取八合。頓服之。

脉浮而細滑。傷飲。○脉弦數。有寒飲。冬夏難治。○脉沈而弦者。懸飲內痛。病懸飲者。十棗湯主之。

此飲脉有寒熱表裏之分也。津液化飲而不化血。經脉無濟。故脉浮細滑。益滑屬陰氣有餘而爲水象見浮細之中而帶滑爲傷飲也○脉弦數者木火過盛土鬱不伸水濕不流化而爲飲飲乃屬陰故爲寒飲若冬月脉應沈靜而反弦數夏月陽氣旺而反得水濕之飲脉證與時相違曰冬夏難治○沈爲水鬱於裏弦主衛氣不行津液凝滯化而爲飲流注脇下故爲懸飲飲阻陰陽道路之氣不宣則內痛也是以十棗調固脾胃而運水濕大戟芫花甘遂共逐臟腑經絡之痰飲俾飲去則元氣自復所以不畏其峻即水在肝之主方也

十棗湯

芫花熬　甘遂　大戟各等分

右三味搗篩以水一升五合先煑肥大棗十枚取八合去滓內藥末强人服一錢七羸人服半錢平旦温服之不下者明日更加半錢得快之後糜粥自養

病溢飲者當發其汗大青龍湯主之小青龍湯亦主之

此出溢飲之方也溢飲者風寒傷於胸膈表裏氣鬱不宣則飲水流行歸於四肢皮膚腫滿當汗出而不汗出身體疼重此表裏風寒兩傷偏於表寒

多者故以麻桂二湯去芍藥加石膏爲大青龍並驅表裏之邪石膏以清風化之熱使陽氣通而邪從汗解飲從下滲或因寒邪而偏傷於內脾胃氣逆痰飲溢出軀殼肌肉之間浮腫疼重者當以小青龍湯逐痰解表使內外之飲無地可容故小青龍亦主之

大青龍湯

麻黃六兩去節　桂枝二兩去皮　甘草二兩炙　生薑三兩

杏仁四十箇去皮尖　大棗十二枚　石膏如雞子大碎

右七味以水九升先煮麻黃減二升去上沫內諸

藥煮取三升去滓溫服一升取微似汗汗多者溫

粉粉之

小青龍湯

麻黃三兩去節　甘草三兩炙　桂枝三兩去皮　芍藥三兩

五味半升　乾薑三兩　半夏半升　細辛三兩

右八味以水一斗先煮麻黃減二升去上沫內諸

藥煮取三升去滓溫服一升

膈間支飲其人喘滿心下痞堅面色黧黑其脉沈緊

得之數十日醫吐下之不愈木防巳湯主之虛者即

愈實者三日復發復與不愈者宜木防巳湯去石膏

加茯苓芒硝湯主之

此風寒並舉而出治法也風寒入內阻遏脾肺之氣津液不行化爲痰飲凝塞胸膈射肺則喘滿寒凝心下而爲痞堅腎邪上應其色黑即鼻頭色微黑有水氣之義也所以甚者面色黧黑其脉沈緊者乃寒入於營之脉邪機內向所以吐下之而不愈而醫者不識風寒兩邪单用木防已湯然而防已味辛氣溫能散留飲結氣又主肺氣喘滿石膏辛甘微寒主心下逆氣喘急而清風化之熱人參消膈飲而補心肺不足以桂枝辛熱通血脉開結

氣而驅風，此但治其風，若風邪壅逆氣分者，服之風去即愈，謂虛者即愈。若挾寒邪入於血分，深連下焦，茀風去而寒實未除，雖愈，故三日復發。所以復與木防已湯而病不愈，故就以此湯去石膏氣分之藥，加芒硝入陰以開痰結，驅逐病根，茯苓以伐腎邪，兼瀉心下之痞耳。

木防已湯

木防已三兩　石膏十二枚雞子大　桂枝二兩　人參四兩

右四味，以水六升，煮取二升，分溫再服。

木防已去石膏加茯苓芒硝湯

木防巳二兩　桂枝二兩　茯苓四兩　人參四兩
芒硝三合
右五味以水六升煮取二升去滓內芒硝再微煎
分溫再服微利則愈
心下有支飲其人苦冒眩澤瀉湯主之
此即水在心之主方也心脾陽氣不振津液水濕
混化爲飲上溢胸膈隔火上熖故苦冒水流入肝
則眩也所以白朮健脾燥濕使水不聚化痰而上
逆澤瀉味鹹入腎以瀉水飲之源俾支飲去而眩
冒自止

澤瀉湯

澤瀉五兩　白术二兩

右二味以水二升煮取一升分温再服

支飲胸滿者厚朴大黃湯主之

此胸滿上焦病也厚朴大黃即小承氣湯原爲疎滌傷寒氣分無形熱結而設此支飲胸滿性屬濁陰而溢上焦當以温藥和之設誤以小承氣中焦寒潤之藥而治上焦之滿則誅伐無過增害不淺或因外感熱邪傳於胃腑燥爍津液飲水過多而成支飲胸滿用之通其熱結俾支飲自化若脉雙

弦又不可用予竊思非仲景本意編書者悞也

厚朴大黃湯

厚朴一尺　大黃六兩　枳實四枚

右三味以水五升煮取二升分温再服

支飲不得息葶藶大棗瀉肺湯主之方見肺癰中

此支飲偏溢於肺也支飲貯灌胸膈上注於肺氣逆則呼吸難以通徹故不得息然急則治標所以大棗養胃和中葶藶以瀉肺實俾肺氣通調脾得轉輸則支飲下滲即水在肺之方也

嘔家本渴渴者爲欲解今反不渴心下有支飲故也

小半夏湯主之

此支飲上溢而嘔之方也凡外邪上逆作嘔必傷津液應當作渴故謂嘔家本渴渴則病從嘔去謂之欲解若心下有支飲停蓄胸膈制燥故嘔而不渴則當治飲所以生薑散邪半夏滌飲嘔自止矣

小半夏湯

半夏一升　生薑半觔

右二味以水七升煮取一升半分溫再服

腹滿口舌乾燥此腸間有水氣已椒藶黃丸主之

此水走腸間瀝瀝有聲之方也大腸氣虛傳道失

職則飲走腸間而作腹滿蓋大腸主津津因飲滯亦化爲飲而不上供於口故口舌乾燥謂腸間有水氣也然大腸受飲肺氣亦壅不能通調水道下達膀胱故用葶藶先瀉肺壅使氣下通則傳道得職合大黃椒目以逐腸間之水從下而出防己風濕並驅共成滌飲之功耳

己椒藶黃丸

防己　椒目　葶藶熬　大黃各一兩

右四味末之蜜丸如梧子大先食飲服一丸日三服稍增口中有津液渴者加芒硝半兩

卒嘔吐心下痞膈間有水眩悸者小半夏加茯苓湯主之

此病中卒然嘔吐之辨也若因他病致虛中上二焦之氣水蓄膈間而挾外邪上逆水亦隨之欲出故卒嘔吐邪挾痰飲持於心下則心下痞溢心則悸流肝則眩所以生薑散邪而止嘔半夏以消上逆膈間之飲助以茯苓滲導飲濕下行則痞結開而嘔自止此凡嘔吐之主方也

小半夏加茯苓湯

半夏一升　生薑半觔　茯苓三兩一云四兩

右三味以水七升煮取一升半分温再服

假令瘦人臍下有悸吐涎沫而顛眩此水也五苓散主之

此瘦人積飲與肥人不同也瘦人之體腎水不充木火素旺脾陰必虛火炎土燥燥熱氣壅胃關熱閉不得轉輸胃濕下流以合腎邪反來陵心故臍下悸胃中津液水飲化爲痰飲逆上抵於口舌故吐涎沫飲鬱火氣不得下達而反上衝則作顛眩然水蓄下焦必使下出爲順故以五苓宜導水濕使從小便而去腎水得以自寧此水在腎心下悸

之方也

五苓散

澤瀉一兩一分　猪苓三分去皮　茯苓三分

白术三分　桂枝二分

右五味爲末白飲服方寸匕日三服多飲煖水汗出愈

論曰痰飲邪鬱氣逆津液所化飲因邪鬱外水內蓄而成二者之質雖别其治則一也經謂溢飲者渴暴多飲溢入肌皮腸胃之外一言包括妙義無窮而金匱推廣其義曰四飲曰五臟曰背寒冷如

掌大脇下痛引缺盆四肢歷節痛吐發寒熱背痛
腰疼甚者則悸微者短氣胸脇支滿目眩種種諸
證皆從胃中一源流出但標現不同故立苓桂术
甘湯腎氣丸温藥以治寒邪致飲之本甘遂半夏
湯反劑以治伏飲之標十棗湯峻劑以治懸飲內
僻大小青龍湯以治風邪而致飲溢於表木防巳
湯凉劑宣治風寒兩感之熱飲澤瀉湯滲劑以治
冒眩氣虛之飲厚朴大黃湯下劑以治熱結之停
飲葶藶大棗湯瀉劑以治痰實於肺小半夏湯潤
劑以治飲停上逆而嘔巳椒藶黃丸通劑以治腸

開之飲小半夏加茯苓平劑以治嘔痞眩悸五苓
散滲劑專治下焦腎氣鬱閉之飲而仲景以慧光
普照過遍表裏臟腑上下氣皿虛實寒熱諸法示
人臨證雖證變無窮自能方變無窮若以成方療
病誠百病未有一二相恰其殼當參方論之意不
可執用方論之方凡病皆然則爲良工

附方

外臺茯苓飲治心胸中有停痰宿水自吐出水後
心胸間虛氣滿不能食消痰氣令能食
脾虛不與胃行津液水蓄爲飲貯於胸膈之間滿

而上溢故自吐出水後邪去正虛虛氣上逆滿而不能食也所以參术大健脾氣使新飮不聚薑橘枳實以驅胃家未盡之飮曰消痰氣令能食耳

茯苓三兩 人參三兩 白术三兩

枳實二兩 橘皮二兩半 生薑四兩

右六味以水六升煮取一升八合分溫三服如人行八九里進之

欬嗽此與肺脹𤺊瘀之欬嗽不同而肺脹𤺊瘀乃陡起之證此因飮蓄相搏而欬所以另立一門也

久欬數歲其脉弱者可治實大數者死脉虛者必苦

冒其人本有支飲在胸中故也治屬飲家
此當與前膈上病痰滿喘欬之條叅看則合金匱
之意然列欬嗽於痰飲之後乃因痰飲致欬而立
言也蓋久欬數歲是非虛勞欬嗽乃脾肺素本不
足肺氣滯而不利津化爲飲上溢胸中肺葉空竅
之處即支飲伏飲之類內之伏飲相招風寒襲入
內外合邪而發世謂痰火屢屢舉發者是矣然久
欬必是邪正兩衰其脈故弱脈證相應故爲可治
實大數者邪熱熾盛陰氣大虧甚者必造於亾故
主死也脈虛者乃上焦膻中宗氣不布痰飲濁陰

上溢胸中氣逆上衝所以苦冒冒者瞑眩黑花昏暈之類因其人本有支飲存蓄胸中則當治其支飲而欬自寧故治屬飲家

欬家其脉弦爲有水十棗湯主之方見痰飲門

此懸飲脉弦致欬當治水也木盛則脉弦乘脾則致飲不消爲有水水飲射肺則欬因水致欬故以十棗安和脾胃大戟芫花峻逐停蓄之水俾水去則土強而欬自止

夫有支飲家欬煩胸中痛者不卒死至一百日或一歲宜十棗湯

此支飲而欬當救陽也上焦乃清陽主之陽微則支飲上溢胸鬲膻中抑鬱心火不得下通反淫於肺則欬煩胸中痛飲拒胸間清陽氣亂陽傷陰盛故當卒死其或陽氣未至敗絕而不卒死或至百日或一歲勢必陰邪擊剝陽氣散脫則死故用十棗湯急逐其邪俾陽得攸寧則欬煩自止未必盡至於死也

欬逆倚息不得臥小青龍湯主之方見痰飲中

此表裏合邪之治也肺主聲變動爲欬胸中素積支飲招邪內入壅逆肺氣則欬逆倚息不得臥是

形容喘逆不能撑持體軀難舒呼吸之狀也故用
小青龍之麻桂甘草開發腠理以驅外邪從表而
出半夏細辛温散内伏之風寒而逐痰飲下行乾
薑温肺行陽而散裏寒五味白芍以收肺氣之逆
使表風内飲一齊而解此乃寒風挾飲欬嗽之主
方也

青龍湯下巳多唾口燥寸脉沉尺脉微手足厥逆氣
從少腹上衝胸咽手足痺其面翕熱如醉狀因復下
流陰股小便難時復冒者與茯苓桂枝五味甘草湯
治其衝氣

此下皆服小青龍湯外邪解而裏飲未除擾動內陽之變也表邪雖退內飲未消拒格胸間心火不得下達反刑肺金則多唾口燥猶如肺痿之類也但飲爲陰邪而內僻則陽氣衰微故寸脉沈下焦陽微故尺脉微而手足厥逆因服青龍散劑擾亂下焦虛陽卽隨衝任之脉厥而上行故氣從少腹上衝胸咽至於手足痺而不用眞陽以挾胃熱上衝其面翕熱如醉狀衝氣復反下流陰股不歸腎間而行決瀆故小便難衝氣在返擾動胸中畱飲則時復冒故易桂苓以逐衝氣歸源五味收歛肺

氣之逆、甘草安和脾胃、不使虛陽上浮、此乃救逆之變方也、

桂苓五味甘草湯

桂枝四兩去皮　茯苓四兩　五味子半升　甘草三兩

右四味、以水八升、煮取三升、去滓、分溫三服、

衝氣即低、而反更欬、胸滿者、用桂苓五味甘草湯去桂、加乾薑細辛、以治其欬滿、

此衝氣低而更欬之方也、肺中伏匿之寒、為飲所滯而未散、故服茯苓桂甘五味、衝氣雖低而更欬胸滿、所以去走表之桂枝、加乾薑細辛、氣雄純陽、

入肺散寒而治欬滿。

去桂加薑辛湯

茯苓四兩　五味子半升　甘草三兩

乾薑三兩　細辛三兩

右五味以水八升煮取三升去滓溫服半升日三服。

欬滿即止而更復渴衝氣復發者以細辛乾薑爲熱藥也服之當遂渴而渴反止者爲支飲也支飲者法當冒冒者必嘔嘔者復內半夏以去其水。此支飲內蓄而復發也欬滿即止肺之風寒已去而更發渴衝氣復發者飲滞外邪留於胸膈未除也即以細辛乾薑熱藥推之若無痰飲內蓄而服細辛乾薑熱藥助其燥熱應當遂渴而渴反止者是內飲上溢喉間浸潤燥熱故不作渴但阻胸中陽氣反逆上行而冒然冒家陽氣上逆飲亦隨之而上故冒者必嘔嘔者於前去桂茯苓五味甘草湯復內半夏消去其水嘔即止矣

苓甘五味加薑辛半夏湯

茯苓四兩　甘草二兩　細辛二兩

乾薑二兩　半夏半升　五味子半升

右六味以水八升煮取三升去滓溫服半升日三
服
水去嘔止其人形腫者加杏仁主之其證應內麻黃
以其人遂痹故不內之若逆而內之者必厥所以然
者以其人血虛麻黃發其陽故也
此肺虛皮膚致腫也服前藥水去嘔止屢因衝氣
奔逆傷肺通調失職肌表氣滯不行其人形腫遂
於茯苓去桂五味甘草湯加杏仁利肺氣而退其
腫然此腫與無水虛腫爲氣水同義當用青龍湯
汗散故曰其證應內麻黃但衝氣數擾傷陰病因

屢變表氣虛弱厥逆痺而不仁所以可嚀不可內之若逆而內之則陽氣解散必爲厥矣此痺而不仁因血虛氣滯陽無所附汗則無陰可傷反傷陽氣謂其人血虛麻黃發其陽故也

苓甘五味加薑辛半夏杏仁湯

茯苓四兩 甘草三兩 五味子半升 乾薑三兩

細辛三兩 半夏半升 杏仁半升去皮尖

右七味以水一斗煮取三升去滓溫服半升日三服

若面熱如醉此爲胃熱上衝薰其面加大黃以利之

此擾真陽動挾胃熱之治也。足陽明經絡循面入鼻頞，故胃素積熱，衝氣擾動，上衝於面，故面熱如醉，即於茯苓五味甘草湯少加大黃，微微潤下，以洩胃火之逆。然雖寒熱並行，各自爲功而不相悖也。

苓甘五味加薑辛半杏大黃湯

茯苓四兩　甘草三兩　五味半升　乾薑三兩

細辛三兩　半夏半升　杏仁半升　大黃三兩

右八味，以水一斗，煮取三升，去滓，溫服半升，日三服。

先渴後嘔爲水停心下此屬飲家小半夏加茯苓湯主之

此渴嘔分先後而辨證也水停心下拒格心火灼乾喉舌爲先渴然渴必欲飲飲入於內新舊之水併聚於膈勢必上逆而出故爲後嘔則爲水停心下因飲致嘔爲屬飲家當治其飲不必治嘔故以半夏茯苓滌飲生薑止嘔而下逆也

論曰經謂邪氣在肺則令人欬又有五臟之邪各傳與肺而欬若臟邪不已則移於六腑之欬雖有外內合邪總皆屬於肺也金匱推廣其義補示邪

因痰入欬爲痰與而分表裏虛實立法施治故懸飲久欬脈弦用十棗攻痰小青龍兩解外風內飲之欬然服小青龍湯發散之劑擾動下焦虛陽上衝諸變則用茯苓桂枝五味甘草以收衝氣之逆去桂加乾薑溫治伏寒加半夏治挾支飲之欬嘔加杏仁以退肺氣之腫加大黃治胃火上逆薰面之熱此皆六淫而挾內蓄痰飲陰陽氣血虛實進退之治然治欬最難務須委曲搜求當辨外感內傷庶無悖謬此因痰飲致欬立言當與肺癰肺痿肺脹參合則備然有內傷陰虛陽盛吐血欬嗽是

屬虛勞標證當以甘藥調之所以仲景不與風寒並論也

張仲景金匱要畧卷十二終

張仲景金匱要畧卷十三

檇李沈明宗目南甫編註

消渴

厥陰之爲病消渴氣上衝心心中疼熱饑而不欲食食卽吐下之不肯止

此傷寒論中邪傳厥陰縱横爲病也邪居厥陰木邪挾火縱横無忌乘吸胃中津液兼耗腎水上渴下消故飲水多而小便少謂之消渴而木火通氣邪逆於心則心中疼熱拒格胃氣不伸則饑不欲食邪機上向而氣逆食卽吐矣木邪盛而上氣必

衰若施下法乃誅伐無過徒傷胃氣木邪肆逼胃中水穀下奔則利不止蓋引厥陰經文而彰著雜證消渴者何也迺因木挾火邪消耗胃中津液是同然嘗見消渴舌上黑胎眼瞎而死者要知木絕木枯自焚而滅也

寸口脉浮而遲浮即爲虛遲即爲勞虛則衛氣不足勞則營氣竭趺陽脉浮而數浮即爲氣數即爲消穀而大堅氣盛則溲數溲數即堅堅數相搏即爲消渴

此明營衛兩虛而成消渴也寸口主氣先因營氣竭而後致衛虛不斂故寸口脉浮是不因風而浮

也、營氣竭而衛不獨行、則脉遲、不因虛寒而遲也、此乃火熾營虛、曰浮即爲虛、勞傷營氣、衛氣行滯、曰遲即爲勞、互相言之、虛則衛氣不足、勞則營氣竭、正明營衛皆虛致病、此雖營衛兩竭、五臟皆虛、而惟腎精更爲不足、木火無制、乘吸胃中津液枯燥、故趺陽脉浮而數、然浮脉屬陽主氣、曰浮即爲氣、數脉爲熱、熱即爍胃、而能消穀、消爍不已、熱結於中、則爲大堅、而氣盛逼迫、邪陷前陰、則溲數、若溲數則腸胃熱結愈堅、津液愈竭、故曰堅數相搏、即爲消渴、此叮嚀營竭衛虛、治當調和營衛、養陰

配陽毋以過伐衛氣也、

男子消渴小便反多以飲一斗小便一斗腎氣丸主之、方見婦人雜病中

此腎精不足爲下消也男子兩字是指房勞傷腎、火旺水虧而成消渴淸徹底蘊精妙極矣蓋腎中眞水虛衰相火無制胃關大開但有消陰之勢而無攝水之能挾水乘胃逼迫水飲直從膀胱溺出而無抵止故渴而小便反多以飲一斗小便一斗、並及胃腎津精血液盡皆消耗然腎虛則相火散爛不收故用六味丸滋起腎水俾陽氣根於陰水

桂附收攝元陽入腎蒸騰腎水而制中上二焦之火眞乃取坎塡離以啟黃庭之秘俾心相不致燎原則消渴止矣

渴欲飲水口乾燥者白虎加人參湯主之方見中暍門

此氣分之渴而出方也渴欲飲水口乾燥者乃上焦肺胃之氣熱盛津液枯涸故以人參粳米補養肺胃之元石膏知母耑清風臨肺胃之熱而生津液甘草以和中氣葢此傷寒陽明證的藥而消渴用之者病同肺胃氣熱津枯則一也

渴欲飲水不止者文蛤散主之

此傷寒外邪傳裏堅固不散則渴欲飲水不止是以文蛤味鹹軟堅而潤燥除熱取用一味耑力而已

文蛤散

右一味杵爲散以沸湯五合和服方寸匕

脉浮小便不利微熱消渴者宜利小便發汗五苓散主之方見痰飲中

此非眞消渴也脉浮小便不利微熱消渴者是傷寒經邪傳入膀胱腑熱連及肺之上源亦熱故外有微熱而內爲消渴是以五苓散潔淨府而發汗

兩解經腑之邪，則不治渴而渴自止。若內傷消渴，豈有發汗之理哉。

脉浮發熱，渴欲飲水，小便不利者，猪苓湯主之。方見首卷中

此亦非眞消渴也。傷寒太陽陽明熱邪未清，故脉浮發熱，渴欲飲水。胃熱下流，則小便不利，故以猪苓湯導熱滋乾，而驅胃邪下出也。

渴欲飲水，水入則吐者，名曰水逆，五苓散主之。

此亦非眞消渴也。傷寒太陽腑熱入胃，渴欲飲水，裏邪拒格，所入之水則吐，名曰水逆。然太陽陽明

經腑之邪未解所以桂枝解表合四苓而瀉腑邪也以上四條編書者誤入

論曰經謂二陽結謂之消者胃爲受病之總司第有內傷外感消穀消水之分也又云二陽之病發心脾傳爲風消心移熱於肺爲膈消心移寒於肺爲肺消者乃受外邪而致消也使外邪去而不治渴則渴自愈謂心肝脾肺腎之脉微小爲消癉五臟柔脆善病消癉大腸移熱於胃善食而瘦胃移熱於膽曰食㑊消癉肥貴人膏粱之疾者皆由內傷營衛質弱所致須養營調衛之治也金匱補拈

厥陰消渴氣上衝心者乃木盛土衰雖因外邪所致而內損則一也又謂寸口脉浮而遲浮即爲虛遲則爲勞虛則衛氣不足勞則營氣竭趺陽脉浮而數數爲消穀乃內傷營衛而血虛氣盛化火故消水穀又男子消渴小便反多以飲一斗小便一斗廼傷腎陰相火熾盛而爲下消矣然觀內經金匱皆由木火旺而金水衰胃中營虛受熱而爲總司當須濟水之主以鎮陽光更以先後二天陰陽叅治爲善

小便不利淋

淋之爲病、小便如粟狀、小腹弦急、痛引臍中、

此言砂石淋也、小便滴瀝艱出、痛苦難忍、謂之淋、但淋者、乃胃中濕熱、流於膀胱、氣滯而津液不行所致、然陰虛火熾、濕熱與津精凝結、互蒸如石、曰小便如粟狀、若熱在下焦血分、則爲尿血、氣分則淋閉不通、然火鬱氣閉、反從膀胱上逆於小腸、故小腹弦急、痛引臍中也、

趺陽脉數、胃中有熱、即消穀引飲、大便即堅、小便即數、

此明胃中濕熱、非爲消穀、即爲便數也、趺陽脉數、

則爲胃熱胃熱必傷津液則當上爲消穀引飲下爲大便必堅然不消穀便堅乃胃邪下流偏滲膀胱氣化急速故小便數也

小便不利者有水氣其人若渴用括蔞瞿麥丸主之

此言胃中寒濕下流爲病也寒濕下流抑鬱膀胱之氣不化則小便不利爲有水氣然寒濕壅於下眞氣反逆肺胃化而爲熱則渴故用括蔞根耑清浮上之熱著蕷健脾而燥胃濕瞿麥茯苓通利膀胱宿水以附子驅寒行陽化氣而爲嚮導俾小便利而水卽除矣葢本經腫論腰已下腫者當利其

小便而不見其方觀此方後云小便利腹中溫爲知似乎在於水腫腹冷小便不利之方想編書者誤入俟高明細詳用之

括蔞瞿麥丸

薯蕷三兩　括蔞根二兩　瞿麥一兩

附子一枚炮　茯苓三兩

右五味末之煉蜜爲丸梧子大飲服二丸日三服不知增至七八丸以小便利腹中溫爲知

小便不利蒲灰散主之滑石白魚散茯苓戎鹽湯並主之

此風熱下鬱之方也風熱壅於下焦氣分鬱化爲火非凉滑之藥則邪不除故用蒲蓆燒灰因其質輕氣薄而生水澤同滑石能通諸竅利小便而除濕熱也若濕熱在於血分當以白魚鮝開胃下氣善利水濕蓋髮乃血之餘以此引滑石白魚入陰而利小便除其濕熱也夫濕熱壅於膀胱則爲淋然傷腑未有不傷於臟者故用白朮健脾茯苓滲濕不使下流入腎爲病以戎鹽養水軟堅而除陰火故二湯並主之

蒲灰散

蒲灰半觔 滑石一觔

右二味，杵爲散，飲服方寸匕，日三服。

滑石白魚散

滑石一觔 亂髪一觔燒 白魚一觔

右三味，杵爲散，飲服方寸匕，日三服。

茯苓戎鹽湯

茯苓半觔 白朮二兩 戎鹽一枚彈丸大

右三味，先將茯苓白朮煎成，入鹽再煎，分温三服。

淋家不可發汗，發汗必便血。

此傷寒論中之戒語也。熱在下焦爲淋，而下焦腎

與膀胱所主、若發其汗、重傷津液、膀胱氣化則亂、邪熱壅閉、必便血矣、

論曰、經謂手太陰虛、小便遺數者、乃肺金虛而受熱也、中氣不足、溲便爲之變者、胃陰虛也、有癃一日而數十溲者、心火盛而乘陰、陰不足也、肝所生病遺溺閉癃者、風熱之盛也、思想無窮、入房太甚、宗筋弛縱、發爲筋痿、及爲白淫者、肝火盛而內傷陰血所致也、脾傳之腎、曰少腹寃熱而痛、出白者、陰水虧而濕淫所勝、腎與膀胱受邪也、足少陰實則癃閉、脈微急、不得前後者、腎經本寒而標熱也、

胞移熱於膀胱、則癃溺血者、精虚而火盛也、督脉爲病癃者、陽邪壅逆也、凡淋之一證、五臟六腑寒熱虚實、皆致其病、而金匱獨補趺陽脉數者、凿明胃中濕熱下流、内蒸津液、如粟狀、兼之寒濕風濕、致傷氣血、而胃爲邪之本、膀胱爲受病之總司、故出括蔞瞿麥丸以治寒、蒲灰散以治熱、白魚散以治血分之濕、茯苓戎鹽湯補陰利水而軟堅、然氣血寒熱虚實皆備、當以靈素爲經、金匱爲緯、互相參治、則盡善矣、

張仲景金匱要畧卷十三　終

張仲景金匱要畧卷十四

檇李沈明宗目南甫編註

水氣

師曰、病有風水、有皮水、有正水、有石水、有黃汗、

此明浮腫則一、但有表裏陰陽虛實風寒濕熱之殊、故立五名爲之大綱、而脉證標本變化之微、詳悉諸篇、

風水、其脉自浮、外證骨節疼痛、惡風、皮水、其脉亦浮、外證胕腫、按之沒指、不惡風、其腹如鼓、不渴、當發其汗、正水、其脉沉遲、外證自喘、石水、其脉自沉、外證腹

滿不喘」、黃汗、其脉沉遲、身發熱、胸滿、四肢頭面腫、久不愈、必致癰膿、

此分辨四水黃汗脉證也、風傷於衛、衛盛風微、氣强致腫、故爲風水、邪居氣分、其脉自浮、衛受風邪不與營和、身腫而骨節疼痛、邪在肌表、則惡風也、夫肺之皮毛受邪、抑鬱肺衛之氣不利、身腫而爲皮水、邪傷皮毛、其脉亦浮、外證胕腫、按之沒指者、乃氣凝皮膚爲腫、但鬆軟不堅、耳軀殼受病、故不渴、邪鬱氣强、非風主病、而不惡風、其腹如鼓、乃言滿之甚」矣、然風皮二水、邪皆在表、俱當發汗、開鬼

門之法也、正水者、因房勞汗出、或風或寒、感入腎間、鬱遏眞陽不宣、則胃關不利、外水聚胃、氣逆泛溢皮膚爲腫、裏氣上逆則喘、寒盛陽虛、故脉沉遲、乃腎虛爲本、受邪爲標也、蓋內經闡明房勞受風致腫、而爲風水、乃邪感於氣分、而屬陽爲熱、金匱補發寒邪傷於精血、而屬陰爲寒、或有風寒兩傷精氣所致、而寒熱虛實、又當以脉證辨之、有不因外邪、而內傷腎中眞陽、不能鎮攝陰水、泛濫皮膚而腫者、是爲虛寒、元氣傷敗之證、不在此列、然不惟風寒二邪致腫、即暑濕燥火、皆能入腎爲腫、艮工須在臨證參詳寒熱而治之。凡脾胃濕盛內傷眞陽土濕流於小腹之間與肝腎陰氣凝結堅硬如石謂之石水陰邪下結而不上干其脉亦沈故外證腹但滿而不喘也。黃汗者乃入水致傷心營營衛兩痺故脉沈遲陽氣壅逆則身發熱邪鬱上焦而爲胸滿陽氣不運則四肢頭面腫營血受邪濕熱相蒸營氣外越故黃汗出久而不愈營衛壅極必致惡瘡而腐潰癰膿也。

脉浮而洪浮則爲風洪則爲氣風氣相搏風強則爲癮疹身體爲癢癢者爲泄風久爲痂癩氣強則爲水

難以俛仰，風氣相繫，身體洪腫，汗出乃愈，惡風則虛，此爲風水，不惡風者，小便通利，上焦有寒，其口多涎，此爲黃汗。

此風水痳癩黃汗，同見浮洪之脉，而以證辨也。浮爲風邪在表，洪爲裏氣有餘，然氣有餘便是火，而外風傷衛，風火相讐於肌肉之間，故脉浮而洪，但浮洪之脉，當辨風氣之强弱，乃强者而爲主病，故風强侵於肌肉，則發癮瘮，而不病水，因風性輕揚，而主動，與內火相繫，故身體爲癢，癢者膚膝不容，陽氣疎泄，汗出津傷，故爲泄風，久而不愈，氣血兩痺、營衛熱腐蒸腐爲蟲、乃成痂癩、而變癘風矣、若内氣強於風而化火、是氣爲主病、然氣雖強則邪正合而不去、以致風火相搏、壅塞決瀆之道不行、水即横行於皮膚之間、肺氣鬱化而爲水、故曰氣強則爲水、若壅逆之極則難以俛仰、風氣相繫身體洪腫、言水成而腫之甚矣、邪尚在表、即當汗出乃愈、但傷風則惡風、而爲表虚、曰惡風則虚當從虚而不從風治、以此括上文、故謂風水也、若脉浮而洪、身體但腫而不惡風、是非風強主病、乃水濕壅逆所致、小便通利者、衛氣不爲邪阻、是水傷上

焦營氣主病謂上焦有寒胸既有寒津液不利則化而爲涎所以其口多涎蒸腐營血外越而爲黃汗矣

寸口脉沉滑者中有水氣面目腫大有熱名曰風水視人之目窠上微擁如蠶新臥起狀其頸脉動時時欬按其手足上陷而不起者風水

首云其脉自浮乃言風水始起之脉也次云脉浮而洪乃言風挾內氣化火也此云寸口沉滑中有水氣者乃示風邪合水原有傳於肌肉胃脘之裏但滑爲風入於血是非裏水之謂仲景恐人悞認

爲正水故以面目腫大有熱而別之要知正水是不發熱此發熱者經謂面腫曰風之風水耳目窠者即目眶之下脾胃所屬鼻頞精明穴之處蓋濕氣通於脾胃風氣通於肝風性上行土濕從之上逆於面則目窠上微擁如蠶新臥起狀頸乃足陽明人迎之脉風入於胃上逆氣鼓其頸脉動邪衝於肺時時欬也然風水逆於肌肉則浮虛鬆軟不堅故按其手足上陷而不起則爲風水若腹大按之而不陷者乃邪在臟腑不在軀殼而皮急腹硬是屬鼓脹矣

太陽病、脈浮而緊、法當骨節疼痛、反不疼、身體反重而痠、其人不渴、汗出即愈、此爲風水、惡寒者、此爲極虛、發汗得之、渴而不惡寒者、此爲皮水、身腫而冷、狀如周痺、胸中窒、不能食、反聚痛、暮躁不得眠、此爲黃汗、痛在骨節、欬而喘、不渴者、此爲脾脹、脾當作肺 其狀如腫、發汗則愈、然諸病此者、渴而下利、小便數者、皆不可發汗、

此見太陽脈證而有風水、皮水、黃汗、肺脹之別也、凡病在表、皆該太陽、皮毛二氣所司、此見太陽脈證、當別風邪傷衛爲風水、寒邪侵皮爲皮水、入水

傷於心屬之營爲黃汗風寒傷鬱肺氣爲肺脹也葢太陽寒傷營經絡受邪見脉浮而緊則當頭疼身熱骨節疼痛此不疼身體反重而痠是非極寒傷經之正傷寒也此浮爲風緊挾寒因風寒抑鬱肺與膀胱腠理之氣氣強挾風營衛不利合水則體重合風則重而痠故爲風水風邪在表其人不渴所當發汗即愈若惡寒者乃治他病發汗傷陽水泛爲腫曰極虛發汗得之當從虛治不可以風水之常法也若見前脉證渴而不惡寒者乃寒鬱皮毛之氣即靈樞謂膚脹寒氣客於皮膚之間鼕

磬然不堅邪氣在於皮毛營衛之氣凝濇故身腫而冷內無寒水泛溢但顯皮膚腫脹浮軟不堅即前按之沒指其腹如鼓爲皮水然皮受寒鬱故身腫而冷眞氣不用通身皆腫狀如周痺也若見前脉證或因入水而傷於心之營血邪正凝結胸中則窒痺着胃氣則不能食正氣不行而反聚痛營血受傷故暮躁不得眠邪居營衛鬱蒸汗出色黃而爲黃汗耳若見前脉證痛在骨節欬而喘者即是形寒飲冷風寒傷於肺之表裏而邪在表則骨節痛在裏則欬喘不渴氣鬱不宣其狀如腫謂之

肺脹皮毛受邪，故當發汗則愈。葢諸脉證皆當發汗。然有渴者、小便數者、下利者，邪已深入裏，氣告虛，津液已傷，皆不可發汗矣。

裏水者，一身面目黃腫，其脉沉，小便不利，故令病水。假令小便自利，此亾津液，故令渴，越婢加朮湯主之。方見中風

此風邪入裏合濕之證也。風邪傷表，入裏合濕，風濕鬱蒸，則一身面目黃腫，似乎欲發黃汗，而無汗出，則不爲黃汗矣。夫風濕鬱蒸，衛陽羈滯，不能決瀆，故脉沉而小便不利，水卽泛於皮膚，則病水矣。

假令身腫而小便自利者當責邪氣入胃偏走前陰津液內亾而胃燥令渴故以麻黄通陽石膏善清胃中風化之熱甘草和中以桂枝薑棗宣通營衛而驅風外出加白朮健脾而燥濕也

趺陽脉當伏今反緊本自有寒疝瘕腹中痛醫反下之卽胸滿短氣○趺陽脉當伏今反數本自有熱消穀小便數今反不利此欲作水

此兼宿疾致腫也病水趺陽脉當沉伏今反見緊本自寒疝瘕腹中痛病又因他病醫反下之觸動疝瘕之氣上奔則胸滿短氣蓋有他病下傷內陽

決瀆無權水泛皮膚即爲水腫然有癥瘕日久正氣衰憊因他病下傷陽氣精血凝滯化而爲水亦致水腫故仲景以此預明使人治腫須審治別病而後腹滿痛者因治他病而傷動癥瘕所致或有先腹痛而後腫者乃癥瘕自變爲腫也○腫病趺陽脈當伏今反數者胃中本自有熱若不病消穀則當小便數也今反不利乃胃中濕熱下流壅閉胃關以致膀胱氣化不利水泛皮膚故欲作水蓋腫有誤施汗下傷動癥瘕而變者或胃熱消渴傷腎而變者須察其本而治其標慎勿一概見腫而

遂治其腫也

寸口脉浮而遲浮脉則熱遲脉則潛熱潛相搏名曰沈趺陽脉浮而數浮脉卽熱數脉卽止熱止相搏名曰伏沉伏相搏名曰水沉則絡脉虛伏則小便難虛難相搏水走皮膚卽爲水矣

此以寸口浮遲趺陽浮數互發陰陽營衛受邪而致水腫卽關格之義也脉經云浮而遲大爲虛脉然虛爲血虛今之寸口脉浮而遲卽知血虛氣熱而受邪也寸口主肺而法天肺氣熱而受風其脉則浮衛邪拒格營氣不和衛不獨行而脉遲矣風

氣化熱爲浮脉則熱陰氣伏而不與陽和爲遲脉則潛」言風爲外熱陰自內潛即關格之義也營衛不和合而言之熱潛相搏名曰沈沉乃衛邪拒格營氣不和而爲沉非脉之沉也」趺陽主胃而法地胃氣受邪其脉則浮衛盛營弱而脉則數營虛衛盛則脉浮而數」然邪氣化熱爲浮脉即熱營沉不與衛和爲數脉即止是衛氣熱浮於上營血沉止於下衛浮營止兩不相和合而言之爲熱止相搏名曰伏乃陽孤自化爲熱陰孤伏化爲水此亦關格之義也」葢衛陽拒格營氣下潛爲沈營氣內止

化水爲伏營衛不和合而言之爲沉伏相搏名之曰水總言衛氣邪强而不運轉營血伏化爲水此亦見關格之義也夫絡脉屬陽陽氣受邪而强眞不充絡曰沉則絡脉虛營不附衛而行伏化爲水泛溢皮膚不行於小便曰伏則小便難然陽不充絡則絡脉虛營止化水溢於絡脉則水道不行而小便難但絡空便難合而言之虛難相搏水走皮膚即爲水矣

寸口脉弦而緊弦則衛氣不行即惡寒水不沾流走於腸間

此互風挾積寒正水之脉也脉弦偏於緊者乃肝臟受風腎臟受寒鬱伏於內衛氣不行於外則惡寒三焦不能決瀆水飲不隨衛氣走於小腸而傳滲膀胱則不得不泛濫於皮膚故爲水不沾流走於腸間也

少陰脉緊而沉緊則爲痛沉則爲水小便卽難

此腎臟獨受寒邪內鬱而爲正水也少陰腎脉緊則寒邪凝滯正氣於內曰緊則爲痛沉則衛氣鬱而不宣三焦壅閉水卽泛濫曰沉則爲水決瀆無權小便卽難卽絡空便難之謂也

脉得諸沉當責有水身體腫重水病脉出者死

此脉沉爲水浮則爲反也脉得諸沉沉爲氣鬱不行於表則絡脉虚虚卽水泛皮膚肌肉故身體腫重當責有水但沉爲正水而正水乃陰盛陽鬱脉必沉極若陡見浮起是眞氣離根外脫之象故曰水病脉出者死若風皮二水脉浮而洪不在此例也

夫水病人目下有臥蠶面目鮮澤脉伏其人消渴病水腹大小便不利其脉沉絕者有水可下之

此水病脉伏沉絕者當治標救陽也若水外走則

泛濫於皮膚肌肉內逆則浸淫於臟腑腸胃相隨胃脉上注於面目下如臥蠶之狀水主明潤而光亮故面目鮮澤爲水病之驗也然水病因陽微陰盛經隧不利所以脉伏而胃中津液水飲外溢皮膚肌肉不漑喉舌故作消渴誠非眞消渴也若病水腹大而小便不利脉沉或絕乃陰盛陽鬱而不決潰則陽機將欲盡滅故曰可下俾水去陽回而元自復矣

問曰病下利後渴飲水小便不利腹滿因腫者何也

答曰法當病水若小便自利及汗出者當自愈

傷寒差後有水氣一證此因下利後渴欲飲水而致腫也但下利必傷津液及腎中陰水故渴欲飲水而飲入於胃脾氣散精乃爲常度此因下利致傷脾胃土虚不運日飲之水不循膀胱横行皮膚故小便不利當病水矣若元氣復而健運如常衛氣通行小便利而水不復聚或表間汗出故當自愈此利後致腫元氣易復非似陽虚陰結難治之比也

心水者其身重而少氣不得臥煩而躁其人陰腫○

肝水者其腹大不能自轉側脇下腹痛時時津液微

生、小便續通。肺水者、其身腫、小便難、時時鴨溏。脾水者、其腹大、四肢苦重、津液不生、但苦少氣、小便難。腎水者、其腹大、臍腫腰痛、不得溺、陰下濕如牛鼻上汗、其足逆冷、面反瘦。

此明水腫有屬五臟也、七情內傷五臟、風寒侵入、閉塞經隧、水氣泛濫爲腫、故仲景示人先察何臟受傷、而爲治病之本、則險證可活、若概以脾肺腎通套成方、則死危莫計矣。蓋心因暴喜、或憂思傷而受邪、脾失母氣之蔭、陰盛陽微、水寡於畏、挾木乘脾、泛濫肌肉、則身重少氣、脾虛胃氣亦逆、故不得臥陰邪上逆逼迫神明則煩而躁陽鬱不行水凝於下故陰腫也○肝因暴怒鬱遏而傷外邪侵襲氣閉不開木鬱不達脾氣壅而化機不轉木寡於畏外入之水並挾腎水泛濫中州其腹則大木逆肝經兩脇不能轉側而氣連少腹故脇下腹痛蓋肝主疎泄雖被水淫而生機尚未全息故上疏則津液微生下泄則小便續通第不似平人之疎泄耳○肺因憂思氣結傷之而受邪木寡於畏肆逆土中寒水以乘木勢橫流皮肉故身腫肺不通調則小便難水穀混走腸間時時鴨溏鴨溏者如

鴨糞清稀而不實也○脾因思慮所傷或飲食不節氣虛受邪水反橫溢於肌肉四肢腹大而四肢苦重蓋脾爲生化之源水泛於脾生機不轉故津液不生而苦少氣然母病子亦病肺氣不能下輸膀胱小便難也○腎因驚恐房勞或坐臥濕地致傷腎水或傷眞陽而受風寒皆可致水蓋少陰爲樞腎傷則開闔失職胃關不利胃中津液水飲不行泛濫皮膚肌肉其腹故大然臍內丹田眞氣所居但眞陽傷而氣不收攝則臍腫而腰痛不得溺陽鬱於下濕熱鬱蒸津水滲於陰囊之外所以濕

如牛鼻上汗晝夜漐漐不乾陽不達於足而逆冷不充於面營血亦不上升則面反瘦耳

論曰經謂脾肺腎三臟爲致水之源後人不離通調水道徤脾補陽制水而爲治法此仲景重括五臟之水真補軒岐未備使人達本尋源察其致病之臟虛實治之弗拘脾肺腎通套成方則治腫爲善

師曰諸有水者腰以下腫當利小便腰以上腫當發汗乃愈

此以腰之上下分陰陽即風皮正水之兩大法門

也、腰以下主陰、水亦屬陰、以陰從陰、故正水勢必起於下部、先腫卽腰巳下腫、然陽衰氣鬱、決瀆無權、水逆橫流、當開門戶、以利小便則愈、經謂潔淨府是也、腰以上主陽、而風寒襲於皮毛、陽氣被鬱、風皮二水、勢必起於上部、先腫卽腰以上腫、當開腠理、取汗通陽則愈、經謂開鬼門是也、竊謂利水發汗、乃言其常、而未及其變、當審實者施其常、虛者施其變、但治變之法、欲汗者、當兼補陽、卽麻黃附子湯之類、欲利小便者、兼養其陰、卽五苓散加地黃桂附、或括蔞瞿麥丸之類、然開腠通陽而利

小便必兼變法乃爲第一義耳

師曰寸口脈沉而遲沉則爲水遲則爲寒寒水相摶趺陽脈伏水穀不化脾氣衰則鶩溏胃氣衰則身腫少陽脈卑少陰脈細男子則小便不利婦人則經水不通經爲血血不利則爲水名曰血分

此以先後二天辨風寒侵襲血室精血化而爲水也寸口主氣沉爲陽氣內鬱鬱則絡脈空虛陰水泛溢皮膚故沉則爲水元陽氣虛虛則脈遲爲寒寒則陽虛水泛曰寒水相摶卽寒水侵於脾胃後天陽氣不伸故趺陽脈伏是因陰盛陽虛所以水

穀不化」第不化有二若脾陽虛而健運失常所致者則內爲鶩溏若胃陽衰而不化即胃氣不充於肌肉膚腠空虛水邪泛溢則爲身腫可見水腫無有不兼胃陽虛而所致也」又以先天腎氣辨之若右尺少陽脉卑卑者即沉而弱相火衰而爲病也或左尺少陰脉細細則微而損水之虛而爲病也二脉同屬下焦第分陰虛陽鬱而受風寒水濕侵淫氣血爲病故以少陰主陰少陽主陽而別陰陽風寒虛實之兩途」若病在男子則精血不流凝化爲水而小便不利」在婦人則胞門血寒經水凝化

爲水、而經爲血、血不利則爲水」雖有男女之分、總
皆屬於陰凝陽鬱不宣、故曰血分、
問曰、病者苦水、面目身體四肢皆腫、小便不利、脉之
不言水、反言胸中痛、氣上衝咽、狀如炙肉、當微欬喘、
審如師言、其脉何類」師曰寸口脉沉而緊、沉爲水、緊
爲寒、沉緊相搏、結在關元、始時尚微、年盛不覺、陽衰
之後、營衛相干、陽衰陰盛、結寒微動、腎氣上衝、咽喉
塞噎、脇下急痛」醫以爲留飲而大下之、氣繫不去、其
病不除」復重吐之、胃家虛煩、咽燥欲飲水、小便不利、
水穀不化、面目手足浮腫、又與葶藶丸下水、當時如

小差，食飲過度，腫復如前，胸脇苦痛，象若奔豚，其水揚溢，則欬喘逆，當先攻擊衝氣令止，乃治欬，欬止其喘自差，先治新病，病當在後。

此水病積寒爲根，兼示誤治之變也。病者面目身體四肢皆腫，小便不利，乃水腫本有之證，但病者竟不言此，反言胸中痛，氣上衝咽，狀如炙肉，當微欬喘，然水病不當有此而見之，故問其脈何類。蓋寸口主氣，氣虛則脈沉，沉則水聚，曰沉爲水，寒邪入營，邪正相搏則脈緊，曰緊爲寒，此因陽虛以挾腎間積寒而爲病根，以致諸標之證也。然水寒內結爲沉緊相搏而邪結關元陽氣未衰正勝於邪始時尚微年盛不覺日久陽衰始露陽損陰盛結寒微動相干營衛矣然積寒不能獨自上升必挾腎陰衝於心包則胸中痛逆於衝脈則氣上衝咽侵於任脈上至咽喉狀如炙肉入肺則欬喘而咽喉塞噎衝脇則脇下急痛是隨虛處縱橫傳變爲病而醫不識內挾舊邪誤認留飲而大下反傷中氣所以衝氣不去水病不除復重吐之誅伐無過傷竭津液則胃家虛煩咽燥欲得飲水此水歷陰病而反添陽燥庸工目眩心迷正未易識所以吐

下之後水愈泛而小便不利水穀不化面目手足浮腫又與葶藶丸下水然葶藶丸但下水腫之標不能除水之本故但小差而不盡徹稍有食飲過度腫復如前胸脇苦痛象若奔豚其水揚溢衝氣欬喘種種復發而新添衝氣原因積寒所致當以溫經下逆之藥攻擊衝氣令止故曰先治新病俟衝氣止而欬喘之標自差謂病當在後也

風水脉浮身重汗出惡風者防已黃芪湯主之腹痛者加芍藥

此風水挾濕風多爲表虛而出方也前云脉浮而

洪沉而滑浮而緊是兼風寒火濕而言此風邪挾濕在表故脉浮水濕傷肉則身重表虛自汗則惡風也但有汗不可更汗所以防巳通腠理而袪周身風濕黃芪固衛實表即是散邪以术草健脾除濕而助防巳之力更倍薑棗和營衛而從表裏之邪外出腹痛者風氣乘脾加芍藥以疏土中之木

防巳黃芪湯

防巳一兩　黃芪一兩一分　白术三兩三分　甘草五錢炙

右剉每服五錢生薑四片大棗三枚水盞半煎八分溫服良久再服

風水惡風一身悉腫脉浮不渴續自汗出無大熱越婢湯主之

此風多水少之證也風多傷表外應肌肉內連及胃故惡風一身悉腫胃氣熱蒸其機外向不渴而續自汗出無大熱者則知表有微熱而爲實也故以麻黃通陽氣而散表石膏入胃能治氣强壅逆風化之熱甘草薑棗以和營衛若惡風者陽弱而爲衛虛故加附子錄驗加术並驅濕矣

越婢湯

麻黃六兩 石膏半觔 生薑三兩 大棗十五枚

甘草二兩

右五味以水六升先煮麻黄去上沫內諸藥煮取三升分溫三服惡風者加附子○風水加朮四兩

古今錄驗

裏水越婢加朮湯主之甘草麻黄湯亦主之

此風水深入肌肉則一身面目黄腫非臟腑之裏也裏水乃表裏相連胃熱內向腠實無汗故以越婢加朮湯清熱開腠培土散邪而麻黄甘草湯亦通陽達表培中而和營衛使陽通則風從外散水從下滲此方但與無汗面目黄腫宜之若自汗亾

津液者不可輕試當識有汗無汗分治耳

甘草麻黃湯

甘草二兩　麻黃四兩

右二味以水五升先煮麻黃去上沫內甘草煮取三升溫服一升重覆汗出不汗再服愼風寒

水之爲病其脉沉小屬少陰浮者爲風無水虛腫者爲氣水發其汗卽巳脉沉者宜麻黃附子湯浮者宜杏子湯

此以正水並腎風氣水而出方也沉爲氣鬱水聚小爲陽虛陰盛邪鬱腎中精血不流故脉沉小爲

屬少陰此即寒結正水之脉也若小而浮者乃腎間陽分受風經謂腎風之風水乃與寒結對待而言也或無水虛腫者即肺氣壅逆而腫故為氣水經謂之皮水也蓋氣水邪在肌膚當發汗通陽開鬼門即已然沉小乃少陰陽虛陰盛致水而水源在腎故發汗通陽之中是又不佯所以麻黃附子湯中以附子固護表裏之陽且助麻黃甘草通陽散邪俾邪出而真陽不出即開鬼門之變法也蓋麻黃附子湯今人置之不講余特舉而明之第水病始得之源未有不從腎虛而受風寒鬱任衛氣

胃關不利水邪泛溢以致通身腫滿故當補陽之中兼用輕浮通陽開鬱利竅之劑則真陽宣而邪自去正謂不治水而水自愈所以麻黄附子一散一補固本通陽則病去而不傷陽氣之妙今人不知通陽開竅惟用腎氣湯丸陰重陽輕之劑壅補其內陽氣愈益不宣轉補轉壅邪無出路水腫日增因藥誤事不知凡幾矣蓋脉浮者邪居氣分而屬肺詳杏子湯必以杏子爲君而杏乃崩瀉肺氣使肺氣通調邪去而腫自退方雖遺失意想可知也

麻黃附子湯

麻黃三兩　甘草二兩　附子一枚炮

右三味以水七升先煮麻黃去上沫內諸藥煮取二升半溫服八合日三服

杏子湯　林億曰未見恐是麻黃杏仁甘草石膏湯

皮水爲病四肢腫水氣在皮膚中四肢聶聶動者防已茯苓湯主之

此邪在皮膚而腫也風入於衛陽氣虛滯則四肢腫經謂結陽者腫四肢即皮水也皮毛氣虛受風而腫所謂水氣在皮膚中邪正相搏風虛內鼓故

四肢聶聶動是因表虛也蓋肺與三焦之氣同入膀胱而行決瀆此肺虛抑鬱不入膀胱而水亦不行則當使小便利而病得除故用防已茯苓除風濕而宣水道以黃芪補衛而實表氣表實則邪不能容甘草安土而制水邪桂枝以和營衛又行陽化氣而實四末俾風從外出水從內洩矣

防已茯苓湯

防已　黃芪　桂枝各三兩　茯苓六兩　甘草二兩

右五味以水六升煮取二升分溫三服

厥而皮水者蒲灰散主之方見小便不利中

經謂寒氣客於皮膚之間鼕鼕然不堅爲皮水此出二條即前之肺水因風熱壅於皮膚而有虛實之分與內經不符葢風熱壅抑皮毛之氣邪正內鬱機不外向故手足厥而身腫乃皮水之實證也然氣壅不當補陽而再壅其氣所以不用前湯而以蒲蓆燒灰合滑石涼滑以利遍身之竅俾竅通則皮水厥而自退矣

師曰寸口脉遲而濇遲則爲寒濇爲血不足趺陽脉微而遲微則爲氣遲則爲寒寒氣不足則手足逆冷手足逆冷則營衛不利營衛不利則腹滿脇鳴相逐

氣轉膀胱營衛俱勞陽氣不通即身冷陰氣不通即骨疼陽前通則惡寒陰前通則痺不仁陰陽相得其氣乃行大氣一轉其氣乃散寒恐是實字則失氣虛則遺溺名曰氣分

此心腎陰陽胃中營衛合病之大法也寸主心火火虛則陽氣不足故脉遲爲寒而火虛則營血不流衛不獨行故脉濇爲血不足氣血皆虛則脉遲而濇也又以趺陽脉辨營衛之虛實微爲衛氣不足曰微則爲氣遲爲陰盛陽虛曰遲則爲寒而衛虛陰盛營血不流故手足逆冷陰盛上逆則腹滿

脇鳴、邪隨經脉、相逐氣轉、則膀胱營衛俱勞、經云巨陽主氣、爲諸陽所屬、要知膀胱乃主周身陽氣、內行津液營衛、外護皮毛肌肉、若營衛俱勞滯而不行、陽氣不通、則身冷、陰氣不通、則骨疼、然雖不通、或飲食之氣、充開膀胱之陽氣前通、而營氣仍自內鬱、則惡寒、或陰前通、陽氣仍自不溫於分肉、則痹不仁、必陰陽俱通、營衛相和、膻中宗氣一轉、大氣乃行、痹着之邪、相隨而去、謂大氣一轉其氣乃散、而實者失氣、邪從大便喧吹而泄、虛者遺溺、邪從小便而去、此陽虛氣滯化水而精血爲痹、故

曰氣分、

氣分、心下堅大如盤、邊如旋盃、桂甘薑棗麻辛附子湯主之、

此氣分外腫內脹而出方也、心胃胸脘陽虛爲氣分、前言已悉、茲述其方、心下者、即胃脘之上也、雖上焦宗氣虛而不佈、誠因中虛氣餒、衛氣虛而不運、以挾外飲之水、津液痰涎、膠結於中、則心下堅大如盤、邊如旋杯、勢必外腫而內脹之篤、故以桂枝湯調和營衛、而去酸收之芍藥、加附子細辛、溫補上中下三焦之陽、兼逐水濕下行、以麻黃開腠

而通表裏之陽、俾汗出如蟲行皮中、則飲濕之邪去、而胸中堅大如盤、曠若太虛矣。下出水飲所作枳朮湯一方、乃內證似同、但身不腫爲異耳。

桂甘薑棗麻辛附子湯

桂枝　生薑各三兩　甘草二兩　大棗十二枚

麻黃二兩　細辛三兩　附子一枚炮

右七味、以水七升、先煮麻黃、去上沫、內諸藥、煮取二升、分溫三服、當汗出如蟲行皮中、即愈。

心下堅大如盤、邊如旋杯、一作盤字水飲所作、枳朮湯主之。

此濕熱致痞與上條證同而因異也脾胃氣虛風邪乘土風濕相搏氣虛不統津液水飲化爲痰飲而成痞滿經謂太陰所至飲積中滿是也仲景遠慮後人誤用桂甘薑棗麻辛附子之熱劑所以重出枳术湯而示別之方以枳實驅逐痰飲而瀉其實熱之滿白术健脾而燥濕補正也蓋見心下堅大如盤當審虛實寒熱脉之浮沉遲數大小爲異毋得執方而悞用也

枳术湯

枳實七枚　白术二兩

右二味水五升煮取三升分溫三服腹中耎即當

論曰靈樞云水始起目窠上微腫如蠶新臥起狀其頸脉動時欬陰股間寒足脛腫腹乃大其水已成以手按其腹隨手而起如裹水之狀此明正水之最備也素問謂腎者胃之關也關門不利聚水而從其類上下溢於皮膚則為胕腫胕腫者聚水而生病乃明腎受風寒而為水病之根然下為胕腫大腹上為喘呼不得臥者明其本在腎末在肺皆積水也又曰勇而勞甚則腎汗出逢於風內不得入於臟腑外不得越於皮膚客於玄府行於皮

裏傳於胕腫本之於腎名曰風水此言腎陽氣虛受風而爲本腫滿爲風水之標耳有腎肝並浮爲風水並沉爲石水乃明風寒皆可致腫當以脉之浮沉分別也帝問面胕龐然壅害於言不當刺而刺後五日其氣必至至必少氣時熱從胸背上至頭汗出手熱口乾苦渴小便黃目下腫腹中鳴身重難以行月事不來煩而不能食不能正偃正偃則欬名曰風水乃腎風誤刺傷陰熱逆之變耳蓋靈素發明邪入腎間之風水而金匱以補風邪傷表之風水謂其脉自浮骨節疼痛惡風者脉浮而

洪、氣強爲水者」沉滑中有水氣者」脉浮而緊寒風傷表者」浮而遲眞陽虛者」趺陽脉浮而數風邪化熱者、種種之異耳」靈素謂正水不從毫毛生而五臟陽已竭津液充郭其魄獨居精孤於內氣耗於外、形不可與衣相保四極急而動中是氣拒於內形施於外但言陽虛津精血液化水之情狀」金匱以面目身體四肢皆腫小便不利脉之不言水反言胸中痛氣上衝咽狀如炙肉當微欬喘寸口脉沉而緊沉爲水緊爲寒沉緊相搏結在關元陽損陰盛結寒微動乃言積寒正水而兼治逆之變也蓋不言風水之治逆因內經言之巳悉故不復贅又謂寸口脉弦而緊沉而遲趺陽脉伏少陽脉卑少陰脉細爲血分寸口脉遲而濇趺陽脉微而遲肺胃皆寒而爲氣分乃言腫滿當分氣血而治之矣靈樞曰寒氣客於皮膚之間鼛鼛然不堅腹大身盡腫皮厚按其腹窅而不起色不變是爲膚脹金匱謂脉浮胕腫按之没指不惡風其腹如鼓不渴爲風熱抑鬱之皮水也蓋內經治腫之法謂平治權衡去菀陳莝是以微動四極温衣繆刺其處以復其形開鬼門潔淨府精以時復五陽巳布疎

滌五臟故精自生形自盛骨肉相保巨氣乃平爲治水腫表裏陰陽虛實寒熱之大法也然金匱推廣其義而明諸治故用越婢湯治脈浮不渴之風水加朮湯治風入之裏水防已黃芪湯治汗出表虛之風水甘草麻黃湯治風入無汗之裏水防已茯苓湯治熱鬱之皮水蒲灰散治風熱鬱抑手足厥而之皮水麻黃附子湯治少陰脈沉陽虛受寒之正水又補風寒暑濕六淫內侵五臟皆致腫疾而仲景補素問未發之旨欲後人窺其立方之意臨證化裁自能處方方爲入彀耳

附方

外臺防已黄芪湯、治風水脉浮爲在表、其人或頭汗出表無他病、病者當下重從腰已上爲和、已下當腫及陰難以屈伸、方見前

此乃濕從下受、濕多風少、故用黄芪實表、使水不得上溢、以防已驅除風濕、术草健脾、薑棗以宣營衛、俾營衛和而濕自除矣、

黄汗

問曰、黄汗之爲病、身體腫、一云重 發熱汗出而渴、狀如風水、汗沾衣、色正黄如蘗汁、脉自沉、何從得之、師曰、

以汗出入水中浴，水從汗孔入得之，宜黃芪芍藥桂酒湯主之。

此傷水濕，爲黃汗之根也。衛虚營弱，汗出入水，水傷心主之營，壅滞三焦所主之氣，營衛兩傷，邪正相合，氣滞於表，故身腫發熱，濕熱内蒸，營氣外越，則汗出也。汗乃營血津液所化，洩傷津液則渴。然身腫發熱汗出，謂狀如風水，汗出沾衣，黃如蘗汁，脉沉，與風水爲異耳。因汗出毫竅盡開，入水則從汗孔而傷營血，風濕蒸騰而成黃汗，故以黃芪實表驅邪，桂酒芍藥宣血而和營衛，俾正氣實而

邪自去不治汗而汗自止矣

黄芪芍藥桂酒湯

黄芪五兩　芍藥三兩　桂枝三兩

右三味以苦酒一升水七升相合煑取三升温服一升當心煩服至六七日乃解若心煩不止者以苦酒阻故也一方以美酒醯代苦酒

黄汗之病兩脛自冷假令發熱此屬歷節食巳汗出又身常暮盜汗出者此營氣也若汗出巳反發熱者久久其身必甲錯發熱不止者必生惡瘡若身重汗出巳輒輕者久久必身瞤瞤即胸中痛又從腰巳上

汗出下無汗，腰髖弛痛，如有物在皮中狀，劇者不能食，身疼重，煩躁，小便不利，此爲黄汗，桂枝加黄芪湯主之。

此辨黄汗傳變營衛諸證也。汗出入水，水傷心屬所主之營，然水氣通於腎，腎水應擾，亦受其邪，木挾腎陰上逆，心脾使營衛之氣則不下達，故兩脛自冷，即難經腎主濕入心爲汗，足脛寒而逆是也。腎濕上逆心脾，濕熱鬱蒸，營氣外越，則爲黄汗，汗傷營血，表裏有邪，所以發熱，若脛不冷，便爲歷節矣。蓋飲食入胃，穀與邪氣鬱蒸，營氣外越，則食已汗出、邪入於營、故暮常盜汗、此汗乃營氣所化也、因汗出營虛、故反發熱、正虛邪實、久則營血枯竭、身必甲錯、甲錯者、如魚鱗乾枯之狀也、營虛則發熱不止、邪氣逆於肉理、營衛不利、必生惡瘡、身重汗出已輒輕者、邪從汗泄、暫覺輕舒、但真氣不充肌肉、久久必身瞤、瞤瞤者、氣虛肌肉蠕動是也、邪氣上逆、營衛不利、即胸中痛、衛虛則汗從腰已上有、營閉下焦、故無汗、而腰髖弛痛、如有物在皮中堅硬不仁矣、若劇者、胃氣亦傷、則不能食、而身體疼重、因黃汗出而洩、傷陰血、邪氣上逆於心、故

煩躁、而小便不利、方用桂枝湯、加黃芪、和營衛而固表氣、俾正氣足而邪自散矣、

桂枝加黃芪湯

桂枝三兩　芍藥三兩　甘草二兩

生薑三兩　黃芪二兩　大棗十二枚

右六味、以水八升、煮取三升、溫服一升、須臾飲熱稀粥一升餘、以助藥力、溫覆取微汗、若不汗更服、

張仲景金匱要畧卷十四終

沈□□金匱要略卷十四

煩躁而小便不利方用桂枝湯加黃芪和營衛而固表氣得正氣足而邪自散矣

桂枝加黃芪湯

桂枝三兩　芍藥三兩　甘草二兩

生薑三兩　黃芪二兩　大棗十二枚

右六味以水八升煮取三升溫服一升須臾飲熱

中華醫藏

第三編

叢書卷

醫徵

2

（清）沈明宗 編注

《中華醫藏》編委會 編

江凌圳 主編

國家圖書館出版社

第二册目録

（清）沈明宗 編注

醫徵三十八卷（二）

清康熙三十二年（1693）以寧堂刻本

張仲景金匱要畧卷十五

檇李沈明宗目南甫編註

黄癉

寸口脉浮而緩浮則爲風緩則爲痺痺非中風四肢苦煩脾色必黄瘀熱以行

此辨風濕成癉也寸口主氣氣分受邪其脉則浮曰浮則爲風而緩脉爲濕此風多於濕故脉浮而緩風濕鬱結邪正爲痺痺者閉也因風拒閉營衛爲痺非內經風寒濕三氣之痺謂痺非中風但風入脾胃風濕鬱蒸邪化爲熱而越於外四肢苦煩

即風淫末疾之義然脾鬱困極眞色走於肌膚脾色必黃故爲瘀熱以行

趺陽脉緊而數數則爲熱熱則消穀緊則爲寒食即爲滿尺脉浮爲傷腎趺陽脉緊爲傷脾風寒相搏食穀即眩穀氣不消胃中苦濁濁氣下流小便不通陰被其寒熱流膀胱身體盡黃名曰穀癉

此以趺陽脉辨癉病在於脾胃也癉病始於脾胃故以趺陽脉辨見脉緊而數者緊爲寒邪傷營而入脾數爲風邪傷衛入胃而化熱然胃風化熱爲熱則消穀脾寒不磨食則爲滿寒熱壅逆正氣不

能宣行脾濕下流致傷腎水曰尺脉浮而傷腎然外寒傳入脾胃而寒屬陰以陰從陰則趺陽脉緊爲傷脾乃脾受寒而胃受風表裏通氣故爲風寒相搏若脾单受寒而胃单受風與內濕相合皆致成癉非盡受風寒也然食穀入胃風熱互蒸上衝於目故食穀即眩寒邪傷脾穀氣不消津液停滯於胃化爲苦濁濁氣下流膀胱濕熱壅閉則小便不通也若脾之寒濕下流於腎爲陰被其寒或胃中風濕流於膀胱則爲熱流膀胱氣鬱熱蒸黃色走於肌表則一身盡黃矣此因酒食穀麵內傷脾

胃、招邪致病、故曰穀癉、然非盡屬風寒兩受所致、乃明或風或寒、侵入脾胃、而合內濕、以致成癉、此仲景立言章法之妙、諸篇類皆如此、

師曰、病黄癉、發熱煩喘、胸滿口燥者、以病發時火刼其汗、兩熱所得、然黄家所得、從濕得之、一身盡發熱而黄、肚熱、熱在裏、當下之、

此以火刼他病致癉也、火熱以挾外邪入裏、與內濕相合、表未解而裏熱熾盛、故發熱煩喘、胸滿口燥、火濕相蒸、爲從濕得之、故身發熱而黄也、蓋太陰主腹、外邪傳裏、太陰受之、則肚熱、爲熱在裏、故

當下之、即梔子大黃湯之意也、

脉洸渴欲飲水小便不利者、皆發黃、

此言他病將變發黃也、邪熱傳裏故脉洸而渴欲飲水、濕熱鬱於中宮、氣不下達、則小便不利、熱蒸外越、勢將發黃也、

腹滿舌（疑是身字）痿、黃燥不得睡、屬黃家、

此熱鬱於內也、邪傳太陰、濕熱鬱蒸、則腹滿身痿、而陽明熱逆、則津血枯燥、土色外越、故黃燥不得睡、爲屬黃家、

黃癉之病、當以十八日爲期、治之十日已上瘥、及〔反〕劇

為難治。

此取陽病陰和，陰病陽和，為大綱也。十八乃三六陰數之期也。十日者，二五陽土之數也。黃癉乃濕熱鬱蒸，陽邪亢極，脾陰大衰，故治之須候一六、二六、三六，陰氣來復制火之期，而為定期。若至十日已上，土陰氣復，則當瘥；而反劇者，乃脾陽亢極，陰機化滅，故為難治。

癉而渴者，其癉難治；癉而不渴者，其癉可治。發於陰部，其人必嘔；陽部，其人振寒而發熱也。

此言表病易治，裏病難治也。胃中濕熱蒸越皮膚則一身盡黃雖發於外當以表裏陰陽辨證則知可治與難治若癉而渴者邪雖外越胃中濕熱半居於內耗竭津液則渴津枯血燥陽火亢極表裏皆邪故曰難治不渴者熱邪一發盡越於表裏無餘蘊一解表而卽散故曰可治然邪在胸膈胃腑之裏為發陰部內逆上衝其人必嘔其邪盡發皮殼之表為陽部乃太陽所主故振寒而發熱也

陽明病脈遲者食難用飽飽則發煩頭眩小便必難此欲作穀癉雖下之腹滿如故所以然者脈遲故也

此乃傷寒論中正虛邪實致癉也陽明病而見脈

遲者是因脾濕氣虛而不健運故食難用飽飽則風熱壅過於胃上衝則發煩頭眩流於膀胱則小便難風濕鬱蒸不散欲作穀癉然正虛邪實不當下而下之則正愈虛而邪愈盛腹滿如故察其所以然者因氣虛脉遲所致故也

穀癉之病寒熱不食食即頭眩心胸不安久久發黃為穀癉茵陳蒿湯主之

此穀癉證而出方也邪在太陽之表當發寒熱而能食此濕熱在胃流於所勝之膀胱故寒熱不食食則胃邪上衝而為頭眩濁氣內壅所以心胸不

安不安者即懊憹熱痛之類也濕熱已自鬱蒸相延日久必致發黃而爲穀癉故用茵陳苦寒善解表裏之濕熱梔子性涼能瀉屈曲之火下行以大黃徹利而助梔子開鬱解熱擊其半渡而已

茵陳蒿湯

茵陳蒿六兩　梔子十四枚　大黃二兩

右三味以水一斗先煮茵陳減六升內二味煮取三升去滓分溫三服小便當利尿如皂角汁狀色正赤一宿腹減黃從小便去也

心中懊憹而熱不能食時欲吐名曰酒癉

前云穀食傷於脾胃招邪而爲穀癉此傷酒濕招邪故爲酒癉酒味濕熱鬱蒸中宮上衝於心陽火不寧則心煩懊憹而熱濕熱壅胃故不能食邪機上逆則時欲吐欲吐者乃欲吐而不能吐也若肌皮未黃而見此證即是欲發酒癉之徵矣

夫病酒黃癉必小便不利其候心中熱足下熱是其證也

此補上條酒癉之未備也酒爲熱穀之液其毒入胃先傷其陰濕熱互蒸而爲黃癉然母病移子肺亦受熱不得通調水道下滲膀胱故必小便不利

或胃熱流於膀胱亦不利也邪熱衝心則心中熱下耗腎水則足下熱若酒客在他病而見小便不利心熱足熱即知將成癉證矣

酒黄癉者或無熱靖（恐是清字）言了了腹滿欲吐鼻燥其脉浮者先吐之沉弦者先下之

此酒癉當分濕熱多少而治也外無惡寒發熱裏無懊憹譫妄神思不昏爲無熱清言了了而熱少濕多邪鬱於脾故腹滿欲吐風消津液上薫肺竅則鼻燥也當審脉之浮沉而施吐下則無誤治之患然浮者乃風多主病其性輕揚邪機上逆當先

吐之沉弦者屬陰在裏乃濕多主病濕性濁而下流故當下之即梔豉茵陳蒿湯之類也然詳先字要知吐下之後再以清解餘熱不待言矣

酒癉心中熱欲吐者吐之愈

此邪機上向之治也邪熱瀰滿於胃上衝胸膈之間則心中熱偏於風多濕少其機上行故欲吐也則當乘其上行之勢以從高而越之則邪去所以吐之愈

酒癉心中懊憹或熱痛梔子大黃湯主之

此酒癉而出方也酒熱之毒傷積於胃薰蒸心膈

之間則懊憹或熱痛其勢非輕若緩時日必傷心血故用梔豉宣發在上之邪而清其標大黄枳實蕩滌胃熱而下奪其本

梔子大黄湯

梔子十四枚　大黄一兩　枳實五枚　豉一升

右四味以水六升煮取二升分温三服

酒癉下之久久爲黑癉目青面黑心中如噉蒜虀狀大便正黑皮膚爪之不仁其脉浮弱雖黑微黄故知之

此酒癉大下而變證也酒癉妄投大下傷動胃腎

津精血氣濕熱隨虛下趨腎間耗竭眞陰膀胱氣鬱腎火上逆變爲黑癉也然腎傷則肝氣亦傷肝主色發露於外所以肝傷則血不上榮而目青腎傷則陰火上炎而面黑陰水既虧陽光獨熠於心胃之間濕熱薰蒸嘈雜酸辣譬如噉蒜虀之狀但腎傷則陰火煎熬故外證面黑內則大便正黑是無雜色相兼肺傷則津液不輸於皮毛而皮膚黃燥肝傷則血不濡筋爪之不仁矣蓋癉病邪氣在胃是當下奪何致變證耶然酒癉乃熟穀之液陳腐之毒胃氣先傷臟腑資生久已無賴所以一下

則諸臟盡傷故當嚴戒夫濕熱成癉脉得洸洪數大乃爲正氣不虧此傷陰血反浮弱矣若酒癉變黑其色必有微黃相兼較女勞傷腎純黑不同故謂雖黑微黃故知之耳

諸病黃家但利其小便假令脉浮當以汗解之宜桂枝加黃芪湯主之方見水氣

此風多濕少邪機向表通治之方也諸病黃家乃胃中濕熱釀成而濕性下流當從下驅爲順故但利小便而爲常法假令脉浮則濕少風多而風性輕揚邪機在表當以汗解不可拘利小便爲常矣

故用桂枝湯和營衛而解肌表之邪。風爲表虛，加
黃芪而實腠理，歠熱稀粥爲助，使周身微微小汗，
則肌表之邪去，而雖有裏濕，亦從下滲矣。

黃癉，腹滿，小便不利而赤，自汗出，此爲表和裏實，當
下之，宜大黃消石湯主之。

此邪居裏實通治之方也。黃癉腹滿，小便不利而
赤，濕熱壅遏中州極矣。但自汗乃表氣開通，一面
爲表和裏實，然裏實必當下奪，故用大黃、消石善
攻濕熱瘀凝氣血之結，黃栢苦寒以清下焦濕熱，
梔子輕浮，能使上焦屈曲之火下行爲助也。

大黃消石湯

大黃　黃蘗　消石各四兩　梔子十五枚

右四味以水六升煮取二升去滓內消更煮取一升頓服

諸黃腹痛而嘔者宜柴胡湯方見嘔

此風木乘土痛嘔出方也小柴胡湯原爲傷寒傳入少陽邪高痛下而設此風熱挾木乘於脾胃鬱蒸發黃而爲腹痛邪逆上衝則嘔故以小柴胡湯单提少陽厥陰風熱上行不令陷入土中爲患則痛嘔自已再以清滲風濕之藥而和之可也

金匱要略　卷十五

黃癉病茵陳五苓散主之

此黃癉小便閉塞氣分實證通治之方也胃中濕熱相蒸則一但有氣血風寒之分故後人有陰黃陽黃之別蓋胃爲水穀之海營衛之源風入胃家氣分風濕相蒸是爲陽黃濕熱流於膀胱氣鬱不化則小便不利當用五苓散宣通表裏之邪茵陳開鬱而清濕熱則黃自退矣

茵陳五苓散 五苓散見痰飲中

茵陳蒿末十分　五苓散五分

右二味和先食飲方寸匕日三服

諸黃猪膏髮煎主之

此黃癉血分通治之方也寒濕入於血分鬱蒸氣血不利證顯津枯血燥皮膚黃而暗晦即爲陰黃當以猪膏潤燥髮灰入血和陰俾脾胃之陰得其和則氣血不滯而濕熱自從小便去矣葢癉病皆因濕熱鬱蒸相延日久陰血必耗不論氣血二分皆宜兼滋其陰故云諸黃主之

猪膏髮煎

猪膏半觔　亂髮如雞子大三枚

右二味和膏中煎之髮消藥成分再服病從小便

出

黃癉病小便色不變欲自利腹滿而喘不可除熱熱除必噦噦者小半夏湯主之方見痰飲

此濕多熱少氣虛之證也小便黃赤如金則爲黃癉此小便色不變欲自利者肌表必是淡黃而不枯燥乃濕鬱熱微氣虛之證也濕滯於脾則爲腹滿脾濕壅肺則爲喘逆然有濕無熱不可再除其熱但除熱之劑必以苦寒而傷胃陽則陰濕不行化爲痰飲上逆作噦故以半夏生薑滌痰除飲而止噦逆俟噦止再治其癉要知小半夏湯非黃癉

之專方竊擬小半夏加茯苓湯可以善後耳

男子黃小便自利當與虛勞小建中湯方見虛勞

此虛黃通治之方也凡病黃癉小便極黃不利而爲實此男子黃而自利知無外邪壅滯所致也其人必因飲食先傷胃中營衛入房而傷腎中之陰數擾其陽相火衝於脾胃濕熱合蒸脾陰虧極黃越於外則顯肌膚黃燥斯乃脾腎內傷所致是無發表攻下之理當以虛勞同治故用小建中湯補和胃中營衛資生腎水而鎮陽光俾相火不乘於土則不治黃而黃自退矣

額上黑微汗出手足中熱薄暮卽發膀胱急小便自利名曰女勞癉腹如水狀不治

此因女勞而成癉也黃癉由酒穀傷於脾胃相招外邪釀成已悉於前此由房勞傷腎陰水虧而陽火盛外邪襲入壅遏胃關脾胃濕熱聚而不化相火挾邪上逆於胃胃腎互蒸則額上黑而微汗出脾腎互蒸則手足中熱而肌膚黃黑蓋申酉陽明自旺濕熱下流膀胱與腎爲薄暮卽發證顯發熱惡寒此顯經病也若腑病則膀胱脹急矣陰精受邪氣分不爲邪阻故小便自利日久必致脾腎氣

皿兩瘅則腹脹滿曰腹如水狀卽不治矣
黃家日晡所發熱而反惡寒此謂女勞得之膀胱急
少腹滿身盡黃額上黑足下熱因作黑瘅其腹脹如
水狀大便必黑時溏此女勞之病非水也腹滿者難
治消礬散主之
　此女勞證治之方也女勞瘅亦因濕熱而成所以
槪謂黃家必因房勞先傷腎水並及膀胱亦虛火
起下焦而爲女勞然腎關鬱而胃氣不轉日晡陽
明旺時濕熱下流腎與膀胱證顯發熱而反惡寒
膀胱脹急故少腹滿然膀胱主周身陽氣而受濕

熱鬱蒸達於皮膚、則身盡黃、腎水虛而陰火上騰、則額上黑、下流則足下熱、夫黃爲土色、黑爲腎色、脾腎濕火互相蒸發、則臉額與身之皮肉黃中帶黑、而爲黑癉、但房勞傷腎、則胃關不利、濕熱下趨膀胱、相火則上逆於胃、濕火互蒸、故腹脹如水狀、而腎火上入胃中、逼迫渣滓下奔、所以大便必黑而時溏、此女勞致傷精血、兩癉卒難解散、是非水腫腹滿、故曰難治、方用消石醎寒、取其慓悍疾趨病所、而清濕熱、又逐熱瘀之血、本草謂礬石能除痼熱深於骨髓、以清腎與膀胱濕熱、而消瘀結、大麥粥汁和服、引藥入胃、先清濕熱之源、俾瘀熱不得流胃爲患、日以三服、欲使藥力繼續、當使小便微黃、大便微黑、則病隨大小便而去、曰小便正黃、大便正黑、是其候也、

消礬散

消石　礬石燒等分

右二味、爲散、大麥粥汁和服方寸匕、日三服、病隨大小便去、小便正黃、大便正黑、是其候也、

論曰、飲食酒味、內傷脾胃、風寒襲入、濕熱鬱蒸、而成黃癉、本之於胃、經謂已食如饑者、爲胃癉、然邪

傷於胃上逆則爲目黃下流則溺黃赤困鬱於脾故安臥而爲黃癉若外越則皮膚盡黃矣金匱從胃而推廣其義食傷爲穀癉酒傷爲酒癉房勞傷腎胃腎互蒸爲女勞癉補其脉證而兼治逆之變也謂脉浮而緩者乃胃濕挾風而言也趺陽脉緊而數者乃互風寒兩傷而言也尺脉浮而傷腎者土邪流尅於腎水也趺陽脉緊爲傷脾者以寒邪而從陰也然濕邪上溢食穀即眩而穀氣不消胃中苦濁濁氣下流則小便不通爲陰被其寒熱流膀胱身體盡黃邪之陰陽各從其類也心中熱而

懊憹足下熱目青面黑如噉蒜虀狀此乃熱多濕少不能食時欲吐無熱譫言了了腹滿而爲濕多熱少額上黑微汗出手足中熱薄暮即發膀胱急小便自利爲女勞癉以消礬散去熱行瘀大黃消石湯治肚熱內實之證桂枝加黃芪以治病邪在表濕熱內蒸寒熱不食以茵陳蒿湯而瀉之酒濕盛而熱痛在心梔子大黃以從下徹濕從下受邪在氣分者以茵陳五苓而宣導之邪傷血分而以猪膏髮煎之潤虛黃小便自利而色不變用小建中湯耑補營衛或治逆而痰多小半夏以爲救逆

賊邪陷鬱於土而腹痛、柴胡湯可以升提、以上數條、是明表裏陰陽寒熱虛實標本、乃治癉至精至妙之法、今之俗輩、不讀金匱、記讀歌括方書、猶棄諸大海、認一浮漚而爲全潮矣、

附方

瓜蒂湯、治諸黃、方見暍

瓜蒂湯吐藥也、若邪衝於胸膈、或心煩懊憹欲吐、而無他病者、當用此湯吐去黃水、因其高而越之也、

千金麻黃醇酒湯、治黃癉、

外感風寒濕熱在表鬱會成黃或脉自浮當以汗解者用此一味煮酒使其徹上徹下行陽開腠而驅營分之邪則黃從表解矣

麻黃三兩

右一味以美酒五升煮取二升半頓服盡冬月用酒春月用水煮之

張仲景金匱要畧卷十五終

張仲景金匱要畧卷十六

檇李沈明宗目南甫編註

驚悸

寸口脉動而弱動卽爲驚弱則爲悸

此以動弱之脉而定驚與悸也驚從外入悸是內發而動脉屬陽外邪入於心包心氣躁盛血脉不寧邪正相搏則脉動而爲驚也弱脉屬陰心氣不足而血亦不能榮養氣血兩虧包絡之火以挾外邪搏動則悸或心氣虛而無外邪腎水上陵亦悸故曰弱則爲悸悸者心神恍惚跳動不能自主之

貌也然驚與悸皆屬於心所以診脉同於寸口但辨動則氣病爲驚爲實弱則血病爲悸爲虛也

心下悸者半夏麻黄丸主之

此外感心悸之方也悸病雖屬心虛然致病之因有水停心下者有心包血虛火旺者有腎水陵心者有痰飲上逆者各各補瀉不同此因外之微邪襲於心包以挾内飲所致故用半夏滌飲麻黄通陽散邪然老痰非此不能開豁所以用之

半夏麻黄丸

半夏　麻黄等分

右二味末之煉蜜和丸小豆大飲服三丸日三服

吐血

夫酒客欬者必致吐血此因極飲過度所致也

酒爲熱穀之液其性大熱經謂因而大飲則氣逆逆則濕熱蓄聚於胃下流傷腎而挾相火上薰傷肺肺傷則欬欬則氣亂不能攝血則吐血所謂極飲過度所致當先清酒毒勿治其血也

寸口脉弦而大弦則爲減大則爲芤減則爲寒芤則爲虛寒虛相搏此名曰革婦人則半產漏下男子則亡血（註見虛勞論中）

夫吐血欬逆上氣其脉數而有熱不得臥者死

此陰氣素虧外邪傳裏之吐血也心包血分受邪則氣逆不能主血血熱妄行而吐血也心氣既逆並挾陰火上刑肺金則欬逆上氣然陰虧則火熖而挾表故脉數有熱乃眞陰已竭陽無所附氣逆上升故不得臥者死

心氣不足吐血衄血瀉心湯主之

此心氣受邪而爲不足也心爲君火而主血風火感襲擾亂營血卽心熱而絡脉溢也然心火亢極血熱妄行肺氣不能攝血故吐血或衄血所以大

黃黃連黃芩統瀉三焦實火俾邪去而血自寧因
火製方名曰瀉心湯也

瀉心湯

大黃二兩　黃連一兩　黃芩一兩

右三味以水三升煮取一升頓服之

吐血不止者柏葉湯主之

此寒邪傳內吐血而出方也外寒傳入心包經絡
之血不得歸經則吐血不止故用乾薑艾葉辛熱
散寒而行瘀血使邪去則血自歸經矣然血既不
止則血亾火炎故以柏葉養陰之正馬通沉降以

瀉浮逆之火而爲助也

柏葉湯

柏葉 三兩　乾薑 三兩　艾 三把

右三味以水五升取馬通汁一升合煮取一升分溫再服

師曰尺脉浮目睛暈黄衂未止暈黄去目睛慧了知衂今止

此外感風熱致衂也肝竅開於目腎水萃於睛肝腎陰虛而膀胱之氣亦虛故致尺脉浮目睛暈黄者乃風熱挾火擾害手足陽明經絡廹血妄行而

致衄也、然風氣通肝、肝風熾盛、故目睛暈黃、知衄未止、若暈黃去、乃邪氣解散、不廹於上、則目睛慧了、知衄止矣、

又曰從春至夏衄者、太陽、從秋至冬衄者、陽明、

此火旺水虧致衄也、春夏諸陽氣浮於外、而手足太陽經絡亦在於外、手太陽小腸屬火、足太陽膀胱屬水、然水衰火旺、邪逼肺氣致衄、應補足太陽而瀉手太陽、故當從太陽而治、秋冬陽伏於內、手足陽明經絡居內、手陽明大腸屬金、足陽明胃屬土、上金氣虛而不生水、邪熱內淫於金、則衄應補

陽明而瀉太陽故從秋至冬屬陽明也
病人面無色無寒熱脉沉弦者衄○浮弱手按之絕者下血○煩欬者必吐血
此辨衄下吐血之脉也面無色卽面白而無神氣也葢血隨氣轉氣行血行氣虛不能統血上華於面故面無色邪入於內而外無寒熱故脉沉弦沉爲氣虛兼鬱弦屬中虛衝結然衝陷於血血隨陰火上行經絡虛處而出故衄也○若面無色而脉浮弱者浮爲陰虛弱爲陽弱按之絕者氣不攝血血垂降聚於腸胃則下血矣○若面無色脉浮弱

按之絕者乃陰陽皆虛而氣不攝血則下血矣然龍雷無制上衝陽道擾淫於心則煩淫肺則欬欬則氣逆於上血亦隨之而上故吐血也

衄家不可發汗汗出必額上陷脉緊急直視不能眴不得眠 註見傷寒太陽篇

論曰經云怒則氣逆甚則嘔血因傷肝氣而不藏血也少陰所謂欬則嘔血者木虛不能制火陽脉之逆也肺脉摶堅而長當病唾血者木火盛而刑尅肺氣之衰也悲哀太甚則包絡絕陽氣內動發則心下崩數溲血者心胞自傷也陽絡傷則血外

溢血外溢則衄血陰絡傷則血內溢血內溢則後血者概言衄吐下血各有所傷之關鍵也以上皆是內傷臟腑而致吐衄血也仲景拈出寸口脉弦而大弦則爲減大則爲芤減則爲寒芤則爲虛寒虛相搏此名曰革婦人則半產漏下男子則亾血者乃以革脉發明後天中氣虛而木勝尅土之失血也又曰吐血欬逆上氣其脉數而有熱不得臥者死乃傷先天陰氣吐血之劇證也酒客欬者必致吐血乃酒毒傷胃所致此皆世所不言誠補內經之未備耳而以瀉心湯治風熱之吐血柏葉湯

治寒傷營血之吐血此明外感吐血之兩大法門俾人熱者寒之寒者熱之虛者補之實者瀉之不可一概混以滋陰而爲定法但内傷僅言脉證而不出方欲人反覆推明其義則當補瀉而補瀉之也

下血

下血先便後血此遠血也黄土湯主之

夫人五臟六腑之血全賴脾氣統攝健運流行則肺氣通調血隨氣轉會於鬲俞而統分臟腑遍身經絡是無瘀逆之患其或統運失常胃氣不和逆

而上行血隨氣轉則吐血若胃氣下陷則血亦隨之下降而爲便血矣此先便後血者乃因饑飽先傷脾胃氣虛下陷因虛而受寒濕流於小腸血瘀氣滯相隨化物之氣傳入大腸渣滓前行而下血繼後行而出所以先便而後血故爲遠血即小腸有寒其人下重便血是也故用甘朮健脾養胃竈中黃土同附子以燥寒濕而溫脾氣使脾溫則健運如常而腸胃之邪得去則便血自止地黃阿膠以養陰血但慮附子辛熱過傷庚金以黃芩保護除其腸熱耳

黄土湯

甘草　地黄　白朮　附子炮

阿膠　黄芩各三兩　竈中黄土半斤

右七味，以水八升，煮取三升，分温二服。

下血，先血後便，此近血也，赤小豆當歸散主之。方見狐惑中

此大腸濕熱之蓄血也。大腸乃主清肅傳道之職，而濕熱之邪蓄聚大腸，血瘀不行，小腸傳化渣滓入於大腸，則大腸所瘀之血前行至於直腸，故先血後便者，爲近血也。故以赤小豆味酸氣寒，耑清

血分濕熱、當歸養血、則血得歸經、兼驅其風、以黎木酸寒、清熱收斂、而止血也、

胸滿瘀血

病人胸滿、脣痿、舌青、口燥、但欲漱水不欲嚥、無寒熱、脉微大來遲、腹不滿、其人言我滿、爲有瘀血○病者如有熱狀、煩滿、口乾燥而渴、其脉反無熱、此爲陰伏、是瘀血也、當下之、

此辨瘀血脉證也、設氣分受邪、壅逆痰飲搏結而致胸滿者、則當煩躁氣逆喘滿、不應脣痿、此胸滿脣痿乃血瘀於胸、故滿、不榮於脣、則脣痿、脣痿者

即淡白而不燥也血凝上焦則舌青氣滯化熱則口燥漱水不欲嚥然邪居於血故無寒熱氣虛不能統血內瘀不充於經經脉失血故脉微大血滯而氣不獨行故脉來遲即芤虛之狀也假令氣分熱盛則腹脹滿今腹不滿而言我滿者乃外雖不滿內臟血壅氣滯而脹故言我滿知是瘀血矣如有熱狀者非真有熱即煩滿口乾燥而渴如有熱狀耳然脉無洪大數疾爲反無熱但脉與證寒熱不合是非氣分受邪乃血滯不行而陰伏於內是瘀血也旣有瘀血則當下之即犀角地黃抵當

湯丸之類也

張仲景金匱要畧卷十六終

張仲景金匱要畧卷十七

檇李沈明宗目南甫編註

嘔

夫嘔家有癰膿不可治嘔膿盡自愈註見厥陰篇

先嘔却渴者此爲欲解先渴却嘔者爲水停心下此屬飲家嘔家本渴今反不渴者以心下有支飲故也此屬支飲

此以嘔渴之先後審欲解與痰飲也若因他病傳來之嘔嘔則津液去而邪亦隨嘔而去但胃腑乾燥則渴故先嘔却渴爲欲解若邪氣入内與痰飲

貯積於中阻抑陽氣熏喉而渴則渴而欲飲飲則外水內飲滿而上逆故嘔謂先渴却嘔爲水停心下是屬飲家矣夫嘔則必傷津液謂嘔家本渴今嘔反不渴者是飲停胸膈制其內燥故反不渴爲屬支飲又以嘔後渴爲邪解不渴爲停飲之辨也

嘔而胸滿者茱萸湯主之方註見厥陰篇

乾嘔吐涎沫頭痛者茱萸湯主之方註見厥陰篇

乾嘔吐逆吐涎沫半夏乾薑散主之

此胃寒之方也肺胃氣虛則寒腎陰反乘於胃故乾嘔吐逆而吐涎沫即難經腎邪入脾爲涎邪從

所勝來者是也。但無木邪上逆高巔。故不頭痛胸滿。其病尚淺。僅宜半夏滌飲止嘔。乾薑溫胃。漿水引入陰中散寒足矣。

半夏乾薑散

半夏　乾薑各等分

右二味杵爲散。取方寸匕。漿水一升半。取七合。頓服之。

嘔而脉弱。小便復利。身有微熱。見厥者難治。四逆湯主之。方註見厥陰篇

嘔而發熱者。小柴胡湯主之。方註見厥陰篇

諸嘔穀不得下者小半夏湯主之（方見痰飲中）

此痰飲多而致嘔之方也外邪內入而嘔必自飲食稍進此痰飲多而外邪少拒格胸胃之間氣逆而穀不得入故用生薑散邪半夏以消痰飲而止嘔逆

嘔而腸鳴心下痞者半夏瀉心湯主之

此寒邪入裏致痞之嘔也寒邪傳裏與痰搏結成痞居於心下然痞屬陰邪壅逆風木清陽之氣不和反逆於胃則嘔胃逆下注於腸則作腸鳴故用瀉心湯參甘薑棗補胃和中半夏以滌痰飲乾薑

温中散寒、芩連、以清氣逆標化之熱耳、

半夏瀉心湯

半夏半觔洗　黄芩　乾薑　人參各三兩

黄連一兩　大棗十枚　甘草三兩炙

右七味、以水一斗、煮取六升、去滓、再煮取三升、温服一升、日三服、

乾嘔而利者、黄芩加半夏生薑湯主之、

此木邪乘胃也、木邪乘胃、上逆則嘔、下行則利、令乾嘔而下利者、外之風寒、相合胃中痰飲、摶結上逆下注、故以小柴胡湯去走表之柴胡、倍半夏生

薑和中而滌飲止嘔然嘔則氣逆故去人參加芍藥是平土中之木也

黃芩加半夏生薑湯

黃芩三兩　甘草二兩　芍藥一兩

大棗十二枚　半夏半觔　生薑三兩

右六味以水一斗煮取三升去滓溫服一升日再夜一

嘔吐而病在膈上後思水者解急與之思水者猪苓散主之

此嘔吐飲去以防內燥之方也痰飲阻抑胸膈挾

邪上逆嘔吐故爲病在膈上吐後思水乃外邪與胸膈痰飲已去故思水者卽病解矣猶恐餘邪內伏而成胃熱膈燥則當急與以救胃中津液是杜膈消之患所以白朮安胃和中二苓通滲胃家內伏之邪使從膀胱而去卽首卷渴與豬苓湯之義

豬苓散

豬苓　茯苓　白朮各等分

右三味杵爲散飲服方寸匕日三服

論曰中上二焦氣虛脾胃受邪而上逆則爲嘔爲吐爲噦經謂食則嘔物盛滿而上溢則知胃爲嘔

之總司乃脾失健運之常爲本也又有他臟傳邪致嘔經謂陰氣在下陽氣在上諸陽氣浮無所依從而嘔者乃陰邪盛而入胃格陽上逆之嘔也足太陰病舌本强食則嘔胃脘痛者脾濕化痰而失轉運之嘔也肝所生病胸滿嘔逆者木邪乘胃上逆而嘔也腎脉微緩爲洞洞者食不化下嗌還出乃腎氣虛而胃關不利之嘔也胆液泄則口苦胃氣逆嘔苦爲嘔膽膽邪乘胃而嘔也以諸詳之則臟腑傳乘明矣金匱謂癰膿而嘔先嘔却渴爲欲解先渴却嘔爲水停心下嘔家本渴今反不渴爲

心下有支飲者、嘔而胸滿者、乾嘔吐涎沫頭痛者、嘔而脉弱、小便復利、身有微熱見厥者、嘔而發熱者、諸嘔穀不得下者、嘔而腸鳴者、乾嘔而利者、嘔吐而病在膈上、後思水者、乃以表裏陰陽寒熱虚實痰飲標本而補內經之未發、故當內經金匱合參則備矣、

吐胃反

趺陽脉浮而濇、浮則爲虚、虚則傷脾、脾傷則不磨、朝食暮吐、暮食朝吐、宿穀不化、名曰胃反、脉緊而濇、其病難治、

此診趺陽則知脾胃氣之虛實也浮爲血虛濇爲氣滯血虛氣滯故脉浮而濇而浮則爲虛虛乃脾營虛爲虛則傷脾然營虛而致衛氣亦虛氣不獨行爲脾傷則不磨而脾旣傷則胃氣亦傷脾胃兩傷故宿穀不化則津液聚結化而爲痰留滯中宮則朝食暮吐矣蓋朝屬胃氣稍旺而能食脾虛不運則暮吐暮屬脾氣稍旺而能食胃虛不納則朝吐所以朝食暮吐暮食朝吐者當分脾胃陰陽之虛實而治也但脾胃脉當和緩爲平此見緊濇賊尅之脉故爲難治

寸口脉微而數微則無氣無氣則營虚營虚則血不足血不足則胸中冷

此上焦營衛俱虚而胃反也寸口主氣微脉見於寸口是上焦氣虚謂微則無氣苐氣虚則邪火妄行脉即數矣蓋血隨氣轉氣行則血行此衛虚不布於胸營亦不隨濟於上謂無氣則營虚但營虚則血不調氣虚則胸不煖謂胸中冷胸冷則不化穀以故胃反也

問曰病人脉數數爲熱當消穀引飲而反吐者何也

師曰以發其汗令陽微鬲氣虚脉乃數數爲客熱不

能消穀胃中虛冷故也脉弦者虛也胃氣無餘朝食暮吐變爲胃反寒在於上醫反下之令脉反弦故名日虛

此治外感發汗傷陽誤下傷胃皆變胃反也脉數爲熱胃熱則當消穀引飲而反吐者乃因他病發汗致傷胸膈之陽謂陽微膈氣虛而膈氣既虛邪反不去客熱狂走故脉數數屬客熱也然中焦元氣亦傷胃中正虛不能消穀所謂胃中虛冷脉弦者胃虛也因木火邪旺則土氣衰弱胃氣無餘脾不健運胸膈氣虛不能攔阻食氣上逆故朝食暮

吐變爲胃反。若寒邪居上，醫反下之，徒傷胸胃之氣，木陷土中，亦致脉弦，胃反令脉反弦，故名曰虛，謂胃腑之氣虛也。蓋有不因汗下而得胃反，亦因木盛土虛，中上二焦氣弱者同，故仲景引之而互明也。

病人欲吐者，不可下之。

此上虛欲吐，毋更虛下也。膻中氣虛，兼之脾胃受邪，其機上逆，所以欲吐。若下之而違逆其機，更傷血分，則病變無窮，故不可下。

胃反嘔吐者，大半夏湯主之。千金治胃反不受食，食入即吐者。外臺治嘔心

下痞鞕者

此偏痰多之方也胃反本於營衛兩虛木氣乘脾而不健運津液化爲痰飲衛氣逆而化火痰火上溢則胃反嘔吐故用人參甘溫滋潤補養脾胃合蜜潤燥而生營衛半夏滌飲下逆而退其標水蜜和揚二百四十遍取其性柔以養胃陰而不燥也

大半夏湯

半夏二升洗　人參三兩　白蜜一升

右三味以水一斗二升和蜜揚之二百四十遍煮藥取二升半溫服一升餘分再服

食巳即吐者大黃甘草湯主之外臺又治吐水

此偏火盛之方也木火之邪結於腸胃血分氣反逆於胸膈以故食巳即吐經謂胃主血所生病故用大黃以破血分之熱甘草以調胃氣俾腸胃通而食下則不吐矣此方脾胃乾結者宜之當與上不可下之條反覆互看始得仲景前後之意

大黃甘草湯

大黃四兩　甘草一兩

右二味以水三升煮取一升分溫再服

胃反吐而渴欲飲水者茯苓澤瀉湯主之

此外風乘胃脾虛成飲之方也風氣通肝木盛制土脾胃氣鬱而反上逆則爲胃反然吐則痰飲去而風火熾盛胃津枯燥以故吐而渴欲飲水但木旺土衰則水寡於畏腎水反溢爲飲治當健脾以除伏邪宿飲故以薑桂朮草健脾和營衛而驅邪外出苓澤滲導胃腎之餘飲也

茯苓澤瀉湯 外臺治消渴脉絕胃反者有小麥一升

茯苓半觔 澤瀉四兩 甘草二兩

桂枝二兩 白朮三兩 生薑四兩

右六味以水一斗煮取三升內澤瀉再煮去滓取

二升半溫服八合日三服
吐後渴欲得水而貪飲者文蛤湯主之兼主微風脈緊頭痛
此亦風邪入胃之方也木火內燔乘入於胃而無痰飲相挾風火上升則吐傷其津液餘風未散故吐後渴欲得水而貪飲乃外水不能制其胃燥也故用文蛤鹹寒清熱款堅散結以麻杏甘石清散在裏餘邪而通熱鬱薑棗以和營衛葢脈緊爲寒壅頭痛麻黃散寒所以兼主之
文蛤湯

文蛤五兩　麻黄　甘草　生薑各三兩
石膏五兩　杏仁十箇　大棗十二枚
右七味，以水六升，煮取三升，温服一升，汗出即愈。

噦

噦而腹滿，視其前後，知何部不利，利之即愈。

此明實噦之治也。噦者，俗謂呃也。邪傳於胃，正邪壅遏，氣逆上衝於肺，肺不受觸，轉還入胃，兩氣相搏，則爲噦矣。靈樞謂故寒氣與新穀氣俱還入胃，新故相亂，眞邪相攻，氣並相逆，復出於胃爲噦。明是胃邪壅逆衝肺耳。然肺氣不達下焦，則二便不利以故噦而腹滿即當視其何部不利而利之即愈蓋利前部者利小便也使膀胱氣化而肺氣則得下達利後部者即通大便也使大腸氣通則肺氣得下俾二氣通調胃氣得轉故利之則愈

病人胸中似喘不喘似嘔不嘔似噦不噦徹心中憒憒然無奈者生薑半夏湯主之

此形寒飲冷傷肺而挾痰也似喘不喘似嘔不嘔似噦不噦誠不是喘不是嘔不是噦也徹者通也僅是通心中憒憒然無奈即泛泛惡心之義也因形寒飲冷肺家受寒內挾痰飲摶聚胸膈之間所

以生薑温肺散寒半夏滌飲俾寒散而痰飲下降憒憒然無柰即止矣葢生薑半夏湯與小半夏湯何異但小半夏湯主滌痰飲所以半夏爲君此因形寒飲冷傷肺以生薑汁再煎温肺散寒爲君故名生薑半夏湯也

生薑半夏湯

生薑一觔　半夏半升

右二味以水三升煮半夏取二升內生薑汁煮取一升半小冷分四服日三夜一嘔止停後服

乾嘔噦若手足厥者橘皮湯主之

此木邪臨胃致噦即呃而乾嘔也內無痰飲相挾木邪乘胃而胃氣不伸故作乾嘔胃邪衝肺則噦胃氣鬱逆不佈四肢則手足厥然脉必沉實有力是非沉遲虛寒之比故用橘皮生薑味辛氣溫宣散胃家壅逆之氣爲主俾胃氣佈行四肢則嘔噦止而厥自退經謂木鬱達之是也

橘皮湯

橘皮四兩　生薑半觔

右二味以水七升煮取三升溫服一升下咽即愈

噦逆者橘皮竹茹湯主之

此胃虛受邪致噦也胃虛受邪挾痰衝肺則噦然胃氣雖虛是非虛敗噦逆但是胃中邪氣不散故以人參甘草養胃和中薑棗補胃而宣通中上二焦營衛俾中氣和而肺氣自能散布竹茹善清風邪胃熱能消熱痰橘皮以散胃逆之氣

橘皮竹茹湯

橘皮二斤　竹茹二升　大棗三十枚

生薑半斤　甘草五兩　人參一兩

右六味以水一斗煮取三升溫服一升日三服

論曰噦逆病有胃虛痰火瘀血虛寒實熱胃絕諸

證此上僅言外感風寒乘胃氣壅所致餘皆未盡
愼勿一途論治

下利

夫六腑氣絕於外者手足寒上氣脚縮五臟氣絕於內者利不禁下甚者手足不仁

此下利將絕之徵但重於胃腎也六腑爲陽氣行於外而胃爲衆腑之源但源氣衰陽不充於四肢則衆腑之陽亦弱故手足寒上氣脚縮卽陽虛而現諸寒收引之象也諸臟屬陰藏而不瀉然五臟之中腎爲衆陰之主眞陽所寄之地但眞陽衰微

則五臟氣皆不足胃闗不閤瀉而不藏則利不禁而下甚甚者陽氣脫而陰血痺着不行故手足不仁此仲景本意欲人治下利必以脾腎爲要也

下利清穀不可攻其表汗出必脹滿

下利脉沉而遲其人面少赤身有微熱下利清穀者必鬱冒汗出而解病人必微厥所以然者其面戴陽下虛故也

下利手足厥冷無脉者灸之不溫若脉不還反微喘者死少陰負趺陽者爲順也

下利腹脹滿身體疼痛者先溫其裏乃攻其表溫裏

宜四逆湯攻表宜桂枝湯

下利後脉絕手足厥冷晬時脉還手足溫者生脉不還者死

下利清穀裏寒外熱汗出而厥者通脉四逆湯主之

下利脉沉弦者下重脉大者爲未止脉微弱數者爲欲自止雖發熱不死

下利有微熱而渴脉弱者令自愈

下利脉數有微熱汗出令自愈設脉緊爲未解

下利脉數而渴者令自愈設不差必圊膿血以有熱故也

下利脉反弦發熱身汗者愈

下利寸脉反浮數尺中自濇者必圊膿血

下利譫語者有燥屎也小承氣湯主之

熱利下重者白頭翁湯主之

下利後更煩按之心下濡者爲虛煩也卮子豉湯主之以上方註皆見厥陰篇

下利氣者當利其小便

此即利而失氣也木邪乘胃邪正兩實之氣陷滯腸間下逼失氣謂下利氣內經風淫於內得後與氣則快然如衰之義然腸間之氣鬱而不得上行

故利小便乃使肺氣下通於膀胱而大腸之氣則得上行於肺胃氣不下迫利氣自止故當利其小便也

氣利訶梨勒散主之

此下利氣之方也前云當利小便此以訶梨勒味濇性温反固肺與大腸之氣何耶蓋欲大腸之氣不從後洩則肺旺木平氣走膀胱使小便自利正爲此通則彼塞不用淡滲藥而小便自利之妙法也

訶梨勒散

訶梨勒十枚煨

右一味爲散粥飲和頓服

下利三部脉皆平按之心下堅者急下之宜大承氣湯方見痙病

此傷食下利也脉來不數不遲不浮不沉和緩如常乃爲土氣冲和則爲無病此三部脉皆平下利而按之心下堅者脉證不符是非風寒所屬當責食填胃中未傷血氣而不形於脉也故用大承氣湯峻攻有形之滯則下利自止經謂土鬱奪之通因通用之法也

下利、脉遲而滑者、實也、利未欲止、急下之、宜大承氣湯、

此亦食滯之利也、食壅於胃、氣道不利、故脉來遲、然脉雖遲而非虛寒之比、但遲爲氣壅、滑爲血實、血實氣壅、水穀爲病、故爲實也、內滯中氣不和、利未欲止、但恐土實而傷腎水、水淺漸成停擱之患、故宜大承氣湯急奪其邪也、

下利、脉反滑者、當有所去、下乃愈、宜大承氣湯、

此亦食壅致利也、若因風寒下利、脉必數疾、若屬虛者、脉必遲濇微弱、此反見滑、水穀爲病、乃屬有

餘、日當有所去、宜用大承氣奪之、

下利已瘥、至其年月日時、復發者、以病不盡故也、當下之、宜大承氣湯、

此舊積之邪復病也、下利瘥後、至期年月日時、復發者、是前次下利之邪、隱僻腸間、令值臟腑司令之期、觸動舊邪而復發、然隱僻之根未除、終不能愈、故當大承氣、迅除之耳、

下利、肺痛、紫參湯主之、

此木邪挾火刑金之方也、風木挾火刑金、肺氣壅而不利、即胸中痛、氣不利而水走後陰、臟邪移腑、

故肺痛而下利、猶如肺癰欬即胸中隱痛之類也、故用紫參苦寒、能通血氣而治肺痛、本草謂主心腹積聚、寒熱之邪、好古謂治血痢、以此散瘀止痛、甘草以調中氣、而清熱則痛利自止、

紫參湯

紫參半觔　甘草三兩

右二味、以水五升、先煮紫參取二升、內甘草煮取一升半、分溫三服、

下利便膿血者、桃花湯主之、方註見少陰篇

附方

于金匱小承氣湯治大便不通、噦數譫語、傷寒厥陰篇中下利譫語、利而有燥屎、以通因通、用、用小承氣湯、輕利和中、此燥屎內結、大便不通、壅逆胃邪上行而噦數譫語、所以亦宜輕利和中、而滌熱開結也、

外臺黃芩湯治乾嘔下利、

木火熾盛、橫格中焦、邪氣上逆、則爲乾嘔、逼迫水穀下奔、則爲下利、然木火上逆下逼、故用人參大棗、和養脾胃之氣、半夏乾薑、滌痰溫中、而止嘔逆、以黃芩專清風化之熱、桂枝宣和營衛、而驅風也、

黄芩　人參　乾薑各三兩

桂枝一兩　大棗十二枚　半夏半升

右六味、以水七升、煮取三升、分温三服、

張仲景金匱要畧卷十七終

張仲景金匱要畧卷十八

檇李沈明宗目南甫編註

瘡癰腸癰

諸浮數脉，應當發熱，而反灑淅惡寒，若有痛處，當發其癰。師曰：諸癰腫，欲知有膿無膿，以手掩腫上，熱者，爲有膿；不熱者，爲無膿。

此辨癰疽陰陽脉證也。諸浮數脉，似乎外感風熱在表，然風邪應當發熱，而反灑淅惡寒，且有痛處，乃營氣不從，邪氣逆於肉理，凝滯氣血而發癰也。見癰腫既成，欲知陰陽，則能定治，故以手按腫上熱者乃邪熱壅氣所成而屬陽火熱腐化血肉故知有膿不熱者乃陽氣衰微陰寒凝滯氣血肌肉堅硬不仁而屬陰不能腐潰血肉則知無膿矣蓋熱與不熱是驗陰陽之大法兼互成膿未成膿之辨也

腸癰之爲病其身甲錯腹皮急按之濡如腫狀腹無積聚身無熱脉數此爲腸內有癰薏苡附子敗醬散主之

此出腸癰證與方也風寒感入軀殼之裏大小腸間壅逆氣血營衛不利則成腸癰若婦人經產瘀

血不盡、亦可成之、然瘀血成癰、不充皮膚肌肉、故身甲錯、甲錯者、肌膚猶如風乾魚鱗之狀也、癰成於腸、內氣壅逆、則腹脹滿而腹皮急、腸癰不在軀殼、故按之濡、猶如腫狀、腹無積聚者、言腹中素無血瘕癥瘕、不由內疾之變、又無表症、謂身無熱、但得脈數、則內癰毒盛、當識其腸內有癰矣、若見諸證、腹中必然痛楚不堪、即是腸癰之徵、故用薏苡、清燥腸中濕熱、而破壅腫、敗醬善排瘀血為膿、而利結熱之標、因感外寒成癰、所以附子、行陽散寒、破其壅滯之本耳、

薏苡附子敗醬散

薏苡仁十分 附子二分 敗醬五分即苦菜

右三味杵爲末取方寸匕以水二升煎減半頓服

小便當下

腫當作腸字癰者少腹腫痞按之卽痛如淋小便自調時

時發熱自汗出復惡寒其脉遲緊者膿未成可下之

當有血脉洪數者膿已成不可下也大黃牡丹皮湯

主之

前言腸癰始起之辨此成膿未成膿之脉與方也

腸癰始起必因風寒入內壅逆氣血而成其形然

腸居小腹故少腹腫痞而小腸乃多血少氣通於前陰按之內着於癰所以即痛氣攻小便則如淋也但內癰成於血結不犯膀胱氣分故小便自調然心與小腸為表裏小腸有癰心火逆鬱不散則時時發熱而自汗出熱收於內故復惡寒矣若寒邪未隨血肉變膿脉尚遲緊可下瘀血洪大者邪已隨血變化為膿不可下而再傷腸胃之氣僅宜攻膿破血消癰故以丹皮桃仁辛涼破血行瘀合大黃芒硝破其血分之結冬瓜子散熱下氣設有膿使從大便而去無膿則下血矣

大黃牡丹湯

大黃四兩　牡丹一兩　桃仁五十個

瓜子半升，即冬瓜子　芒硝三合

右五味，以水六升，煮取一升，去滓，內芒硝，再煎沸，頓服之。有膿當下，如無膿，當下血。

排膿散

腸癰必起於邪壅氣血而成，壅氣爲熱，蒸腐血肉成膿，故以雞子黃、芍藥常補陰血之正，桔梗開提肺氣而下行，枳實以宣腸胃氣結，俾氣利則膿成毒化，故爲排膿散也。

枳實十六枚　芍藥六分　桔梗二分

右三味、杵爲散、取雞子黄一枚、以藥散與雞黄相等揉和令相得、飲和服之、日三服、

排膿湯

腸癰乃屬大小腸受病、故用甘桔、善走手足陽明、開提諸氣而宣行解毒、以薑棗通調營衛、而排血爲膿、蓋此兩方、耑治軀殼之内、腸胃之癰而設、徐註謂概治瘡癰之方、則混言矣、

甘草　桔梗各二兩　生薑一兩　大棗十枚

右四味、以水三升、煮取一升、温服五合、日再服、

金瘡

問曰、寸口脉浮微而濇、法當亾血、若汗出、設不汗出者云何、若身有瘡、被刀斧所傷、亾血故也、

此亾血汗家金瘡、皆有濇脉、當以證別也、寸口、即兩手之脉、皆屬手太陰也、浮爲血虛、微爲氣弱、血虛氣弱、脉則浮微、謂當亾血、然亾血陰虧、氣不獨行、所以脉濇也」蓋汗家液傷、氣滯、脉亦見濇」若不汗出而脉濇、是金瘡去血之脉、濇謂被刀斧所傷、亾血故也、

病金瘡、王不畱行散主之、

此金刃所傷皮肉筋骨故爲金瘡乃屬不內外因因傷而血去氣滯不能統血灌於皮肉脉絡所以脉濇然氣血得行則瘡口易合故用王不留行苦平通利血脉能止金瘡之血而逐痛蒴藋主折傷續筋骨通血脉但金瘡當取生氣爲本故利肺氣即諸氣長而血自生俾血生則灌續於脉絡瘡口易能收歛故用桑東南根乃得生氣而生氣血燒灰存性取黑色而能止血甘草補脾胃而和營衛椒薑温養氣血得煖則行諸經筋脉以厚朴疏導內鬱之氣芩芍以清氣滯之熱而温補宣行所以

產後亦用若風寒乃經絡爲病當以發散爲主桑根下降故勿取之

王不留行散

王不留行八月八日採　蒴藋細葉七月七日採　桑東南根白皮各十分三月三日採　黃芩二分　川椒三分除目及閉口去汗　甘草十八分　厚朴　乾薑　芍藥各二分

右九味桑皮以上三味燒灰存性勿令灰過各別杵篩合治之爲散服方寸匕小瘡即粉之大瘡但服之產後亦可服如風寒桑根勿取之前三物皆

陰乾百日

浸淫瘡

浸淫瘡從口流向四肢者可治從四肢流來入口者不可治浸淫瘡黃連粉主之方未見

此即脫疽遊丹之類也邪熱蘊積臟腑營衛之間從內而發浸淫於皮膚肌肉爲浸淫瘡也從口流向四肢者熱毒自從六腑外洩於肌肉皮膚漸走四肢治從外解故爲可治若從四肢流來入口熱毒先走經絡行於四肢復散肌皮歸於臟腑內外充斥傷殘真氣故不可治然黃連一味爲粉外敷

內飲當解流向四肢之毒非流來入口之方也

張仲景金匱要畧卷十八 終

張仲景金匱要畧卷十九

檇李沈明宗目南甫編註

趺蹶手指臂腫轉筋狐疝蚘蟲

師曰病趺蹶、其人但能前、不能卻、刺腨入二寸、此太陽經傷也、

此趺蹶當辨經絡而治也、人身足陽明脉、絡於腿外側之前、太陽脉、絡於腿外側之後、少陽脉絡於腿外側之中也、夫趺而致蹶者、足不能行也、然不能行、又當辨其前後治之、但能前者、陽明無傷也、不能卻者、乃不能後、抵太陽經脉受傷也、當刺腨

入二寸腨者即小腿肚本屬陽明乃太陽經絡所過之處與陽明經氣會合於陽承筋間故刺之使太陽陽明氣血和而無滯則前後如常矣

病人常以手指臂腫動此人身體瞤瞤者藜蘆甘草湯主之方未見

此治手臂病而出方也手之五指乃屬肺大腸心包三焦心與小腸臂者統屬手之六經但臂外屬三陽臂內屬三陰陽經從指走頭陰經從胸走手若手指腫動則當依經而治臂腫而動者當責手足太陰陽明之經乃被風痰搏擊所致蓋足太陰

脾主濕、而爲生痰之源、風邪內襲、風濕煽化爲痰、氣虛不充肌肉、故身體瞤瞤、瞤者、肌肉蠕動也、而肺爲貯痰之器、因脾之風痰上溢於肺、隨經走臂、痰氣壅逆經隧、故手指臂腫、邪正搏擊、氣搖則動也、方雖未見、詳甘草和中、藜蘆善吐風痰、俾痰去則經氣疏通、而腫動自愈、此補痰飲走經隧之未備也、

轉筋之爲病、其人臂脚直、脉上下行、微弦、轉筋入腹者、雞屎白散主之、

此木土不和、風邪而轉筋也、風邪乘於脾胃、風濕

相搏以故表裏皆病若風濕盛於經表則臂脚直脉上下行而微弦經謂諸暴強直皆屬於風亦風淫末疾之義也或中氣虛而木邪內逆直攻於臟則轉筋入腹當以雞屎白下氣消積去風安脾之治非治臂脚直之方也

雞屎白散

雞屎白爲散取方寸匕以水六合和温服

陰狐疝氣者偏有小大時時上下蜘蛛散主之

此外腎睾丸之病也陰狐疝氣乃陰陽之氣偏虛受邪故偏有小大時時上下即縮入兩跨如狐行

狀陰出陽沒之不定由肝腎血虛氣弱感受風濕所注之處爲病也故用蜘蛛少腹抽縮者能引入肝通經攻毒而勝風濕桂枝行陽化氣以伐肝腎之邪俾陽氣盛而陰狐自退矣

蜘蛛散

蜘蛛十四枚熬焦　桂枝半兩

右二味爲散取八分一匕飲和服日再服蜜丸亦可

問曰病腹痛有蟲其脈何以別之師曰腹中痛其脈當沉若弦反洪大故有蚘蟲

此蚘蟲腹痛之脉也腹痛病因感風寒者多若寒邪入裏脉當沉緊風邪在腹衛氣內結脉當沉弦今反洪大即當肌表發熱而反腹痛是與脉證不合知非風寒當責之蚘蟲所致若四時腹痛病而不見風寒之脉當責蚘蟲治也

蚘蟲之爲病令人吐涎心痛發作有時毒藥不止甘草粉蜜湯主之

此蚘蟲心痛證與方也上條謂脉反洪大乃胃中熱濕蒸化爲蟲若風寒致痛即當連綿不絕而不吐涎此因蚘蟲行於上脘壅塞氣道不通令人吐

涎心痛蟲下則不痛故發作有時或墜下脘卽作腹痛可知矣然攻擊風寒猛烈峻劑而爲毒藥非殺蟲之品故痛不止此用白粉殺蟲甘草合蜜和中安胃草蜜味甜誘開蚘口俾其得藥蟲頭下向則痛自止矣

甘草粉蜜湯

甘草二兩　粉一兩　蜜四兩

右三味以水三升先煮甘草取二升去滓內粉蜜攪令和煎如薄粥溫服一升差卽止

蚘厥者當吐蚘令病者靜而復時煩此爲臟寒蚘上

入膈故煩、須臾復止、得食而嘔、又煩者、蚘聞食臭出、其人當自吐蚘、蚘厥者、烏梅丸主之、方詳見厥陰篇

張仲景金匱要畧卷十九終

張仲景金匱要畧卷二十

檇李沈明宗目南甫編註

婦人雜病

婦人之病、因虛積冷結氣、為諸經水斷絕、至有歷年、血寒積結胞門、寒傷經絡、凝堅在上、嘔吐涎唾、久成肺癰、形體損分、在中盤結、繞臍寒疝、或兩脇疼痛、與藏相連、或結熱中、痛在關元、脉數無瘡、肌若魚鱗、時着男子、非止女身、在下未多、經候不勻、令陰掣痛、少腹惡寒、或引腰脊、下根氣街、氣衝急痛、膝脛疼煩、奄忽眩冒、狀如厥癲、或有憂慘、悲傷多嗔。此皆帶下，非有鬼神。久則羸瘦，脉虛多寒。三十六病，千變萬端。審脉陰陽，虛實緊弦。行其鍼藥，治危得安。其雖同病，脉各異源。子當辨記，勿謂不然。

此血室受邪，傳於臟腑經絡，現證而與男子不同治，所以金匱另立女科一門也。蓋女子二七而天癸至，一月一行，乃爲常度。其或參差前後，或經後新產，胞宮氣血虛弱，而外邪以從陰門侵襲，則病變無窮。但稟氣有強弱，陰陽有偏勝，氣血有虛實，風寒有多少，五臟六腑十二經絡傳乘，以故見證不一也。然婦人之病，因氣血虛而風寒襲於子宮，氣血不行謂因虛積冷結氣為諸經水斷絕且非一日發病至有歷年而血寒積結胞門乃虛為受病之本風寒為致病之標至於日久傳於諸經臟腑氣血陰陽表裏上下神志諸病變化不測矣但邪客胞中相隨上焦氣虛之處厥而上行為寒傷經絡凝堅在上或侵脾胃則嘔吐涎唾逆於肺臟營衛不宣久成肺癰然骨蒸欬嗽皆括在其中矣營衛既傷則形體損分若在中盤結淫於衝脈則為繞臍寒疝淫溢胠脇則兩脇疼痛然經臟相為表裏但經絡之痛其源在於胞宮之臟為與臟相

連若風邪淫於本宮鬱化爲熱故曰或結熱中邪正相摶氣鬱不通則痛在關元夫風者善行數變鬱化爲熱熱耗胞門陰血血虛火盛而脉數非瘡家之脉數謂脉數無瘡陰血耗而不充於軀殼則皮膚乾燥爲肌若魚鱗或逢交合其邪傳與男子亦病魚鱗謂時着男子非止女身若感受日淺未傳他經謂在下未多衹病經候不勻若寒客凝結氣血邪正相摶爲令陰掣痛即抽掣相引陰戶而痛陽微陰盛則少腹惡寒邪隨督脉上逆則引腰脊若依衝脉則氣衝急痛蓋衝脉出於氣街斜入

胭中、循脛骨內廉、邪湊虛處而行、則下根氣衝、下注厥陰經脉氣滯不行、爲膝脛疼煩、上逆衝擊心神、則爲奄忽奄忽者、驟暴昏昧也、相隨肝脉上逆巔頂、則爲眩冒、逆而不返、其狀猶如厥巔、淫於心肺肝脾腎五臟神魂情志受傷、故作憂慘悲傷多嗔、以上諸證、乃帶脉之下、血海受邪爲病、總謂此皆帶下、非今人所謂之白帶也、雖見眩冒厥巔憂慘悲傷多嗔、奇怪之證、皆胞門受邪傳於氣血心神魂魄所致、非有鬼神所使之耳、邪傳脾胃消削肌肉、久則羸瘦、耗傷心血、故脉虛、傷陽則寒、謂脉虛多寒、又十二癥、九痛、七害、五傷、三痼、爲三十六病、然證現千變萬端、總屬胞門受邪、則一治此必審脉之陰陽虛實緊弦、則知邪之風寒氣血虛實、纔能行其針藥、治危得安、以上病雖同起於胞門、而有風寒氣血虛實經臟上下之分、隨其虛處現症現脉、不能盡述、謂脉各異源、此乃婦科切要之綱領、故囑子當辨記、勿謂不然、此上數段、皆胞宮一源起病、乃邪隨五臟六腑氣血虛處現證、故現無窮之變、務須細心體究其意、方能入彀耳、

婦人中風、發熱惡寒、經水適來、得七八日、熱除脉遲

身涼和胸脇滿如結胸狀譫語者此爲熱入血室也
當刺期門隨其實而取之
此謂中風即大邪中表風傷衛傳裏之病也發熱惡寒少陽證也少陽與厥陰相爲表裏而厥陰藏血乃通衝脉血室經水適來血室空虛少陽風熱陷於血室邪氣深入故七八日來外則熱除而身涼血陰凝滯故脉遲而胸脇滿如結胸狀血室之邪衝心則發譫語即非有鬼神之義也然肝與血室相通故當刺肝之期門穴隨其實處取之即瀉血室之邪也

婦人中風七八日續得寒熱發作有時經水適斷此爲熱入血室其血必結故使如瘧狀發作有時小柴胡湯主之方見嘔中

此風邪陷入血室而出方也風傷衛證七八日來續得寒熱發作有時者因經水適來血室空虛外邪乘虛內陷邪血搏擊正邪分爭陰陽更勝勢如瘧狀故謂有時然邪陷血室而得寒熱當責邪在半表半裏故用小柴胡湯和陰陽而提風木之邪上行使從表出則病自愈不必求其血室之補瀉也

婦人傷寒發熱經水適來晝日明了暮則譫語如見鬼狀者此爲熱入血室治之無犯胃氣及上二焦必自愈

熱入血室雖有風寒之別而邪入則一所以上下四條相爲一貫也寒邪傷營而陷於血室故晝日明了暮則血海陰邪盛而上衝於心則發譫語然肝臟開竅於目熱血搏結魂不歸舍而反影於目故如見鬼狀此皆帶下非有鬼神之義也治此不可犯其胃氣及上二焦之陽是謂汗吐下之戒俾中上之陽不傷陽能正陰使邪外出則陰邪下退

經水適來未淨必使經血再行則自愈矣

血弱氣盡腠理開邪氣因入與正氣相搏結於脇下正邪分爭往來寒熱休作有時默默不欲飲食臟腑相連其痛必下邪高痛下故使嘔也小柴胡湯主之

此互風寒陷入血室舍鍼法惟小柴胡爲主治也血室空虛爲血弱氣盡邪氣陷入結於脇下與正氣相搏故正邪分爭往來寒熱休作有時邪鬱胃間故默默不欲飲食然肝胆相連臟邪凝於下腑邪衝於上血室爲病故痛在下邪高痛下中州胃氣不和則使嘔也然小柴胡湯表裏兩解之方而

上下亦可兩解、所以用此和之、

陽明病、下血譫語者、此爲熱入血室、但頭汗出、當刺期門、隨其實而瀉之、濈然汗出者愈、

此傷寒土邪反乘於血室也、大邪傳入陽明、濕熱熾盛、反淫衝脉血室、血熱妄行、故陽明病而見下血、爲熱入血室、胃熱上衝於心、則發譫語而頭汗出、故當刺肝之期門、隨其邪實之處而瀉之、使木能制土、陽明經腑餘熱、自從周身濈然汗出而愈、蓋血室證、非惟少陽與陽明之邪而入、要知十二經絡臟腑之邪、皆可入之爲病、又有血室受邪傳

於臟腑十二經絡爲病，餘臟倣此，則神機在我，何懼證見無窮。

婦人咽中如有炙臠，半夏厚朴湯主之。

此血室之邪淫於任脉爲病也。前謂凝堅在上，久成肺癰，與此如有炙臠，源同而證異。要知仲景立一言，竪一義，是有變化不盡之妙，倣此類推，則得金匱之意。葢行經或產後，氣血虛而陰門感受風寒，積結胞宮，相隨任脉上衝，抵於咽嗌，氣逆噎塞，吞之不下，吐之不出，如有炙臠貼於咽中。故用厚朴、半夏辛溫消痰散結而下逆氣，蘇葉善能歸氣

入陰和血同生薑以宣營衛而散外入之邪茯苓滲濕并導逆氣下行也

半夏厚朴湯

半夏一升　厚朴三兩　茯苓四兩　生薑五兩　乾蘇葉二兩

右五味以水一斗煮取四升分温四服日三夜一

婦人臟燥悲傷欲哭象如神靈所作數欠伸甘麥大棗湯主之

此子宮受邪上淫肺氣之病也子宮血虛故爲臟燥受風化熱相隨任脉冲上而挾心包之火逼廹

肺臟然肺聲爲哭魄氣不寧則悲傷欲哭象如神靈所作而金虛肝盛邪犯胃腎故數欠伸即憂慘悲傷多嗔魂魄之病也故以甘草緩瀉心包之火小麥益心和肝兼養胞血大棗培土生金而和營衛以濟子宮之燥俾衝任得養肺氣是無陵犯則悲哭自止

甘麥大棗湯

甘草三兩　小麥一升　大棗十枚

右三味以水六升煮取三升分溫三服亦補脾氣

婦人吐涎沫醫反下之心下即痞當先治其吐涎沫

小青龍湯主之涎沫止乃治痞瀉心湯主之小青龍湯見痰飲

此凝堅在上嘔吐涎唾而挾新邪之方也血寒積結胞門復挾新感外風相隨任脉而上會合胸膈肺胃之間凝聚津液化而爲痰故吐涎沫然外邪當從表散而醫反下之誅伐無過致傷中氣則陰邪上逆與涎相併成痞若不治涎餘涎盡併於痞卒難分解故當先治用小青龍湯散邪滌飲風寒兩擅其長使新舊之邪盡去則涎沫自止其或痞結未消又當瀉心湯治其痞也

問曰婦人年五十所病下利數十日不止暮卽發熱少腹裏急腹滿手掌煩熱脣口乾燥何也師曰此病屬帶下何以故曾經半產瘀血在少腹不去何以知之其證脣口乾燥故知之當以溫經湯主之

此血寒積結胞門之病也婦人年五十所天癸應絕而反病下利者因昔半產寒凝瘀血積於胞宮所以新血不能聚於血海反從下出而爲下利不止卽血山崩倒之疾非大便下利也然新血不得畜聚血海之內則陰虛火盛故暮卽發熱血瘀少腹則裏急矣葢心經脉絡下通胞門上走手心勞

宮、血虛火盛、故手掌煩熱、心病則脾亦病、故腹滿、
而脾營不化、故唇口乾燥、病在血室、所以爲屬帶
下、然何以知其血瘀、少腹蓄唇口乾燥、此乃血瘀
而不上灌、故知之也、但瘀爲病根而不去、利何由
止、故用温經湯、芎歸參芍薑桂茱甘、調和營衛而
益氣血、爲温散寒結、半夏下逆消痰、丹皮散血、麥
冬阿膠、保肺通調、但温經散邪、俾瘀血行而病根
去、血得歸宮、則下利止矣、

温經湯

吳茱萸三兩　當歸　芎藭　芍藥

人參　桂枝　阿膠　牡丹皮
生薑　甘草各二兩　半夏　麥冬去心各一升

右十二味、以水一斗、煮取三升、分溫三服、亦主婦人少腹寒、久不受胎、兼治崩中去血、或月水來過多、及至期不來、

帶下、經水不利、少腹滿痛、經一月再見者、土瓜根散主之、

此在下未多、經候不勻之病也、胞門受風、未經多日、所以秖見經水不利、未致不通、第不利者、乃似通非通、非通似通、來而不暢、止而復來、即行者自

行結者自結所以少腹滿痛而一月再見矣故以土瓜根即王瓜根也味苦氣寒能清風化之熱䗪蟲活血行瘀桂枝芍藥以調營衛而宣陽氣俾風外出酒引血分散瘀經自利矣

土瓜根散陰㿉腫亦主之

土瓜根　芍藥　桂枝　䗪蟲各三分

右四味杵爲散酒服方寸匕日三服

寸口脉弦而大弦則爲減大則爲芤減則爲寒芤則爲虛寒虛相搏此名曰革婦人則半產漏下旋覆花湯主之

此胞門受邪挾木乘胃之脉與證也血海邪通肝木則木氣過盛而脉弦然弦必傷胃則胃虛謂弦則爲減胃虛不能生血溉灌諸脉而空大爲大則爲芤然胃氣虛弱爲減則爲寒血不循經貫脉爲芤則爲虛胃寒脉虛爲寒虛相摶脉名爲革而木邪熾盛胃氣不能生血而攝血攝胎故有妊則當半產無孕則當漏下然推其源乃胞受風寒所致脉弦而大故用旋覆花驅風而散寒結以葱助其行散之力新絳絹引入血海而散邪俾邪散則正氣自復非此即養正之方也蓋前虛勞論中華

脉乃木火制胃、此因胞宮受邪傳木不同、當參看則備、

旋覆花湯

旋覆花三兩　葱十四莖　新絳少許

右三味、以水三升、煮取一升、頓服之、

婦人陷經漏下黑不解、膠薑湯主之。方未見

此胞門受邪、以致陷經漏下也、葢諸經血盈則灌於海、海滿復溢於經、經海相連、盈虧進退升降出入、皆從於海、若血海受邪、拒格新血不歸於海、則新血降而漏下矣、然經血陷而不升、故爲陷經、若

血寒則黑漏下黑不解者即血海受寒所致漏下也故以乾薑散寒俾寒邪去而瘀黑自解阿膠養血而驅伏風則漏下得止原方未見但以膠薑詳之其義可知後人擬補膠艾湯似乎未確

婦人少腹滿如敦狀小便微難而不渴生（當作經字）後者此為水與血俱結在血室也大黃甘遂湯主之

此經後受邪水血兩瘀也經後血室虛而受邪水血內瘀則少腹滿如敦狀如人敦而不能起言其下重之情也血分受邪故小便微難而不渴非似氣分閉而不通矣此有形水血結於血室若不峻

攻、何以破其堅壘之結、所以大黃攻血、甘遂以逐蓄水、而無留滯、又藉阿膠養血、善驅血中伏風、俾風去則水血俱利矣、竊擬血分受風而致水腫者、用之無不妙耳、

大黃甘遂湯

大黃四兩　甘遂　阿膠各二兩

右三味、以水三升、煮取一升、頓服之、其血當下、

婦人經水不利下、抵當湯主之、

此血寒積結胞門、未變他病之方也、胞門偶被風寒襲入、血凝不散、經水則不利下、非久閉也、或痛

而不利或少腹堅而有形可徵故以食血之䗪蟲水蛭以破血結桃仁大黃以攻其瘀則無留滯矣

抵當湯亦治男子膀胱滿急有瘀血者

水蛭熬　䗪蟲三十枚熬　桃仁二十枚　大黃三兩

右四味爲末以水五升煮取三升去滓温服一升

婦人經水閉不利臟堅癖不止當作散字中有乾血下白物礬石丸主之

此肺氣不利白帶而致乾血也臟即子宮也堅癖不散子宮有乾血也白物者世謂之白帶也葢子宮之氣通連衝任督帶諸臟之氣而衝任之氣上

至咽喉會通於肺然肺主通調諸臟之氣連及子宮故肺與大腸受邪通調傳道之職皆失以致脾胃濕熱凝滯津液而成白物淫入胞宮阻滯內血不流而成乾血是因白帶阻閉胞宮而結乾血也經云治病必求其本故以礬石先去濕熱爲君杏仁獨利肺與大腸之氣爲助蓋肺與大腸爲表裏納藥大腸之臟俾藥氣以從大腸之氣上行於肺肺氣即得下行通調於子宮使濕熱津液不得凝爲白物則白物止而乾血自散此由他臟淫於子宮受病不與胞門同治正謂其雖同病脉各異源

也、

礬石丸

礬石燒三分　杏仁一分

右二味末之、煉蜜丸棗核大、內臟中、劇者再內之、

婦人六十二種風、腹中血氣刺痛、紅藍花酒主之、

此概以婦人血分挾風而病也、仲景每論婦人之病、皆從血海受邪起見、而推廣六十二種風疾、並腹中血氣刺痛、咸因血海氣血虛而招風、以致衝任督帶五臟六腑皆病、故以紅藍花一味煎酒取其色紅、與血相類、味苦辛温、能入心肝衝任血海、

養血和血行血專理血海去舊生新得酒入血宜行之力更佳正謂血足風自滅也

紅藍花酒方

紅藍一兩

右一味以酒一大升煎減半頓服一半未止再服

婦人腹中諸疾痛當歸芍藥散主之（方見妊娠）

此脾虛而致腹痛也腹中即血海也婦人雖以血海爲主實賴脾胃資生之化而統血於海則無諸病此因脾不健運濕氣下流胞中血濇氣滯故腹中諸疾痛當責脾虛而治故以芎歸養血而行血

中之氣滯芍藥收陰之正白朮茯苓澤瀉健脾滲濕俾脾健則血生濕不下流衝任氣行血利則諸痛自止此又重於脾不當責於胞此亦其雖同病脉各異源也

婦人腹中痛小建中湯主之方見虛勞中

此胃虛而致腹痛也胃爲五臟六腑之海虛則納穀少而營衛亦虛血海無濟胞門血虛氣滯故腹中痛是非風寒所致者也所以小建中湯建中氣而生營衛充灌血海使陰陽和而氣血流利則不治痛而痛自巳設因風寒致痛而湯中桂枝可以

驅邪足矣此上下二條以後天脾胃生化之源不足累及血海受病故以健脾胃爲主毋恃四物湯而養陰血諸臟皆然若胞門受邪累及臟腑諸病當治胞門爲主」是仲景暗度金針人皆不識耳

問曰婦人病飲食如故煩熱不得臥而反倚息者何也師曰此名轉胞不得溺也以胞系了戾故致此病但利小便則愈腎氣丸主之

此胞門陽虛致病也表裏上中二焦無病則飲食如故下焦陽虛不能統氣於尿脬故胞系了戾即紐轉而不得溺也然胞系既轉上氣不得下通逆

衝心肺故煩熱不得臥而倚息名曰轉胞不得溺是因眞陽虛而不得統氣於胞故用六味丸以滋左腎之元陰桂附崇補右腎之眞陽行陽化氣直達胞中胞系滿直開闔有權則小便利而煩熱倚息頓愈若以五苓八正一概淡滲元陽頓削反不得溺也

腎氣丸

乾地黃八兩　薯蕷　山茱各四兩　澤瀉

牡丹皮　茯苓各三兩　桂枝　附子各一兩炮

右八味末之煉蜜和丸梧子大酒下十五丸加至

二十五丸日再服

蛇床子散温陰中坐藥

此令陰掣痛少腹惡寒之方也胞門陽虛受寒現證不一非惟少腹惡寒之一證也但寒從陰戶所受不從表出當温其受邪之處則病得愈故以蛇床一味大熱能補眞陽納入陰中俾子宮得煖邪去而病自愈矣

蛇床子散

蛇床一味末之以白粉少許和合相得如棗大綿裹內之自然温

少陰脉滑而數者、陰中即生瘡、陰中蝕瘡爛者、狼牙湯洗之、

此風濕合乘胞門、流於陰戶、而成蟲蝕也、少陰脉居左尺、而應胞門精血之地、外通陰戶、但脉滑爲陰氣有餘、數爲熱盛、此因風濕感入胞中、濕熱熾盛、流注陰中、營氣不從、逆於肉理、邪熱鬱蒸、陰中即生瘡矣、濕熱蒸化爲蟲、遍蝕陰戶、謂蝕瘡爛也、方以狼牙煎湯、薰洗、本草謂其苦寒有毒、善治浮風瘙癢、殺腹臟一切蟲、但苦能燥濕、寒以除熱、俾濕燥熱除、不化爲蟲、則蝕瘡自愈、蓋後人論陰瘡

數種、不若此論最詳、當以觸類旁通治證爲妙、

狠牙湯

狠牙三兩

右一味、以水四升、煮取半升、以綿纏筯如繭、浸湯瀝陰中、日四遍、

胃氣下泄、陰吹而正喧、此穀氣之實也、膏髮煎導之、方見黄癉

此胃氣走於胞門、而出前陰、謂之陰吹也、大腸與胃中津液枯燥、穀熱壅滯不下、胞門氣虛、胃氣不往後陰、而反陷胞中、以從前陰而出、故謂胃氣下

泄乃移實就虛之義即腸胃累及胞門之病也氣泄聲響如吹爲陰吹而正喧腸胃之氣乘於胞門謂穀氣之實也故以豬膏滋潤腸間之燥髮煎以養胞門之血俾腸間得潤穀食下而氣轉後陰此通則彼塞矣蓋有大便不結中虛下陷而陰吹者當用補中升提不可概爲胃實也

小兒疳蟲蝕齒方

小兒疳病乃從內發先因金虛木寡於畏風乘於土濕熱壅積胃間隨脉上溢於齒風濕蒸腐化而爲蟲浸淫於齒故爲疳蟲蝕齒方用雄黃善驅臟

腑之風又能殺蟲葶藶以瀉肺實使肺氣通調金風一動濕熱全消則不化蟲蝕齒之患除矣蓋附此方於婦人證後想昔有幼科而遺失無傳去古既遠不敢妄贅

雄黃　葶藶

右二味末之取臘月猪脂鎔以槐枝綿裹頭四五枝點藥烙之

論曰經云女子七歲腎氣盛齒更髮長二七而天癸至任脉通太衝脉盛月事以時下故有子至於七七任脉虛太衝脉衰少天癸竭地道不通形壞

而無子矣」丈夫八歲腎氣實髮長齒更二八腎氣盛天癸至精氣溢瀉故能有子腎者主水受五臟六腑之精而藏之故五臟盛乃能瀉至於八八則齒髮去五臟皆衰筋骨懈惰天癸盡而鬚髮白身體重而行步不正故無子耳」蓋天癸者即父母媾精而爲先天合同天地陰陽生長之氣乃爲精血之主非精血而爲天癸也然所得之氣女藏於心陽爲之主」男藏於腎陰爲之根各待陰陽至盛精血滿足之期則洩所以謂之天癸至」但男體外爲陽而盛於八者乃倏眞陰數足以水而配陽」女體

外爲陰而盛於七者乃俟眞陽數足以火而偶陰故女子二七陽氣充盛是與眞陰氣合則陽機蠢動陰即隨之任脉通而太衝脉盛月事下而陰陽和平故有子耳男子二八陰水充盛與眞陽偶合陽機蠢動精氣溢瀉陰陽和而有子矣若在後天論之女子二七胃中氣血充盛於心血盛則與先天氣和先後之氣附合而經行故有子男子二八胃中氣血充盛於腎精盛則與先天氣和先後之氣附合而精瀉故有子所以男女皆爲天癸至者乃先天陰陽與後天氣血會合充盛斯時而至故

予謂氣血爲陰陽之槖籥陰陽爲血氣之風帆也夫男子外陽而內陰以腎爲體以心爲用女子外陰而內陽以心爲體以腎爲用葢心屬火爲陽主血陽數奇故二七眞陽氣盛陰得陽和則行統領諸臟之血盈溢血海則月事下而有子腎屬水爲陰主精陰數偶故二八眞陰水盛陽得陰則化而統諸臟之精滿溢精海精氣溢瀉而有子可見男女配偶交合必須陰陽和平即成胎而生子是故男女陽中有陰陰中有陽所以調經治病當以陰陽先天分治非僅調養後天精血而已葢二七少

陽氣盛二七陽明氣盛三七太陽氣盛而二七十
四正在陽明盡而郤交太陽之初三陽開泰之時
故太陽始盛萌機一動合於少陰則陰陽相和衝
任血海盛而月事下則有子矣然有未至二七天
癸至而生子者乃屬天稟太過或有已過二七天
癸未通而不生子者乃天稟不及是稟先後二天
之氣厚薄不同也夫女子陰血已盈必俟眞陽至
而行化行化之後務須陰陽和平則爲無病設偏
陽盛則未及期而脉數若偏陰盛則過期而脉遲
此爲陰陽太過不及皆當病也或因後天營衛之

氣太過不及而致病者、經云營者、水穀之精氣、和調於五臟、灑陳於六腑、乃能入於脉也、衛者水穀之悍氣、其氣慓疾滑利、不能入於脉、故循皮膚之中、分肉之間、熏於肓膜、散於胸腹、若衛虚則脉微而經遲、營虚則脉數而經早、至於閉絶不通、各有陰陽氣血寒熱虚實、辨於胃腎也、然經水有先期後期而至者、或多少、紫黑淡白青黄黑色不一者、或二三月一行、一月二三行者、至於閉而不通者、或崩漏不止、赤白帶下、血瘕癥塊者、皆屬胞門之病、謂之帶下、治之須審經期、始有本據、或先經水不調至於閉而不通後致別病者乃胞門受邪當辨寒熱虛實調經爲主治俟經通則諸病自愈若先有別病而後致經水不調或閉而不通者乃臟腑受病累及胞門則當治臟腑爲主調經次之俟病退則不調經而經自調矣故金匱發明經期胎產血室空虛邪從陰戶侵入胞門之病述爲女科其餘六淫中表內傷七情男女皆同所以不贅一辭也

張仲景金匱要畧卷二十　終

張仲景金匱要畧卷二十一

檇李沈明宗目南甫編註

婦人妊娠

師曰婦人得平脉陰脉小弱其人渴不能食無寒熱名妊娠桂枝湯主之於法六十日當有此證設有醫治逆者却一月加吐下者則絕之（方見下利）

此辨初孕之脉證也六脉皆和爲得平脉則內外無病矣然平脉之中畧見陰脉有異而陰脉者即關尺肝腎之脉也是脉當微弦濡滑而反小弱且無病證則知厥陰少陽膺胎氣血不足之故經云

土得木而達此木廕胎尚且不及何暇疏通稼土廼胃氣自壅氣化爲火則渴而不能食無寒熱者是無表證也在於六十日無病而見經閉脉弱決是足厥陰少陽廕胎所致故斷其妊娠然既已妊娠補瀉之法用之無益惟宜桂枝湯調和營衛以濟肝膽之源但此湯用之於表則和營衛而去表邪用之於裏則和營衛而生氣血充溢臟腑血海然濟胎則自安胎矣若見渴不能食而醫不識此妊娠反以病治傷動胃氣故加吐下却有一月則當止吐下爲急所謂絕之

婦人宿有癥病、經斷未及三月、而得漏下不止、胎動在臍上者、此爲癥痼害妊娠、六月動者、前三月經水利時胎也。下血者、後斷三月衃也。所以血不止者、其癥不去故也、當下其癥、桂枝茯苓丸主之。

此妊娠宿有癥病而出方也、婦人經產之後、血室空虛、餘血未淨、而受風寒、或因飲食生冷、凝血成塊、則爲癥瘕。若結於偏旁、而不正居子宮、仍能行經受孕、曰宿有癥病。此經斷未及三月、將巳三月、而得漏下不止者、見似經非經、胎衃疑似之間、以故詳辨。然懷妊娠應居當臍、而臍腹之地、却被癥塊占居故動反在臍上而癥居偏旁故能受胎但害經血不廕胞胎半途而出以漏下不止謂之癥痼害蓋妊娠動時當在六月之間今秖三月就動亦因癥痼害去其血胎乾不安如魚無水則跳躍不定矣然胎衃未能定其確實所以推其經水未斷前之三月爲驗若經水未斷前之三期期期準節而無參差前後者乃氣血和平應當受孕斯斷是胎非衃所謂前三月經水利時胎也若前之三月期期經水遲蚤不準淋漓閉塞者乃氣血乖離何能受孕知今經斷非胎是衃故下血者後斷三

月衃也、然前三月經利、既是爲胎、何因而漏血不止也、蓋因其癥不去、阻害廕胎之血、不入於胞而漏下、所以當下其癥、胎始得安、則血自止、故以桂枝行陽、芍藥收陰、調和營衛、然癥病始成、必因風寒痰濕氣血凝結爲塊、以茯苓滲濕、丹皮桃仁破血行瘀、而助消癥、但丹皮桃仁、爲胎氣所忌、此不避者、經謂有故無殞、自無殞也、因胎在腹、欲去其癥、則服一丸而漸磨、不致動胎、立法最善、

桂枝茯苓丸

桂枝　茯苓　牡丹皮

桃仁去皮尖熬　芍藥各等分

右五味末之，煉蜜丸如兎屎大，每日食前服一丸，不知加至三丸。

婦人懷娠六七月，脉弦發熱，其胎愈脹，腹痛惡寒者，少腹如扇，所以然者，子臟開故也，當以附子湯溫其臟。方未見

此土金氣虚不能助廕胞胎而受邪也。妊娠六七月，應當肺胃廕胎之際，而肺胃氣虚，廕胎不暇，令其胞門之氣亦虛寒，風襲入，相連肺胃，故見脉弦。邪鬱表陽則發熱，乘於脾胃則胎愈脹，深入胞宮，

則腹痛惡寒冷氣陣陣侵逼爲少腹如扇因子臟陽虛不斂玉門不閉寒風襲入胞宮所謂子臟開也故用附子溫起胞宮之陽得煖則閉而風冷自散然方雖未見但詳附子爲湯必是驅寒補陽爲主顧名思義可也

師曰婦人有漏下者有半產後因續下血都不絕者有妊娠下血者假令妊娠腹中痛爲胞阻膠艾湯主之

此下血則一其因各異也漏下卽崩疾也崩有木火乘脾而致有胞宮受風寒而致或半產下血都

不絕而致或脾胃氣虛而致或因胞宮氣血寒熱偏勝而致此妊娠下血腹中痛者因胞胎阻塞氣滯不能運血於經脈故下血腹痛然其因雖異而治法同於行氣止血和陰故槪用膠艾養血調血止血俾氣血歸於經脈則漏下止而痛自愈縱有風寒內襲膠艾溫經則驅散風寒具在其中矣

膠艾湯

芎藭　阿膠　甘草各二兩　艾葉

當歸各三兩　芍藥四兩　乾地黃六兩

右七味以水五升清酒三升合煮取三升去滓內

膠令消盡溫服一升日三服不差更作

婦人懷妊腹中㽲痛當歸芍藥散主之

此木取土氣爲病也凡屬胎前之病皆因胎處其中而礙胎之臟受邪爲病也蓋鎮攝胞胎統運氣血咸賴於脾因其脾胃礙胎不暇氣血不能分濟諸臟故木氣自强反來討氣於土土弱氣滯以致胞宮氣血不舒所以腹中㽲痛㽲痛者乃綿綿痛而不止也故以芍藥芎歸宣和胞宮氣血兼疏土中之木白术健脾生化營衛以濟諸臟之虛苓澤導滲土虛不輸之濕俾木土相和胞宮氣血流利

則痛止而胎自安矣

當歸芍藥散

當歸三兩　芍藥一觔　茯苓

白术各四兩　澤瀉半觔　芎藭三兩或作半觔

右六味杵爲散取方寸匕酒和日三服

妊娠嘔吐不止乾薑人參半夏丸主之

此木挾寒水之氣上逆而嘔吐也葢脾胃爲生化之源五臟六腑皆受其濟而胞胎繫於脾賴之以爲總廕此脾但有廕胎之能而無制水之暇雖無水泛乃寒濁之氣以乘木勢反衝於土脾胃氣逆

津液化爲痰飲上溢所以嘔吐不止故以人參補養脾胃之元乾薑以煖胃中之氣俾脾胃溫而健運如常則水陰不敢上逆以半夏滌痰下逆而止嘔吐葢半夏乾薑乃胎氣所忌是有病則病當之況用丸者取其緩而不致動胎也

乾薑人參半夏丸

乾薑　人參各一兩　半夏二兩

右三味末之以生薑汁糊爲丸如梧子大飲服十丸日三服

妊娠小便難飲食如故當歸貝母苦參丸主之

此下焦受邪而致小便難也飲食如故知邪非從上焦傳來乃從陰戸而入襲於胞宮氣連膀胱鬱而不化故小便難所以苦參味苦氣寒燥濕驅風本草謂其入陰能驅大風開結氣除伏熱以當歸養血而利血中之氣善治衝帶之病益肺與膀胱爲子母故以貝母利肺氣卽是利膀胱之氣膀胱氣利胞宮之氣亦利氣利則邪除小便不難矣

當歸貝母苦參丸

當歸　貝母　苦參各四兩

右三味末之煉蜜丸如小豆大飲服三丸加至十

九、

妊娠有水氣、身重小便不利、灑淅惡寒、起卽頭眩、葵子茯苓散主之、

此胎壓衛氣不利致水也、五六月、胎壅脾胃之氣不運、七八月、手太陰氣逆、九十月、膀胱三焦氣鬱、皆可致水、此因三焦氣鬱、決瀆無權、聚水泛溢、故爲水氣、身重小便不利、然三焦氣鬱於內、而不達於外、皮毛失護、則灑淅惡寒、胎居於下、火逆於上、木火通氣、而起動身軀、則擾動火氣上搖、則頭眩、然不畏其水、但畏小便不利、雖非陽虛致水、亦當

開鬱瀉水爲主、故以葵子滑利諸竅、使通三焦之氣、茯苓滲水下行而宣膀胱之鬱、俾下焦通則上焦氣轉、小便利而腫自退、但葵子滑胎而不忌者、乃有病則病當之、功在利水宣壅而不滑胎矣、

葵子茯苓散

葵子一觔　茯苓三兩

右二味、杵爲散、飲服方寸匕、日三服、小便利則愈、

婦人妊娠、宜常服當歸散主之、

此上中氣熱、妊娠常服之方也、脾胃乃爲營衛之源、胎必賴之以爲總廕、肝爲藏血之室、衝任通賴

以滋故妊娠全欲肝脾氣和則子宮受廕而無胎動之虞所以芎歸專養肝血能疏肝氣而不壅白朮補脾燥濕芍藥收陰而平賊土之木以黄芩能清木火而凉胎氣不致氣壅血滯則胎無疾苦而易產然氣血平調之方故宜常服所以產後百病悉主之

當歸散

當歸　黄芩　芍藥　芎藭各一觔

白朮半觔

右五味杵爲散酒服方寸匕日再服妊娠常服即

易產胎無疾苦產後百病悉主之

妊娠養胎白朮散主之

此偏下焦陰火上逆之方也脾胃乃生營衛而養蔭胎元爲鎮攝之主故用白朮培脾養胃芎藭疏利肝氣俾肝氣利則脾氣和而血長胎安然又賴腎水壯而收攝陰火不致上逆則胎無患故取椒性純陽能達逆上之火而歸其根但椒能導火下行不能養陰攝火故以牡蠣鹹寒純陰之品補水而攝之則胎長無虞若脾氣不和腹痛者加芍藥以疏土中之木心氣毒痛乃肝氣淫鬱於心當倍

芎藭、以疏肝氣、心煩吐痛、不能食飲者、不獨肝氣抑鬱、且有客寒上逆、心火不寧、故加細辛驅寒、半夏止逆、以醋湯和血而安其下、復不解者、知非客寒、乃心液不足而煩、用小麥汁養心液而安其上、已後渴者、用大麥汁以和其胃、此藥性平和、所以養胎常服、此不用血藥滋陰制火、是非病偏陰陽、乃胎居其下、而陰火上逆、故但調其氣、則血自和也、

白术散

白术　芎藭　牡蠣　蜀椒三分去汗

右四味杵爲散，酒服一錢匕，日三夜一。但苦腹痛，加芍藥；心下毒痛，倍加芎藭；心煩吐痛不能食飲，加細辛一兩、半夏大者二十枚，服之後更以醋漿水服之；若嘔，以醋漿水服之；復不解者，小麥汁服之；已後渴者，大麥粥服之。病雖愈，服之勿置。

婦人傷胎，懷身腹滿，不得小便，從腰已下重，如有水氣狀，懷身七月，太陰當養不養，此心氣實，當刺瀉勞宫及關元，小便微利則愈。

此肺經廕胎致虛，所不勝來剋也。妊娠七月，太陰肺氣養胎，但有廕胎之氣，而無生水之暇，水虧包絡火旺刑於肺金太陰受傷故爲傷胎即傷廕胎之謂也懷身腹滿因肺金受傷氣鬱不得下輸膀胱故不得小便而腰已下重乃肺氣壅逆非水泛皮膚故謂如有水氣狀蓋七月太陰受制不能廕胎爲當養不養當責心氣之實刺瀉手心勞宫穴而瀉心火及刺關元穴宣通腎與膀胱之氣使膀胱氣通則三焦氣利心腎相交水火既濟不刑於金而通調小便微利則愈

論曰胎孕一門貴在自慎起居調七情節飲食不妄作勞則氣血陰陽和而無疾設縱違諸禁以致

氣血乖離、陰陽偏勝、諸病集至、乃爲自傷臟腑氣血所致、非關胎氣爲病、或因胎處胞中、氣血不足、陰陽偏勝、以致下部感受六淫爲病、或胎肥壅塞、臟腑、氣血不宣、又有每月廕胎之氣不暇、或惡阻、胎動、胎漏、子煩、子淋、子癇、子腫、子懸、子瘖、半產等證、乃爲胎氣所致之病、當察廕胎本經之虛實寒熱、而用升降補瀉保之、庶不悖金匱闡發之理、因晉唐歷代諸書、男女同病、一統混收、而爲胎前之病、不合金匱之義、故復表出、

張仲景金匱要畧卷二十一　終

張仲景金匱要畧卷二十二

檇李沈明宗目南甫編註

婦人產後

問曰、新產婦人有三病、一者病痓、二者病鬱冒、三者大便難、何謂也、師曰、新產血虛、多汗出、喜中風、故令病痓、亡血復汗、寒多、故令鬱冒、亡津液、胃燥、故大便難、

此產後氣血虛而受邪致病也、新產有血虛、氣虛、有氣血兩虛、虛而招邪、則有三病、蓋三病爲綱、非只此三病也、因血虛氣熱、熱開腠理、則多汗出而

汗多則筋燥，故喜中風，風中則變痙矣。若亾血則內火上逆，復外感寒，寒邪鬱住內火，謂寒多故令鬱冒。蓋此二條因虛受邪而病，末節乃指產後氣血虛不因受邪便難也。凡大腸主津，小腸主液，然津液乃屬於陽，因氣虛則津液虛，津液虛而血亦虛，則胃間不潤，腸亦燥，故大便難。此提產後虛而感受風寒與大便難，無邪三法，爲諸病之大綱也。

產婦鬱冒，其脉微弱，嘔不能食，大便反堅，但頭汗出。所以然者，血虛而厥，厥而必冒。冒家欲解，必大汗出。以血虛下厥，孤陽上出，故頭汗出。所以產婦喜汗出

者亡陰血虛陽氣獨盛故當汗出陰陽乃復大便堅嘔不能食小柴胡湯主之方見嘔

此亡血外寒鬱住內火上逆而致冒也中氣不足故脉微弱木火盛而鬱遏脾胃之氣不運所以嘔不能食然氣血虛則津液亦亡故胃燥而大便堅血虛則陽火上厥故頭汗出以血虛而陽氣上逆故厥外挾寒邪矇昧於上則為鬱冒但冒家欲解必然大汗出則內外之邪得散又謂血虛下厥孤陽上出而頭汗出因頭汗出而損其陽以陽損則陰長曰陰陽乃復弟血氣津液內燥則大便堅木

火乘胃故嘔不能食治當小柴胡湯和解表裏使表裏氣和脾胃之氣得轉則鬱冒自愈病解能食七八日更發熱者此爲胃實大承氣湯主之

此即大便堅嘔不能食用小柴胡湯而病解能食也病解者謂鬱冒已解能食者乃餘邪隱伏胃中風熱熾盛而消穀但食入於胃助起餘邪復盛所以七八日而更發熱故爲胃實是當蕩滌胃邪爲主故用大承氣峻攻胃中堅壘俾無形之邪相隨有形之滯一掃盡出則病如失仲景本意發明產

後氣血雖虛然有實證即當治實不可顧慮其虛反致病劇也

產後腹中疞痛當歸生薑羊肉湯主之併治腹中寒疝虛勞不足（方見寒疝）

此氣血兩虛而腹痛也疞痛者綿綿而痛是屬虛也產後氣血兩虛或有微寒阻滯氣血所以腹中疞痛非如血瘀刺痛之比故以當歸養血而行血滯生薑溫散客寒而行氣滯以羊肉味厚氣溫補氣而生血正謂形不足者溫之以氣精不足者補之以味俾氣血得溫則邪自散而痛自止矣此但

溫補宣行，所以並治寒疝虛勞不足。

產婦腹痛，煩滿不得臥，枳實芍藥散主之。

此氣滯腹痛也。產後中氣必虛，虛則氣滯而食亦滯，故腹痛煩滿不得臥。勿疑產後定屬瘀血而痛也。故以枳實破氣行滯，芍藥收陰而和脾養血。因產後血虛，所以用之。此劑行氣和血，故主癰膿。以麥粥下之，乃和肝氣而養心脾也。

枳實芍藥散

枳實燒令黑，勿太過　芍藥等分

右二味，杵為散，服方寸匕，日三服。並主癰膿，以麥

粥下之

師曰產婦腹痛法當以枳實芍藥散假令不愈者此爲腹中有瘀血着臍下宜下瘀血湯主之亦主經水不利

此與上條互相發明也前因氣食阻滯腹痛以枳實芍藥散行食下氣收陰歛正乃至當不易之治矣然施之而不愈要知非因氣分阻食之痛當責瘀血着在臍下而痛也故用大黃桃仁䗪蟲入血攻瘀俾瘀去則痛自止蓋仲景意欲明產後腹痛亦有氣分食滯不可概攻瘀血之訓耳

下瘀血湯

大黃三兩　桃仁二十枚　䗪蟲二十枚去足

右三味末之，煉蜜和爲丸，以酒一升煮取八合，頓服之，新血下如豚肝。

產後七八日，無太陽證，少腹堅痛，此惡露不盡。不大便，煩躁發熱，切脉微實，再倍發熱，日晡時煩躁者，不食，食則譫語，至夜即愈，宜大承氣湯主之。熱在裏，結在膀胱也。

此亡以津液，胃燥，邪壅而致血瘀也。七八日無太陽證，是無太陽陽明表證，少腹堅痛，乃因陽明邪鬱而致惡露不盡也但亾津液胃燥邪熱傳於胃腑以挾宿食不行故不大便胃熱上衝則煩躁發熱矣然產後氣血兩虛脉當微弱此切微實而再倍發熱明是外邪傳入陽明氣壅食滯內實之證所以日晡時煩躁不食食則助其邪熱而發譫語設因惡露不盡之瘀血爲病即當夜間發熱此夜反愈知非瘀血血虛之故不必拘疑產後瘀血而施常法當除胃中燥熱食滯爲務然雖有瘀血使熱食去而瘀血自行故宜大承氣而不用破瘀血藥也葢膀胱爲津液之腑但胃熱則津液枯燥氣

鬱化熱、謂熱在裏、熱鬱不行則血瘀、故爲結在膀胱、此示產後亦有邪熱氣壅而致胞宮血瘀、則當治其胃中邪熱、不可耑攻瘀血爲訓也、

產後中風、續續數十日不解、頭微疼惡寒、時時有熱、心下悶、乾嘔、汗出、雖久、陽旦證續在耳、可與陽旦湯、即桂枝湯加黃芩

上下三條乃產後感冒證也、世謂產後氣血兩虛、不論外感內傷、皆以補虛爲主、而仲景括傷寒中之風傷衛發熱、仍以表裏陰陽去邪爲訓、故云產後中風、續續數十日不解、頭微疼惡寒、時時有熱

汗出、乃太陽風傷衛、表證未解、但心下悶乾嘔、是外邪入於胸膈之裏、太陽表裏有邪、謂之陽旦證、故以桂枝湯加黄芩、而爲陽旦湯、然風邪在表、所以桂枝湯解肌、邪入胸膈之間、當以清凉解其內熱、故加黄芩、正謂不犯其虚、是益其餘、不補正而正自補、不驅邪而邪自散、斯爲產後感冒入神之妙方也、奈後人不察其理、反謂芍藥酸寒、能伐生生之氣、桂心辛熱、恐傷其血、棄之不用、以致病劇不解、只因未窺仲景門墻耳、而千金方以此湯加飴糖當歸、爲當歸建中湯、治產後諸虚、或外感病、

深得仲景之意余嘗以此湯加减出入而治産後諸病屢獲神效故表出之

産後中風發熱面正赤喘而頭痛竹葉湯主之

前謂太陽表邪未解此兼陽明證也發熱頭痛乃風傷太陽表證兼傳陽明熱邪上逆所以面正赤而喘然治之不離桂枝湯調和營衛芍藥酸收則當去之然産後氣血兩虚若不用參附固攝陰陽之正何敢以葛根防桔升發太陽陽明風熱之邪從表而出以竹葉耑清風邪通於肝膽乘胃之熱葢産後最易變爲柔痓故發熱頭痛雖屬太陽表

證、恐隱痙病之機、所以方後云、頸項强、加大附子一枚、以正陽燥濕祛風耳、徐註言其眞陽上浮、大謬、然眞陽旣浮、何得反以温覆取汗、復散其陽之理哉、嘔乃胃虛生痰、故加半夏、

竹葉湯

竹葉一把 葛根三兩 防風 桔梗 桂枝 人參 甘草各一兩 附子一枚炮 大棗十五枚 生薑五兩

右十味、以水一斗、煮取二升半、分温三服、温覆使汗出、○頸項强、用大附子一枚、破之如豆、入前藥、揚去沫、嘔者、加半夏半升洗、

婦人乳[當有闕字]中虛煩亂嘔逆，安中益氣，竹皮大丸主之。

此即前條陽明證變，而方亦變也。婦人乳者，謂婦人乳閉而不通也。產後受邪，中氣虛而風邪傳入於胃，邪正抑鬱，故乳閉而不通。風必挾木上衝於心，所以煩亂。乘胃則嘔逆也。故以竹茹、甘草、石膏甘涼和解風邪，乘胃之熱。桂枝和營衛而驅風，白微甘寒能驅血海之風，使從外出，俾邪去則煩亂嘔逆止，而胃氣宣行，乳閉亦通，正不補而自補，故爲安中益氣。有熱者，乃陰分熱盛浮於肌表，當倍

白微昔賢謂其能去浮熱喘加栢實淸心寧肺而制風木之盛也

竹皮大丸

生竹茹　石膏各二分　桂枝

白微各一分　甘草七分

右五味末之棗肉和丸彈子大以飲服一丸日三夜二服有熱倍白微喘加栢實一分

產後下利虛極白頭翁加甘草阿膠湯主之

此血虛風襲下利卽痢疾也產後血虛火盛風乘腸胃濕熱相蒸津液化而爲膿故下利虛極然雖

虛極是非兠濇能止當清風熱則利自止故以白頭翁黃連秦皮蘗皮味皆苦寒能清風邪而除腸胃濕熱甘草和中阿膠養陰血而驅血海之風俾邪去即是補虛而利自止葢仲景示產後雖有氣血虛而感受風寒內病則當驅邪之中兼用補虛而退病也

白頭翁加甘草阿膠湯

白頭翁　甘草　阿膠各二兩

秦皮　黃連　蘗皮各三兩

右六味以水七升煮取二升半內膠令消盡分溫

三服。

附方

千金三物黃芩湯、治婦人在草蓐、自發露得風、四肢苦煩熱頭痛者、與小柴胡湯、頭不痛但煩者、此湯主之、

黃芩 一兩 苦參 二兩 乾地黃 四兩

右三味、以水六升、煮取二升、溫服一升、多吐下蟲、

此分上下受邪而治也、草蓐卽生產坐草也、產後血氣未復、或蓋覆不周、為自發露得風、蓋四肢屬土、風邪屬木、風乘脾胃、淫於四末、故四肢苦煩熱、

但當辨其上下受邪分治則如皷應桴然邪從上受必入陽經勢必頭痛當與小柴胡湯和解表裏風木之邪由風氣通於肝故也若胞門氣血虛而風從陰戶侵入血海風化爲熱上衝心脾故四肢苦煩熱而頭不痛所以地黃補其陰血風與濕蒸氣血化而爲蟲以苦參燥濕而殺蟲又去伏風以黃芩能清風化之熱服之多吐者乃逆上之標風從上出下蟲者胞門濕盛即從下出矣

千金內補當歸建中湯治婦人產後虛羸不足腹中刺痛不止吸吸少氣或苦少腹中急摩痛引腰

背不能食飲產後一月日得服四五劑爲善令人
强壯宜
產後體雖無病血海必虛若中氣充盛氣血雖虛
易能恢復或後天不能生血充於血海則見虛羸
不足但血海虛而經絡之虛是不待言因氣血不
利而瘀則腹中刺痛不止衝任督帶內虛則少腹
中急摩痛引腰背脾胃氣虛則吸吸少氣不能食
飲故用桂枝湯調和營衛加當歸欲補血之功居
多若大虛加膠飴峻補脾胃而生氣血若去血過
多崩傷內衄乃血海眞陰大虧故加地黃阿膠以

培之方後云無生薑以乾薑代之乃溫補之中兼
引血藥入血分生血其義更妙

當歸四兩　芍藥六兩　生薑
桂枝各三兩　甘草二兩　大棗十二枚

右六味以水一斗煮取三升分溫三服一日令盡
若大虛加飴糖六兩湯成內之於火上煖令飴消
若去血過多崩傷內衄不止加地黃六兩阿膠二
兩令八味湯成內阿膠若無當歸以芎藭代之若
無生薑以乾薑代之

論曰新產之婦十人九虛皆由懷胎十月氣血半

瘀其見加之產下去其惡露子宮空虛或身表經絡受邪或從陰戶入於胞宮則病狀千變然虛中嘗帶實證而實中嘗有藏虛所以仲景括傷寒論風傷衛表裏內外合邪之證而示攻補兼施之治不以純虛而為常法然胞宮受病治具婦人雜證故不多贅蓋產後雖有氣血兩虛然不畏其虛但畏其實畏受風而不畏受寒寒則溫補而去之則易風則虛中挾邪驅之而最難所以仲景不以寒邪立論深有意焉

張仲景金匱要畧卷二十二終

張仲景金匱要畧卷二十三

檇李沈明宗目南甫述

以下二卷有方無論不敢妄釋留俟博學君子

雜療方

退五臟虛熱四時加減柴胡飲子方

柴胡　白朮各八分　大腹檳榔四枚并皮不用

陳皮　生薑各五分　桔梗七分

以上冬三月柴胡稍多、

柴胡　陳皮　大腹檳榔

生薑　桔梗　枳實

以上春三月比冬減白术加枳實

柴胡　白术　陳皮　大腹檳榔

生薑　桔梗　枳實　甘草

以上夏三月比春多甘草仍用白术

柴胡　白术　大腹檳榔

陳皮　生薑　桔梗

以上秋三月與冬同唯陳皮稍多

右各㕮咀分爲三貼一貼以水三升煮取一升分

温三服如人行四五里進一服如四體壅添甘草

少許每貼分作三小貼以水一升煮取七合温服

再合滓為一服重煮都成四服、

長服訶黎勒丸方

訶黎勒　陳皮、　厚朴各三兩

右三味末之煉蜜丸、如梧子大、酒飲服二十丸、加

至三十丸

三物備急丸方

大黃　巴豆去皮心熬外研如泥　乾薑各一兩

右藥各須精新先搗大黃乾薑為末、研巴豆、內中

合治一千杵用為散、蜜和丸亦佳、密器貯之、莫令

歇氣、主心腹諸卒暴百病、若中惡客忤、心腹脹滿、

卒痛如錐刺氣急口噤停尸卒死者、以煖水、苦酒、服大豆許三四丸、或不可下、捧頭起灌、令下咽、須臾當差、如未差、更與三丸、當腹中鳴、即吐下便差、若口噤、亦須折齒灌之、

治傷寒愈不復、紫石寒食散方、

紫石英　白石英　赤石脂　鍾乳煅

括蔞根　防風　桔梗　文蛤

鬼臼　太乙餘糧各十分燒　乾薑

附子炮　桂枝各四分

右杵爲散、酒服方寸匕、

救卒死方

薤搗汁灌鼻中、○雄雞冠割取血、管吹內鼻中、○猪脂如雞子大、苦酒一升煮沸、灌喉中、○雞肝及血塗面上、以灰圍四旁、立起、○大豆二七粒、以雞子白并酒和、盡以吞之、

救卒死而壯熱者方、

礬石半觔、以水一斗半、煮消、以漬脚、令沒踝、

救卒死而目閉者方、

騎牛臨面、搗薤汁灌耳中、吹皂角末鼻中、立効、

救卒死而張口反折者方、

灸手足兩爪後十四壯、飲以五毒諸膏散、有巴豆者

救卒死而四肢不收失便者方、

馬屎一斗、水三斗、煮取二斗、以洗之、又取牛洞、稀糞也一升、溫酒灌口中、灸心下一寸、臍上三寸、臍下四寸、各一百壯、差、

救小兒卒死而吐利不知是何病方、

狗屎一丸、絞取汁、以灌之、無濕者、水煮乾取汁、

尸蹷脉動而無氣、氣閉不通、故靜而死也、治方、

草蒲屑、内鼻孔中吹之、令人以桂屑着舌下、

又方

剔取左角髮方寸燒末、酒和灌令入喉、立起、

救卒死、客忤死、還魂湯主之方、

麻黃三兩　杏仁十七粒去皮尖、甘草一兩炙

右三味、以水八升、煮取三升、去滓分令咽之、通治諸感忤、

又方

韭根一把　烏梅二七個　吳茱萸半升炒、

右三味、以水一斗煮之、以病人櫛內中、三沸、櫛浮者生、沉者死、取三升、去滓分飲之、

救自縊死、旦至暮、雖已冷、必可治、暮至旦、小難也、恐

此當言忿氣盛故也。然夏時夜短於晝，又熱，猶應可治。又云心下若微溫者，一日以上猶可治之。方：徐徐抱解，不得截繩，上下安被卧之。一人以脚踏其兩肩，手少挽其髮，當絃絃勿縱之。一人以手按據胸上，數動之。一人摩捋臂脛屈伸之，若已僵，但漸漸強屈之，並按其腹。如此一炊頃，氣從口出，呼吸眼開，而猶引按莫置，亦勿苦勞之。須臾可少與桂湯及粥清含與之，令濡喉，漸漸能嚥，吸稍止。若向令兩人以管吹其兩耳，冞好。此法最善，無不活者。

凡中暍死、不可使得冷、得冷便死、療之方、

屈草帶繞暍人臍、使三兩人溺其中、令温、亦可用熱泥和屈草、亦可扣瓦碗底按及車缸、以著暍人臍、令溺須得流去、此謂道路窮卒無湯、當令溺其中、欲使多人溺、取令温、若湯便可與之、不可泥及車缸、恐此物冷、暍既在夏月、得熱泥土、煖車缸、亦可用也、

救溺死方

取竈中灰兩石餘、以埋人從頭至足、水出七孔、即活、

治馬墜及一切筋骨損方

大黃一兩候湯成下 敗蒲一握三寸即蒲薦也 桃仁四十九個去皮尖熬

緋帛如手大燒灰 亂髮如雞子大燒灰 甘草如中指節炙剉

久用炊單布一尺燒灰

右七味、以童子小便、量多少煎湯成內酒一大盞、次下大黃、去滓、分溫三服、先剉敗蒲薦半領、煎湯浴、衣被蓋覆、須臾通利數行、痛楚立差、利及浴水赤、勿怪、即瘀血也、

張仲景金匱要畧卷二十三終

張仲景金匱要畧卷二十四

檇李沈明宗目南甫述

禽獸魚蟲菓食菜穀禁忌

凡飲食滋味以養於生、食之有妨、反能有害、自非服藥、煉液焉能不飲食乎、切見時人、不閑調攝、疾疢競起、若（恐是莫字）不因食而生、苟全其生、須知切忌者矣、所食之味、有與病相宜、有與身為害、若得宜則益體、害則成疾、以此致危、例皆難療、凡煮藥飲汁以解毒者、雖云救急、不可熱飲、諸毒病得熱更甚、宜冷飲之、

肝病禁辛、心病禁鹹、脾病禁酸、肺病禁苦、腎病禁甘、

春不食肝、夏不食心、秋不食肺、冬不食腎、四季不食脾、辨曰、春不食肝者、爲肝氣王、脾氣敗、若食肝、則又補肝、脾氣敗、尤甚、不可救、又肝王之時、不可以死氣入肝、恐復魂也、若非王時、卽虛、以肝補之佳、餘臟準此、

凡肝臟、自不可輕噉、自死者彌甚、○凡心、皆爲神識所舍、勿食之、使人來生復其對報矣、○凡肉及肝、落地不着塵土者、不可食之、○猪肉落水浮者、不可食、○猪肉及魚、若狗不食、鳥不啄者、不可食、○猪肉不乾、火炙不動、見水自動者、不可食之、○肉中有如朱

點者、不可食之、○六畜肉、熱血不斷者、不可食之、○父母及身本命肉、食之、令人神魂不安、○食肥肉及熱羹、不得飲冷水、○諸五臟及魚、投地塵土不汚者、不可食之、○穢飯餒肉臭魚、食之皆傷人○自死肉口閉者、不可食之、○六畜自死、及疫死、則有毒、不可食之、○獸自死、北首及伏地者、食之殺人、○食生肉、飽飲乳、變成白蟲、一作血蠱○疫死牛肉、食之令病洞下、亦致堅積、宜利藥下之○脯藏米甕中、有毒、及經夏食之、發腎病、

治自死六畜肉、中毒方、○黃蘗屑、搗服方寸匕、

治食鬱肉、食漏脯中毒方、鬱肉密器蓋之、隔宿者是也。漏脯茅屋漏下沾着者是也。

燒犬屎、酒服方寸匕、每服人乳汁、亦良、飲生韭汁三升、亦得、

治黍米中藏乾脯、食之中毒方、

大豆濃煮汁、飲數升、即解、亦治狸肉、漏脯等毒、

治食生肉中毒方、

掘地深三尺、取其下土三升、以水五升、煮數沸、澄清汁、飲一升、即愈、

治食六畜鳥獸肝中毒方○水浸豆豉、絞取汁、服數

升愈、

馬脚無夜眼者、不可食之、○食酸馬肉、不飲酒、則殺人、酸當作駿出秦穆公岐下野人傳蓋馬肉無不酸者○馬肉不可熱食、傷人心、○馬鞍下肉食之、殺人、○白馬黑頭者、不可食之、○白馬青蹄者、不可食之、○馬肉㹠肉共食、飽醉臥大忌、○驢馬肉合猪肉食之、成霍亂、○馬肝及毛、不可妄食、中毒害人、

治馬肝中毒未死方、○雄鼠糞二七粒、末之、水和服、日再服、

又方○人垢、取方寸匕、服之佳、

治食馬肉中毒欲死方

香豉二兩　杏仁三兩

右二味，蒸一食項，熟杵之服，日再服。

又方○煮蘆根飲之，良○疫死牛，或目赤，或黃，食之大忌○牛肉共猪肉食之，必作寸白蟲○青牛腸不可合犬肉食之○牛肺從三月至五月，其中有蟲如馬尾，割去勿食，食則損人○牛羊猪肉，皆不得以楮木、桑木蒸炙食之，令人腹內生蟲○噉蛇牛肉殺人，何以知之？噉蛇者，毛髮向後順者是。

治噉蛇牛肉食之欲死方○飲乳汁一升，立愈。

又方○以泔洗頭飲一升愈
牛肚細切以水一斗煮取一升煖飲之大汗出愈
治食牛肉中毒方○甘草煮汁飲之卽解○羊肉其
有宿熱者不可食○羊肉不可共生魚酪食之害人
○羊蹄甲中有珠子白者名懸筋食之令人癲○白
羊黑頭食其腦作腸癰○羊肝共生椒食之破人五
臟○猪肉共羊肝和食之令心悶○猪肉以生胡荽
同食爛人臍○猪脂不可合梅子食之○猪肉和葵
食之少氣○鹿肉不可和蒲白作羹食之發惡瘡○
麋脂及梅李子若妊婦食之令子青盲男子傷精○

麋肉不可合蝦、及生菜梅李果食之、皆病人、○痼疾人、不可食熊肉、令終身不愈、○白犬自死、不出舌者、食之害人、○食狗鼠餘、令人發瘻瘡、○治食犬肉不消、心下堅、或腹脹口乾大渴、心急發熱、妄語如狂、或洞下方、

杏仁一升合皮熱研用

以沸湯三升和、取汁、分三服、利下肉片、大驗、

婦人妊娠、不可食兎肉山羊肉及鱉雞鴨、令子無聲音、○兎肉不可合白雞肉食之、令人面發黃、○兎肉著乾薑食之、成霍亂、○凡鳥自死、口不閉、翅不合者、

不可食之、○諸禽肉肝青者食之殺人、○雞有六翮四距者不可食之、○烏雞白首者不可食之、○雞不可共胡蒜食之滯氣、一云雞子○山雞不可合鳥獸肉食之、○雉肉久食之令人瘦、○雞卵不可合鱉肉食之、○婦人妊娠食雀肉、令子淫亂無恥、○雀肉不可合李子食之、○燕肉勿食、入水爲蛟龍所吞、

鳥獸有中毒箭死者、其肉有毒、解之方、

大豆煮汁及鹽汁服之解、

魚頭正白如連珠至脊上食之殺人、○魚頭中無腮者不可食之殺人、○魚無腸胆者不可食之三年陰

不起女子絶生○魚頭似有角者不可食之○魚目合者不可食之○六甲日勿食鱗甲之物○魚不可合雞肉食之○魚不得合鸕鷀肉食之○鯉魚鮓不可合小豆藿食之其子不可合猪肝食之害人○鯉魚不可合犬肉食之鯽魚不可合猴雉肉食之一云不可合猪肝食○鯷魚不可合鹿肉食之令人筋甲縮○青魚鮓不可合胡荽及生葵並麥中食之○鰌鱔不可合白犬血食之○龜肉不可合酒菓子食之○鼈目凹陷者及厭下有王字形者不可食之其肉不得合雞鴨子食之

龜鱉肉不可合莧菜食之〇蝦無鬚及腹下通黑煮之反白者不可食之〇食膾飲乳酪令人腹中生蟲爲瘕

膾食之在心胸中不化吐復不出速下除之久成瘕病治之方

橘皮一兩　大黃二兩　朴硝二兩

右三味以水一大升煮至小升頓服卽消

食鱠多不消結爲癥病治之方

馬鞭草

右一味搗汁飲之　或以薑葉汁飲之一升卽消

又可服吐藥吐之、

食魚後食毒兩種煩亂治之方

橘皮

濃煮汁服之、卽解、

食鯸魚中毒方、

蘆根

煮汁服之、卽解、

蟹目相向、足班目赤者、不可食之、

食蟹中毒治之方、

紫蘇

煮汁飲之三升、紫蘇搗汁飲之、亦良、
又方○冬瓜汁飲二升、食冬瓜亦可、○凡蟹未遇霜
多毒、其熱者、乃可食之、○蜘蛛落食中、有毒勿食之、
○凡蜂蠅蟲蟻等集食上、食之致瘻、○菓子生食生
瘡、○菓子落地經宿、蟲蟻食之者、人大忌食之、○生
米停留多日、有損處、食之傷人、○桃子多食令人熱
仍不得入水浴、令人病淋瀝熱病、○杏酪不熟傷人、
○梅多食、壞人齒、○李不可多食、令人臚脹、○林檎
不可多食、令人百脈弱、○橘柚多食令人口爽、不知
五味、○梨不可多食、令人寒中、金瘡產婦、亦不宜食、

櫻桃杏、多食、傷筋骨、○安石榴、不可多食、損人腹、○胡桃不可多食、令人動痰飲、○生棗多食、令人熱渴、氣、脹寒熱羸瘦者、彌不可食、傷人、食諸果治之方、

猪骨燒過

右一味、末之、水服方寸匕、亦治馬肝、漏脯、等毒、木耳、赤色、及仰生者、勿食、菌仰卷、及赤色者、不可食、

食諸菌、中毒悶亂、欲死治之方、

人糞汁、飲一升、土漿、飲二升、大豆煮汁、飲之、服諸吐利藥、並解、

食楓柱菌、而哭不止治之以前方、

誤食野芋煩毒欲死治之以前方、其野芋根山東人名魁芋人種芋三年不收亦成野芋並殺人

蜀椒閉口者有毒、誤食之戟人咽喉、氣病欲絕、或吐下白沫身體痺冷、急治之方、

肉桂煎汁飲之、多飲冷水一二升、或食蒜、飲地漿、或濃煮豉汁飲之並解、

正月勿食生葱令人面生遊風○二月勿食蓼傷人腎、○三月勿食小蒜傷人志性、○四月八月勿食胡荽傷人神、○五月勿食韭令人乏氣力、○五月五日、

勿食一切生菜、發百病。○六月七月、勿食茱萸、傷神
氣。○八月九月、勿食薑、傷人神。○十月、勿食椒、損人
心、傷心脉。○十一月十二月、勿食薤、令人多涕唾。○
四季勿食生葵、令人飲食不化、發百病、非但食中藥
中、皆不可用、深宜慎之。○時病差未健、食生菜、手足
必腫。○夜食生菜、不利人。○十月、勿食被霜生菜、令
人面無光、目澁、心痛、腰疼、或發心瘧。○瘧發時、手足
十指爪皆青、困委。○葱韭初生芽者、食之傷人心氣。
○飲白酒、食生韭、令人病增。○生葱不可共蜜食之、
殺人、獨顆蒜彌忌。○棗合生葱食之、令人病。○生葱

和雄雞、雉、白犬肉食之、令人七竅經年流血○食糖蜜後、四日內食生葱韭、令人心痛○夜食諸薑蒜葱等、傷人心、○蕪青根多食令人氣脹、○薤不可共牛肉作羹食之、成瘕病、韭亦然、○蓴多病（恐是食字）動痔疾、○野苣不可同蜜食之、作內痔、○白苣不可共酪同食作䘌蟲、○黃瓜食之、發熱病、○葵心不可食、傷人、葉尤冷、黃背紫莖者、勿食之、○胡荽久食之、令人多忘、○病人不可食胡荽及黃花菜、○芋不可多食、動病、○妊婦食薑、令子餘指、○蓼多食、發心痛、○蓼和生魚食之、令子奪氣、陰欬疼痛、○芥菜不可共兔肉食之成惡邪病。○小蒜多食傷人心力。

食躁或躁方。

豉濃煮汁飲之。

鉤吻與芹菜相似誤食之殺人解之方

薺苨八兩

右一味水六升煮取二升分溫二服。鉤吻生地旁無他草其莖有毛以此別之

菜中有水莨菪葉圓而光有毒誤食之令人狂亂如中風或吐血治之方。

甘草煮汁服之即解。

春秋二時、龍帶精入芹菜中、人偶食之爲病、發時手背腹滿痛、不可忍、名蛟龍病、治之方、

硬糖二三升

右一味、日兩度服、吐出如蜥蜴三五枚、瘥、

食苦瓠中毒、治之方、○梨穰煮汁、數服之解、

扁豆寒熱者、不可食之、○久食小豆、令人枯燥、○食大豆屑、忌噉猪肉、○大麥久食、令人作癬、○白黍米、不可同飴蜜食、亦不可合葵食之、○蕎麥麵多食之、令人髮落、○鹽多食、傷人肺、○食冷物、冰人齒、○食熱物、勿飲冷水、○飲酒食生蒼耳、令人心痛、○夏月

大醉汗流不得冷水洗着身及使扇即成病○飲酒大忌灸腹背令人腸結○醉後勿飽食發寒熱○飲酒食豬肉臥秫稻穰中則發黃○食飴糖飲酒大忌○凡水及酒照見人影動者不可飲之○醋合酪食之令人血瘕○食白米粥勿食生蒼耳成走疰○食甜粥已食鹽即吐○犀角筋攪飲食沫出及澆地墳起者食之殺人

飲食中毒煩滿治之方

苦參三兩　苦酒一升半

右二味煮三沸三上三下服之吐食出即差或以

水煮亦得、○又犀角湯亦佳、

貪食食多不消心腹堅滿痛治之方、

鹽一升　水二升

右二味、煮令鹽消、分三服、當吐食出、便差、

礬石生入腹、破人心肝、亦禁水、○商陸以水服殺人、○葶藶子傅頭瘡、藥成（恐是氣字）入腦殺人、○水銀入人耳及六畜等、皆死、以金銀着耳邊、水銀則吐、（吐疑是出）○苦練無子者殺人、

凡諸毒多是假毒以損元、知時宜煮甘草薺苨汁飲之、通治諸毒藥、

張仲景金匱要畧卷二十四終

跋

嘗聞之言之無文行而不遠葢爲凡爲著述者言也愚竊謂醫家著述則不惟言之文貴其理之確已耳夫方書代出種種紕繆孰不各就其理以立說哉然據彼之理而水石徒投據此之理而呻吟立起則不係乎理之同不同而由乎見之確不確此吾 師之註仲景所以不得不亟亟也樊幼承家學有志黃岐謂不涉仲景藩籬難言入道然嘗歷吳山溯越水南走維陽北走都下求眞參實悟於仲景者而了不可得也迨晚向檇李得 目南夫子而印証焉乃恍然

跋

曰吾師乎吾師乎其湯液之斗山而醫宗之日月乎夫當世依墻傍壁之流靡不藉仲景爲口實及乎病者當前差之十指禍延腹心其設心不欲如是而盲盲相引不覺牽入火坑樊每念及此輒中宵起立四顧傍徨如是者歷有年所及與我 師晤對晨夕親領緒言始知黃岐以來自有一條正路數十年苦心一旦方有歸着也吾 師著書等身許樊等設疑問由暢其旨一片救世婆心可以繼往可以開來可以參天貳地葢仲景之書闡明乎神農伊尹箕子之理者也吾 師之註闡明乎仲景以証合乎神農伊

尹箕子之理者也是理爲南海北海東海西海學醫者必究之理即是書爲一世十世百世千萬世學醫者必讀之書其理確自其言文其行遠矣　師今以詿付梓而復任樊等以校讐之役樊不敢與若丘明公穀藉尾山以傳竊幸當下了然不至有寶山空手之歎而又願背馳者之亟反同志者之精進也敢拜手而爲之跋

松陵寓瞍門生施樊拜跋

醫徵張仲景傷寒目錄

張仲景傷寒六經辨證治法卷一

檇李沈明宗目南甫編註

重編傷寒論大意

仲景之書、迺醫方之祖、今人置之不讀、反宗後世方書訛談、醫事罔識、傷寒之眞、所以重編註釋、微爲醫者之鑑也、夫寒迺六淫之一、氣旺於冬、人感之者必入太陽、司令之經、卽發頭疼身熱惡寒脊強腰痛、隨其經絡而顯本寒標熱、或直中陰經、皆名傷寒、經謂人之傷於寒也、則爲病熱、是矣、然春病爲風溫、夏爲暑熱、秋爲涼燥、惟冬月嚴寒、謂之

傷寒而篇中猶有風傷衛寒傷營風寒兩傷營衛
之辨因風爲百病之長善行而數變在四時則隨
四時在八方即隨八方所以仲景辨別營衛風寒
表裏陰陽虛實標本而立汗吐下和温之法精備
之極若以六經風傷衛篇推治三時感冒表裏虛
實之病靡不神効但文辭古奧義理深微讀者不
能頓升堂奧視爲銀山鐵壁望涯而退祇因晉時
王叔和編次不明先以痓暍雜病諸篇冠之於首
湮沒主病更雜已見而爲敘例俾讀者如入晦途
莫知其所之嗟乎千有餘年而讀仲景傷寒書者

盡失傷寒之旨矣即宋成無巳順文註釋欠表明白惟明代方有執條辨喻嘉言尚論篇勘破叔和之謬後學始有所賴奈程郊倩效顰復作後條辨故駡叔和究其條釋亦無後學之益然喻嘉言尚論可謂超越衆人之見但註中間有矯闢前人自遺本文註釋而篇中精義頗多忽畧處亦未鮮矣如六經篇目合併過經不解勞復陰陽易病另列篇名誠爲妥當然有正治之法編入誤治條下而風寒兩傷誤治諸條或結胸痞鞕同見或失用大青龍獨用桂枝或单用麻黃諸誤竟不提明分析

此亦失於檢點今余六經篇目併合過經諸名仍步嘉言之舊惟以正治汗吐下次之於前誤治變端次之於後風寒兩傷誤治諸變逐段拈出然雖編次而仲景以風寒陰陽表裏虛實前後互舉繁多余今不過提其篇中大綱而已須以三陰三陽叅照始得仲景之意公諸同志聊佐高深之助未識首肯否

太陽上篇證治大意

太陽一經仲景明其輿義而一經之中分出風傷衛寒傷營風寒兩傷營衛諸證故先列風傷衛於

上篇、取其脉證正治之法、冠於篇首、誤汗吐下温鍼、悉隷於後、然雖曰傷寒、誠迺風傷衛證、俾觀者趨登徑路、不致混讀、

太陽之爲病、脉浮頭項强痛而惡寒、

此互太陽風寒脉證之總綱也、經云、傷寒一日、巨陽受之、巨陽者、諸陽之所屬也、其脉連於風府、下行循背腰而至足、故頭項痛腰脊强、仲景以太陽皮毛相合、補其脉浮而惡寒之未備、以後凡言太陽一經風傷衛寒傷營風寒兩傷營衛、必具此脉證也、

按脉浮頭項强痛而惡寒是屬太陽脉證若浮緩汗出惡風迺風傷衛氣而爲中風浮緊而無汗惡寒迺寒傷營血而爲傷寒若浮緊無汗而見煩躁迺風寒兩傷寒多風少之證或傷寒脉浮緩卽風多寒少之證也或見本證而無本脉不可直施麻桂青龍等湯當察氣血陰陽虛實之偏或挾舊疾致病當固元氣爲主然太陽一經非惟冬月而四時皆有但分風寒火熱燥濕之異若在春月頭項强痛惡風脉緩或弦爲風夏月脉浮而洪爲火季夏脉沉而細爲濕秋月脉浮細緊爲燥若以篇中

六經風傷衛證推治春夏感風、温熱諸病、易如探囊、但邪入腠理、太陽爲先、而當令之經、應接顯病、不可不識、奈今庸流、不別風寒暑濕燥火、脉之浮沉緊緩、時之春夏秋冬、一見頭疼身熱、遂作太陽傷寒發汗、混同施治、誅伐無過、元氣頓削、病劇至死、故復表出、

病有發熱惡寒者、發於陽也、無熱惡寒者、發於陰也、發於陽者七日愈、發於陰者六日愈、以陽數七、陰數六也、

此別陰陽治病之機、則知愈病之期也、易謂水流

濕火就燥雲從龍風從虎而風爲陽邪衛氣屬陽以陽從陽風傷太陽衛分故發熱惡寒爲發於陽陽以數七迺七日經氣來復而病當愈寒爲陰邪營氣屬陰以陰從陰寒邪初傷太陽營分未鬱衛氣爲熱故無熱惡寒爲發於陰少頃鬱住衛氣必發身熱陰以數六則六日經氣來復而病當愈此互中篇或已發熱或未發熱之義非陰寒直中無熱之謂也

太陽病頭痛至七日已上自愈者以行其經盡故也若欲再作經者鍼足陽明使經不傳則愈

太陽頭痛至七日已上自愈者，是該風傷衛陽數七而言。若寒傷營，則當陰數六而言矣。蓋太陽一經頭痛綿纏至於七日而愈者，迺邪傷太陽本經已盡，陰陽氣復，將欲自愈。或邪盛而不愈，勢必再傳他經，非陽明即少陽，或三陰受之，故當鍼足陽明，以通胃氣，充溢臟腑，杜絕風寒，無有可傳之路，勢必外出，謂使經不傳則愈。然太陽羈留七日，則三陽三陰皆可類推。有謂六日傳至厥陰，經盡七日再傳太陽，當鍼足陽明，使邪歸陽明，不犯他界，豈有初病太陽而不鍼陽明，反讓邪傳至於六經

俱盡氣血盡傷然後鍼足陽明者乎前人註釋俱
差

欲自解者必當先煩乃有汗而解何以知之脉浮故
知汗出解也

此互風寒欲解也邪正鬱於營衛猶兵冦之圍困
天地之鬱蒸然營衛經氣欲復氣機一動邪不能
容正邪相爭必當先煩送邪汗出而解但邪機向
外脉必應浮設不應浮要知此煩即是傳裏之機
不可不識非但三陽欲解即三陰亦可類推葢自
解證有從衂解有下血而解有從下利而解有從

小便暗除解者此即太陽戰汗之一端或從脉辨
或以證參仲景妙義散於諸篇務必合參則備
太陽病欲解時從巳至未上
此病愈必有時候也凡病解時必從經氣自旺而
巳午未太陽陽旺故病得解此廼陰病而取陽和
之義○以上五條風傷衛寒傷營總法
太陽病發熱汗出惡風脉緩者名爲中風
此太陽風傷衛脉證也第一條言脉浮頭項强痛
而惡寒此加發熱汗出惡風脉緩廼補太陽風傷
衛表證全具而爲中風但後言中風二字即括發

熱汗出惡風脉緩在內餘皆倣此

太陽中風陽浮而陰弱陽浮者熱自發陰弱者汗自出嗇嗇惡寒淅淅惡風翕翕發熱鼻鳴乾嘔者桂枝湯主之

此風傷衛正治法也風邪屬陽而傷衛氣故陽脉浮陰無邪助而脉弱矣然風寒傷於太陽脉必皆浮但陽緩陰緊有別耳若衛分受風其性屬溫陽强不固腠理開發陰氣擾亂不能自守則汗自出內氣餒而嗇嗇惡寒腠理疎而淅淅惡風此雖風寒互舉義實重於惡風然傷風惡風未有不惡寒

者傷寒惡寒未有不惡風者後人傳謂傷風惡風傷寒惡寒苟簡辨證豈免貽禍後人而翕翕發熱即氣蒸濕潤之熱較傷寒乾熱不同風邪上壅則鼻鳴犯肺則乾嘔以桂枝湯解肌而爲主治但桂枝行陽化氣芍藥收陰歛汗薑棗得桂則宣和營衛得甘草補中而散邪然藥味俱是一陰一陽相合成方調和營衛俾微汗出而肌表自解與麻黃湯開鬼門驅寒迥殊

桂枝湯

桂枝 去皮 辛熱　芍藥 苦酸 微寒　生薑 各三兩 辛温

大棗十二枚 擘 甘温　甘草二兩 炙 甘平

右五味㕮咀以水七升微火煮取三升去滓適寒温服一升服已須臾啜熱稀粥一升餘以助藥力温覆令一時許通身漐漐微似有汗者益佳不可令如水流漓病必不除若一服汗出病瘥停後服不必盡劑若不汗更服依前法又不汗後服小促其間半日許令三服盡若病重者一日一夜服周時觀之服一劑盡病猶在者更作服若汗不出者乃服至二三劑禁生冷粘滑肉麪五辛酒酪臭惡等物

按服桂枝湯歠熱稀粥一升以助藥力温覆取微似汗者千有餘年從來不講今特明之業醫者不可棄之而不用葢桂枝湯原爲風傷衛氣邪在肌膚僅取微微似汗而設但桂枝氣味俱薄服過片時其力卽盡嘗有不及之弊故病不除所以仲景巧思營衛同源出於中焦非和胃氣則藥力不行非藥力則風邪不去故以桂枝湯耑和營衛助以熱稀粥補胃氣而益氣血之源使胃氣長而營衛充營衛充則藥力行邪氣纔能得解此神妙至精之法非惟冬月卽春夏秋三時感冒用敗毒香蘇

羌防等湯亦可做此則一劑全瘳矣盖三時感冒皆是風邪爲病正欲胃氣充盛則風邪散而不傳於内俗醫不明一見頭疼發熱不惟不用此法反禁飲食肆投蒼朴查麯消尅胃氣何異開門延盜豈能治傷寒者哉

太陽病發熱汗出者此爲營弱衛强故使汗出欲救邪風者宜桂枝湯主之

衛分受邪擾亂營氣故發熱而自汗出欲治汗出風傷衛證惟有桂枝湯而無別法也

病甞自汗出者此爲營氣和營氣和者外不諧以衛

氣不共營氣和諧故耳以營行脉中衛行脉外復發其汗營衛和則愈宜桂枝湯

風邪入衛而不入營爲營氣和然不與衛氣和諧者誠是衛氣受邪不與營和耳故以桂枝湯解去衛邪營衛自和則愈

病人臟無他病時發熱自汗出而不愈者此爲衛氣不和也先其時發汗則愈宜桂枝湯主之

此屬宿無他病卽用發表解肌也病人臟無宿疾而有頭痛發熱自汗表證迺因風邪傷衛衛氣不和當用桂枝湯和營衛解肌則愈若有舊疾他病

不可亂施麻桂二湯、須明虛實補瀉、則無誤矣、

太陽病、初服桂枝湯、反煩不解者、先刺風池風府、却與桂枝湯則愈、

此服桂枝湯不解、刺後、仍用桂枝爲定法也、服桂枝湯、反煩不解、斯非桂枝湯不當用、適服之不如法耳、然太陽中風爲表虛、必當桂枝和營衛解肌爲是、但氣味俱薄、務歠稀熱粥以助藥力、則周身漐漐微汗、其病立愈、此必微汗亦未曾得、肌竅未開、徒引風邪擾亂陰氣、邪無出路、內鬱生煩、故刺風池風府太陽經穴、開洩風熱壅甚之煩、再與前

湯其邪立解

風家表解而不了了者十二日愈

此陽病解後陰和之也用解肌而表邪雖解衛氣擾亂未得遽寧故不了了而傷風迺陽病解後須得六日陰氣來復和其衛氣則能了了此表解巳過六日故俟十二日陰氣重復而愈要知傷寒未和當取七日陽氣來復和其營氣不待言矣蓋前云發於陽者七日愈發於陰者六日愈與此不符者何也前迺但言本經正氣復而病自愈此言陽病陰和陰病陽和而愈兩者反覆參看則變化無

窮矣、

太陽病、外證未解、脉浮弱者、當以汗解、宜桂枝湯、

傷風外證未解、脉雖浮弱無力、必欲桂枝湯解肌、而爲定法、○以上十三條、太陽風傷衛正治之法、

酒客病、不可與桂枝、得湯則嘔、以酒客不喜甘故也、

平素多飲、濕熱內壅、若以桂枝辛甘投與酒客、甘能滯氣、壅其濕熱、得湯則嘔也、

凡服桂枝湯吐者、其後必吐膿血也、

前云臟無他病、可用桂枝解肌、此二條平素濕熱內壅、卒投桂枝辛甘、壅助其熱、故令人吐、而吐後

風邪内結濕熱相蒸必成喉痺癰膿故吐膿血然辛甘既不可用必當辛凉解其内蓄濕熱兼之解肌可也○斯二條即臟有他病餘皆倣此

桂枝本爲解肌若其人脉浮緊發熱汗不出者不可與也當須識此勿令誤也

桂枝湯原因風傷衛解肌而用脉浮緊發熱汗不出者乃寒傷營證與之則封閉腠理邪無出路遺患無窮當須識此之戒勿令誤也

中風發熱六七日不解而煩有表裏證渴欲飲水水入則吐者名曰水逆五苓散主之多服煖水汗出愈

此太陽表裏兩解也發熱六七日經病未解而傳於腑腑熱衝心則煩兼犯於胃津液消耗則渴欲飲水腑氣不宣水入即吐但經腑並見爲有表裏證故以桂枝解表合四苓以瀉腑邪則經腑兩解矣益多服煖水猶服桂枝湯歠稀熱粥之法但歠粥以助胃中營衛之氣而煖水迺助膀胱水腑之津俾膀胱氣盛則溺汗俱出經腑同解至妙之法可不用乎

五苓散

猪苓十八銖　澤瀉一兩六銖半　茯苓十八銖

肉桂半兩　白朮十八銖

右五味爲末、以白飲和服方寸匕、日三服、

太陽病、小便利者、以飲水多、必心下悸、小便少者、必苦裏急也、

此以小便驗裏證虛實也、飲水多而小便利、病人心下悸者、屬陽虛不能制水而利也、心下不悸而小便利者、無裏證也、若飲水而小便少者、膀胱氣熱、消水裏熱可知矣、

太陽病、發汗後、大汗出、胃中乾、煩躁不得眠、欲得飲水者、少少與飲之、令胃氣和則愈、若脉浮、小便不利、

微熱消渴者、五苓散主之、

此誤汗救逆兼辨腑證也、當行解肌而反發汗、幸無他變、但傷胃中津液、餘邪入内、故煩躁不眠、欲得飲水、當須少少與之、滋摻胃中津液、和而病自愈、若脉浮小便不利、即經邪併入於腑、膀胱氣熱、則肺氣亦熱、故表有微熱、而裏則消渴、所以五苓潔淨府、兩解經腑之邪也、

太陽病、二三日、不能臥、但欲起、心下必結、脉微弱者、

此本有寒分也、反下之、若利止、必作結胸、未止者、四日復下之、此作協熱利也、

此表邪而內挾痰也平素氣虛痰積於胸外風內
入合膩胸中痰氣壅滿故二三日不能臥但欲起
若甚者心下必結俗云挾痰傷寒是也凡病痰飲
陽氣必虛故脉微弱飲積膈間謂本有寒即痰也
此當小青龍主治而反下之邪氣內陷必作結胸
或下利若利未止而以通因通用重復下之邪陷
腸中則作協熱利也

太陽中風下利嘔逆表解者乃可攻之其人漐漐汗
出發作有時頭痛心下痞鞕滿引脇下痛乾嘔短氣
汗出不惡寒者此表解裏未和也十棗湯主之

此表風而挾內飲也太陽表證而見下利嘔逆即當解表不可攻下但心下痞鞕滿引脇下痛乾嘔短氣乃邪氣內入與素積痰飲搏結而侵陽明少陽故漐漐汗出發作有時然不惡風寒即表解而內熱蒸騰裏證已急所以姑置太陽頭痛爲表解裏未和當以十棗湯下痰爲急此不用陷胸湯丸者非因誤下耳

十棗湯

芫花熬　甘遂　大戟　大棗十枚擘

右三味等分各別搗爲散以水一升半先煮大棗

肥者十枚取八合去滓內藥末強人服一錢七羸人服半錢溫服之平旦服若下少病不除者明日更服加半錢得快下利後糜粥自養

太陽病未解脉陰陽俱停必先振慄汗出而解但陽脉微者先汗出而解但陰脉微者下之而解若欲下之宜調胃承氣湯

此無躁急之脉知邪不傳也太陽表證未解而脉無遲疾躁急為陰陽俱停迺邪正之氣纏綿不傳他經為病矣邪既不傳機當外向必先振慄汗出而解設不振慄乃邪正俱虛交結纏綿不能傳出

於外當責最虛之處便是容邪之處須察其脉則知邪之在陽在陰而以汗下之法故胗陽脉微者微邪尚在三陽必先從汗而解見陰脉微者微邪在裏當從下解然太陽相持日久必侵胃腑謂欲下之宜用調胃承氣或小便不利屬膀胱腑病當以五苓亦爲下也

調胃承氣湯

大黃四兩清酒浸　甘草二兩炙　芒硝半觔

右三味㕮咀以水三升煮取一升去滓內芒硝更上火微沸少少溫服

太陽病不解、熱結膀胱、其人如狂、血自下、下者愈、其外不解者、尚未可攻、當先解外、外解已、但少腹急結者、乃可攻之、宜桃核承氣湯、

此邪血搏結於腑也、經邪傳入於腑、爲熱結膀胱、邪熱衝心、故病如狂、入血、則血熱沸騰、而下血適正氣有權、送邪隨血而去、故下者愈、或血不下、而見頭疼身熱惡寒表證、當先解外、俟表解已、但少腹急結、用桃仁加入承氣、破血攻瘀、猶恐經邪未盡、故加桂枝、兼動其血耳、

桃仁承氣湯

桃仁五十箇去皮尖　大黃四兩　桂枝

芒硝　甘草各二兩炙

右五味，以水七升，煮取二升半，去滓，入芒硝，更上火微沸，下火，先食溫服五合，日三服，當微利。

太陽病六七日，表證仍在，脈微而沉，反不結胸，其人發狂者，以熱在下焦，少腹當鞕滿，小便自利者，下血乃愈。所以然者，以太陽隨經，瘀熱在裏故也。抵當湯主之。

此太陽證而無正脈之辨也。風入於腑，腑熱衝心，其人發狂。六七日頭疼發熱，表證仍在，反見脈微而沉是非表脉當察其變然脉微者邪不在陽沉爲在裏裏當結胸而反不結胸其人發狂者迺熱在下焦結血故少腹鞕滿須驗其小便不利則是熱邪壅結膀胱氣分當以五苓導水滋乾見小便自利迺邪血壅結當下其血所謂太陽隨經瘀熱在裏卽膀胱之裏也蓋前謂其外不解尚未可攻但如狂血下瘀結未甚而重於表此發狂便利少腹鞕滿迺瘀結至甚其表必輕當重於血故用抵當峻攻堅壘無疑

抵當湯

水蛭三十箇熬　䖟蟲三十箇熬去翅足

桃仁二十箇去皮尖　大黄三兩酒浸

右四味爲末，以水五升，煮取三升，去滓，温服一升，不下再服。

太陽病，身黄，脉沉結，少腹鞕，小便不利者，爲無血也。小便自利，其人如狂者，血證諦也，抵當湯主之。

此血結與發黄相隣之辨也。身黄而脉沉結，必有瘀滞所致，當驗其少腹滿，小便不利，廼膀胱氣結，發黄之徵也。若小腹鞕而身黄如狂，小便自利，即氣通而血結，故用抵當無疑。○以上十二條，解肌

而病不解、正謂傳變傷寒、非誤治之證也、

發汗後、水藥不得入口爲逆、若更發汗、必吐下不止、

腑邪壅逆、而服發散升提、內動其濕、故水藥不得入口、若更發汗、再動其濕、上湧下瀉、則吐下不止、前人謂桂枝之禁、麻黃豈獨不禁乎、此服發散風寒之藥、皆有此逆、是當五苓導濕散邪爲主、與前水逆同治、

太陽病、發汗、汗出不解、其人仍發熱、心下悸、頭眩、身瞤動、振振欲擗地者、眞武湯主之、

此誤汗而傷內陽之變也、傷風原爲表虛、當以解

肌爲主而反發汗致傷上焦表裏之陽汗出而邪不出故仍發熱陰氣上逆虛陽無主則發頭眩腎水凌心則心下悸身瞤動振振欲擗地者過汗傷膚廓胸中之陽心神恍惚似乎全無外廓欲擗地中避虛就實之義然陽虛陰水橫逆故以苓朮坐鎮中州宣導玄武之水下行芍藥酸收上逆之陰薑附補陽而逐水歸源則不驅邪而邪自去故名真武湯也

真武湯

茯苓　芍藥　生薑

白朮各三兩　附子一枚炮

右五味以水八升煮取三升服七合日三服○若欬者加五味半升細辛乾薑各一兩若小便利者去茯苓若下利者去芍藥加乾薑二兩若嘔者去附子加生薑五兩

太陽病發汗遂漏不止其人惡風小便難四肢微急難以屈伸者桂枝加附子湯主之

此誤汗而亾表陽津液救逆也風傷衛不當汗而汗傷衛氣表陽不固則遂漏不止汗出亾陽而風邪不去故惡風膀胱氣虛不化故小便難經謂陽

氣者柔則養筋今陽虛失溫筋脉不能輕蹻液脫不舒於筋故四肢微急難以屈伸仍用桂枝湯和營衛而解表邪加附子固護元陽而救漏脫

太陽病吐之但太陽病當惡寒今反不惡寒不欲近衣此爲吐之內煩也

此吐傷津液之變也太陽脉浮而見表證非桂枝即麻黄發表解肌乃爲定法設誤吐而吐中是有發散之義故表證退而不惡寒但胸中無邪可吐徒傷胸鬲之陽與胃中津液微邪反陷於裏內熱生煩則不欲近衣故爲吐之內煩後人不識用吐

的對之證妄除吐法假若無形之邪去表入裏擾亂胸鬲之間而無痰飲相挾似結非結此非汗下能除若不用梔豉湧吐更有何法能去其邪如此則又不可妄除聖賢之法矣

太陽病當惡寒發熱今自汗出不惡寒發熱關上脈細數者以醫吐之過也一二日吐之者腹中饑口不能食三四日吐之者不喜糜粥欲食冷食朝食暮吐以醫吐之所致此爲小逆

此吐後病變脈變也吐散表邪故不惡寒發熱而自汗出但關部屬胃見脈細數要知其病不在胸

中乃吐傷胸胃津液陽氣之故也一二日病在太陽之表而吐則傷胸鬲之陽故腹中饑口不能食三四日病在陽明上脘而吐則傷胃中津液而胃傷虛熱故不喜糜粥欲食冷食若傷脾中之陽乾健失職則朝食暮吐矣然表裏之邪雖從湧吐而解但傷脾陽胃津未復故爲小逆須當靜以待時陰陽和而自愈○此下皆言誤下之變

太陽病外證未解者不可下也下之爲逆欲解外者宜桂枝湯主之

外證未解下之爲逆即括結胸痞滿協熱下利等

變之嚮

太陽病、先發汗不解、而復下之、脉浮者不愈、浮爲在外、而反下之、故令不愈、今脉浮、故知在外、當須解外則愈、宜桂枝湯主之、

雖誤下、脉證尚未變更、仍照脉證解表、迺爲定法、

此與少陽十七條、互發其義、當合參看、

太陽病下之、其脉促者、不結胸、此爲欲解也、脉浮者、必結胸也、脉緊者、必咽痛、脉弦者、必兩脇拘急、脉細數者、頭痛未止、脉沉緊者、必欲嘔、脉沉滑者、協熱利、脉浮滑者、必下血、

此亙太陽風寒誤下邪氣相隨經絡臟腑虛處變證也誤下脉促而不結胸因傷津液陽邪熾盛而脉踊躍邪機外向故爲欲解脉浮者邪雖在表機即向裏痰邪相搏必結胸也緊迺寒邪陷入於胸逼火上逆故咽痛脉弦者邪氣不陷太陽胸脇而傳少陽之裏所以兩脇拘急然下則津液虛而邪正氣亂故脉細數但邪不陷胸仍在經絡之表所以頭痛未止若脉沉緊寒邪入裏而挾陰氣上逆故欲嘔沉滑者沉爲在裏滑脉爲陽迺風邪陷於腸胃逼迫水穀下奔故協熱利浮滑者浮屬太陽

滑爲血實邪入於膀胱血熱故下血也

太陽病下之微喘者表未解故也桂枝加厚朴杏仁湯主之喘家作桂枝湯加厚朴杏子佳

此誤下從本證加減兩解也下則徒傷胸胃之氣微邪陷入胸間壅逆肺氣則微喘然邪在胸膈爲表未解仍用桂枝湯驅表加厚朴以下胸胃之逆杏仁順肺氣而定喘逆故爲佳也

太陽病下之脉促胸滿者桂枝去芍藥湯主之若微惡寒者去芍藥方中加附子湯主之

此誤下脉促辨陽氣虛實也下則擾亂陰陽之氣

則脉促、邪入胸膈、幾成結胸、但未結而滿也、故以桂枝湯单提胸膈之邪、使從表解、去芍藥者、惡其酸收、引邪内入故耳、若脉促胸滿而微惡寒、廼虚而跼蹐、陽氣欲脫、又非陽實之比、所以去芍藥方中、加附子、固護眞陽、可爲見微知著之權、然傷風下後之惡寒、與未下之惡寒、迥然有別、而汗後之惡寒、與未汗之惡寒、亦殊、

太陽病下之、其氣上衝者、可與桂枝湯方、用前法、若不上衝者、不可與之、

此誤下邪入陽明之變也、下之邪陷胸胃、内無痰

飲燥屎相結故無結胸下利等變但邪無定向即其氣上衝然風邪半入於裏法當上下分消邪始得除而病得愈故用桂枝湯和解太陽胸膈之邪從上表出加前所誤之藥以驅胃中之邪而從下出謂方用前法其氣不上衝者此法漫無取義故不可與

太陽病外證未除而數下之遂協熱而利利下不止心下痞鞕表裏不解者桂枝人參湯主之

此互風寒誤下增變痞利皆以此湯救逆也表證未除而數下徒傷其胃風邪陷入腸胃逼廹水穀

下奔則變協熱下利不止寒邪內陷太陽胸膈則成心下痞鞕迺結者自結腸胃中利者自利外證未解爲表裏不解也然腸胃空虛若不救逆則痞利愈篤但以風傷衛立法故用理中湯加人參輔助脾胃之氣桂枝以散表風若寒傷營致變當加麻黃乃不治痞而痞自開不治利而利自止矣

桂枝加人參湯

桂枝　甘草各四兩炙　白朮　人參

乾薑各三兩

右五味以水九升先煮四味取五升入桂更煮取

三升、温服一升、日再夜一

太陽病、桂枝證、醫反下之、利遂不止、脉促者、表未解也、喘而汗出者、葛根黃連黃芩湯主之、

此誤下而辨太陽與陽明也、不解肌而反下、邪氣陷入腸胃、氣虚下奔、遂利不止、見脉促則邪機上逆、帶表、當以救逆之中兼解其表、即互桂枝人參湯之意也、但邪不陷太陽之裏、徑入胃腑、邪實氣壅上逆、則喘、熱蒸則汗出、故用葛根甘草黃連黃芩湯、清解陽明表裏之熱也、

葛根黃連黃芩湯

葛根半觔　甘草炙　黃芩各二兩　黃連三兩

右以水八升先煮葛根減至六升入諸藥煮取二升去滓分二服

病發於陽而反下之熱入因作結胸病發於陰而反下之因作痞所以成結胸者以下之太蚤故也

此互風寒下蚤而變結胸痞鞕也病發於陽卽風傷衛表證未盡而下蚤邪陷於裏與痰搏結胸間位高而痛謂之結胸屬陽而爲實證病發於陰卽寒傷營表邪未盡而下蚤寒邪內陷與痰搏結心下位低不痛而痞鞕屬陰是屬虛也此示未發表

或已發表表邪未罷不可遽下之訓耳

太陽病脈浮而動數浮則爲風數則爲熱動則爲痛數則爲虛頭痛發熱微盜汗出而反惡寒者表未解也醫反下之動數變遲膈內拒痛胃中空虛客氣動膈短氣躁煩心中懊憹陽氣內陷心下因鞕則爲結胸大陷胸湯主之若不結胸但頭汗出餘無汗劑頸而還小便不利身必發黃也

此見結胸之辨也浮爲太陽之風動爲太陽之痛數爲太陽之熱與虛頭痛發熱微盜汗出即風傷衛表虛自汗本證反惡寒即惡風之互辭但太陽

表證則當解肌而反下之誅伐無過胃中空虛陽邪內陷正氣壅滯故動數之脉反變爲遲邪陷胸膈則拒痛膈間氣逆不通則短氣躁煩心中懊憹陽氣內陷與痰搏結心下因鞕故爲結胸而胸旣已結解肌發汗漫無取義惟當大陷胸湯丸開其結滿或邪雖陷而不作結胸但內外鬱遏肌表不通濕熱上蒸則頭汗出餘無汗劑頸而還膀胱表裏氣鬱所以小便不利身必發黃也

大陷胸湯

大黃六兩　芒硝一升　甘遂一錢

右以水六升，先煮大黃，取二升，去滓，入芒硝，煮一二沸，內甘遂末，溫服一升，得快利，止後服。

結胸者，項亦强，如柔痓狀，下之則和，宜大陷胸丸。

此結胸最重證也。邪飲摶結，逼湊胸膈，胸背不得昂然舒暢，故如柔痓狀。但陷胸湯入口溜下，胸膈不能開破，胸中堅壘，頸項何由得伸？故取陷胸丸連滓煮服，加白蜜留戀胸膈之間，而破上焦之結。因肺氣壅逆，故加葶藶、杏仁下其逆耳。

大陷胸丸

大黃半斤　葶藶　芒硝　杏仁各半升，熬黑

右四味搗篩二味內杏仁芒硝合研如脂和散取彈丸一枚別搗甘遂末一錢匕白蜜二合水二升煮取一升頓溫服之一宿乃下如不下更服取下爲效禁如藥法

結胸證具其脉浮大者不可下下之則死

此結胸之變脉也結胸而脉見浮大迺表邪未清而兼陽邪內熾津液陰血盡傷若以大陷胸攻其堅壘而結胸必不能去反傷胸胃津液陽氣陰陽俱敗外邪盡併於內結而又結卒難解開所以下之則死

結胸證具煩躁者亦死

此結胸死證也結胸證具乃指膈內拒痛客氣動膈短氣躁煩心中懊憹心下因鞕狀如柔痙諸證而言若見煩躁迺因邪氣在表而誤下誅伐無過胃氣空虛津精血液甕乾杯罄孤陽獨露而無所附故死

小結胸病正在心下按之則痛脈浮滑者小陷胸湯主之

此結胸之輕證也痰邪結於心下位低而按之則痛不按則不痛陷內之邪原少故爲小結胸但脈

浮滑迺屬風熱有餘故宜黃連半夏括蔞實淸熱化痰開結順氣緩解熱邪則愈

小陷胸湯

黃連一兩　半夏半升　括蔞實大者一枚

右三味以水六升先煮括蔞取三升去滓內諸藥煮取二升去滓分溫三服

傷寒六七日結胸熱實脉沉緊心下痛按之石鞕者大陷胸湯主之

此風寒兩傷誤下而變結胸痞鞕兩證也風陷胸中即成結胸風化爲熱故爲熱實寒邪陷於心下

故脉沉緊而按之石硬但心下痛卽爲結胸而石鞕則爲痞矣雖然邪有風寒之別而治則獨用大陷胸蕩滌結胸使心下痞鞕亦不能存矣尚論謂傷寒誤下雖成痞時亦有結胸之候又謂緊脉有浮沉之別浮緊主傷寒無汗沉緊主傷寒結胸杜撰非理不可誤聽

太陽病醫發汗遂發熱惡寒因復下之心下痞表裏俱虛隂陽氣並竭無陽則隂獨復加燒鍼因胸煩面色青黃膚瞤者難治今色微黃手足温者易愈

此兩傷營衛寒多風少汗下之變也太陽風寒兩

傷即當大青龍湯發表散邪醫單發汗而傷其陽故病不解而遂發熱惡寒迺風傷衛誤汗傷陽之微也見病不解而復下之則心下痞迺寒傷營邪陷之微也因汗傷表誤下傷裏故爲表裏俱虛陰陽並竭因痞居心下爲無陽陰獨復加燒鍼火邪助其風熱則發胸煩但面色青黃膚瞤是木氣旺而土氣衰故爲難治今色微黃胃氣來復故手足溫迺胃陽不敗爲易愈也

太陽病重發汗而復下之不大便五六日舌上燥而渴日晡所小有潮熱從心上至少腹鞕滿而痛不可

近者大陷胸湯主之

此結胸而兼陽明也發汗復下一誤而再誤上下表裏皆虛邪陷入裏風熱燥結故不大便津虛不得漑灌則舌上燥而渴然不大便而日晡小有潮熱不惟太陽邪結且兼陽明內實故從心上至少腹鞕滿而痛不可近病已危篤二經之藥難以雜投惟宜陷胸湯從胸蕩滌以及胃腸破其堅壘迺攻太陽則陽明亦去矣然此結胸與陽明胃實互明而讀者須識其意但臟腑上下諸病皆有兼證推效此法則爲良工

太陽病下之而不愈因復發汗以此表裏俱虛其人因致冒冒家汗出自愈所以然者汗出表和故也得裏未和然後下之

此先下後汗虛而變冒也不解肌而反下雖然徒虛其裏幸邪不陷而無他變見頭疼發熱表病未除而復發其汗逆施倒行以致表裏俱虛邪正兩衰鬱過於上猶物蒙蔽神識昏迷謂之鬱冒然冒家必於汗出則鬱過之邪得解表裏兩和而愈或涉陽明內實未除爲裏未和然後下之此汗不過桂枝下不過大柴胡五苓之類

大下之後、復發汗、小便不利者、亾津液故也、勿治之、得小便利、必自愈。○凡病若發汗、若吐、若下、若亾血、亾津液、陰陽自和者、必自愈、

未經汗下、小便不利者、邪盛也、若汗吐下後、小便不利者、過傷津液、須俟津回燥潤、故二條必須陰陽和而小便自利、慎勿妄用利藥、更傷津液、反致小便愈難、而大便艱澀也。○以上諸條、皆汗吐下、顛倒逆施之證治也、

微數之脉、慎不可灸、因火爲邪、則爲煩逆、追虛逐實、血散脉中、火氣雖微、內攻有力、焦骨傷筋、血難復也、

此囑非太陽本脉當禁火灸也脉微數者非傷寒正脉必因平素陰虛火盛而感外邪爲病誤以火灸助邪則爲煩逆見火邪雖微内攻有力必致焦骨傷筋陰血難復爲禍不淺宜深戒之然非惟戒灸即汗下亦須顧慮津液耳

太陽病以火熏之不得汗其人必躁到經不解必清血名爲火邪

此風邪戒火熏取汗也火熏取汗而不得汗非惟病邪不解火氣反入於内風火相逼其人必躁若到經七日陰氣不復而病不解邪火轉入肝臟必

致淸血淸同圊也因火致逆故爲火邪當淸火邪
勿治其血

太陽中風以火刼發汗邪風被火熱血氣流溢失其常度兩陽相熏灼其身發黃陽盛則欲衄陰虛則小便難陰陽俱虛竭身體則枯燥但頭汗出劑頸而還腹滿而喘口乾咽爛或不大便久則譫語甚者至噦手足躁擾捻衣摸床小便利者其人可治

此以火刼汗致變劇證也風爲陽邪火亦屬陽以陽從陽風火相搏邪熱熾盛則血氣流溢失其常度兩陽熏灼陰血盡消氣鬱不疏身必發黃陽邪

上盛則衄耗竭陰精則小便難上下内外津血皆傷爲陰陽俱虛竭故身體枯燥而無膏澤邪痺肺胃陽氣不通於外鬱熱上衝故頭汗出劑頸而還腹滿而喘口乾咽爛耗竭津液故不大便而譫語胃氣將欲敗亾則藏消灼陰水神識昏昧故手足躁擾捻衣摸床凶危蜂起則當驗其小便利者還有幾陰一線未絕之徵知其人可治

太陽病二日反躁反熨其背而大汗出大熱入胃胃中水竭煩躁必發譫語十餘日振慄自下利者此爲欲解也故其汗從腰已下不得汗欲小便不得反嘔

欲失溲足下惡風大便鞕小便當數而反不數及多大便已頭卓然而痛其人足心必熱穀氣下流故也此誤火變病胃和自解也太陽病二日反躁是因風邪盛極反以火熨其背逼其大汗胃中津竭心火亢甚故煩躁而譫語至於十餘日忽然振慄下利似乎邪從汗利兩解但汗從腰已下不得而小便又不得要知此利即是胃邪逼迫腸中水穀之利邪仍在胃上衝則嘔下逼則失溲而足下惡風風邪擾胃故大便難然大便既難則當小便數而反不數及多者迺邪從小便下滲晴除津液已回

腸間潤澤大腸之邪分從便出則下氣通而上行故大便已頭卓然而痛上氣即得下行足心必熱即胃氣調和水穀眞氣下流故也

燒鍼令其汗鍼處被寒核起而赤者必發奔豚氣從少腹上衝心者灸其核上各一壯與桂枝加桂湯更加桂（詳見金匱）

火鍼悞治昔人混次篇中迺繼溫鍼汗吐下法然鍼法久湮覩者甚倦但法中辨別誤傷陰陽表裏營衛最精故六經溫鍼槪列於末

張仲景傷寒六經辨證治法卷一　終

張仲景傷寒六經辨證治法卷二

檇李沈明宗目南甫編註

太陽中篇證治大意

蓋凡經絡氣血兩分，風傷於衛，衛病而營不病，立桂枝湯和營衛而解肌，當有無汗不及之弊，麤工不解，誤以麻黃發表，其禍立至，其變最巨，種種救逆之法，悉入上篇。此寒傷營證，營病而衛不病，然寒主陰凝，閉塞毛竅，非大開腠理，營分之邪何由得出，故立麻黃湯開腠發表，當有汗之多少、太過不及、病之解否，諸變種種救逆，列於此篇，俾風寒

不致混亂業傷寒者始得無失

太陽病或已發熱或未發熱必惡寒體重嘔逆脈陰陽俱緊者名曰傷寒

此太陽寒傷營之本脈證也營氣屬陰寒亦屬陰以陰從陰所以寒邪傷營壅遏陽氣標化爲熱謂已發熱若邪始入未鬱陽氣爲熱爲未發熱少頃陽鬱卽發熱矣而邪傷太陽寒水之經陰凝血滯營衛不利故已發熱未發熱之間必有惡寒體重寒應胃關而爲嘔逆寒主剛堅故脈陰陽俱緊謂之傷寒無此脈證不可作傷寒治也

太陽病頭痛發熱身疼腰痛骨節疼痛惡風無汗而喘者麻黃湯主之

此互上條證治也寒主陰凝感入太陽營分凝滯經絡營衛不利故發身熱頭疼腰痛骨節疼痛惡風畏寒無汗而爲傷寒然太陽之氣與肺之母氣相合邪從皮毛而入鬱逆肺氣以故作喘寒主收斂傷營則腠理閉密故用麻黃甘熱之品大開腠理桂枝辛熱入營驅寒炙甘草以補中氣爲助杏仁以利肺氣之逆即邪從汗出而解也

麻黃湯

麻黃三兩去節　桂枝二兩　杏仁七十粒去皮尖　甘草一兩炙

右四味以水九升先煮麻黃減二升去上沫內諸藥煮取二升半去滓溫服八合覆取微似汗不須歠粥餘如桂枝湯將息

病發熱頭痛脉反沉若不差身體疼痛當救其裏宜四逆湯方見少陰篇

此太陽證而見少陰脉也邪在太陽則發熱頭痛乘虛傳入腎間故脉反沉此迺陽證而見陰脉表裏雙傳之虛證也然雖身疼太陽表證不差則當舍證從脉急救腎中眞陽爲急故宜四逆湯回陽

則表裏自解矣蓋此與少陰病始得之反發熱脉沉者何異但彼無頭痛乃邪在少陰標現爲熱病似太陽故以麻黃附子細辛溫經散邪固陽但與救陽迺爲異耳

傷寒一日太陽受之脉若靜者爲不傳頗欲吐若躁煩脉數急者爲傳也傷寒二三日陽明少陽證不見者爲不傳也

此憑脉辨證知邪傳與不傳也脉浮而緊爲太陽正脉迺靜而不傳他經矣若頗欲吐或躁煩而脉數急則邪機向裏已著勢必傳入他經爲病二三

日陽明少陽脉證不見仍在太陽知不傳矣

傷寒二三日心中悸而煩者小建中湯主之嘔家不可用建中湯以甜故也

此下十條太陽脉證虛而又兼舊疾皆宜建中不可妄施汗下也傷寒二三日之間心中悸者迺上中二焦陽虛陰逆之徵更加之煩津液亦爲不足而邪漸內侵故以小建中湯建中氣而和營衛使心脾健旺陰不上干則煩悸止而邪不內傳矣嘔家迺因濕熱素盛建中之藥甘能助滿故不可用

小建中湯

芍藥六兩　桂枝　甘草炙　生薑各三兩

大棗十二枚　膠飴一升

右六味以水七升煮取三升去滓內膠飴更上微火消解溫服一升日三服

脉浮緊者法當身疼痛宜以汗解之假令尺中遲者不可發汗何以知之然以營氣不足血少故也

此尺脉遲者戒發汗也脉浮緊身疼痛寒傷太陽營分必當發汗散邪見尺中脉遲則知元陽素薄營血衰微根蒂不固敢以發汗而為嘗試必當先建中氣俟根本充盛然後驅邪始為良治

脉浮數者、法當汗出而愈、若下之、身重心悸者、不可發汗、當自汗出乃愈、所以然者、尺中脉微、此裏虚、須表裏實、津液自和、便自汗出愈、

此内虚誤治而戒汗也、陰氣素虚、則脉浮數適邪氣欲傳未傳之際、宜從汗散、因誤下而傷氣血、故身重心悸、然尺中脉微、乃胃中陽氣亦微、故爲裏虚、不可再發其汗而傷陽、必俟表裏陰陽氣實、津液自和、則自汗出而愈、蓋傷寒之邪、來如風雨、若不藥、而待津液元氣自和、則邪入於裏、頃成敗證矣、此仲景意欲先用建中和營衛而補正不驅邪

而邪自去謂須表裏實津液自和非不服藥也

咽喉乾燥者不可發汗

咽喉乾燥者眞陰津液素虧若發其汗更刼胃中津液致變百出也

淋家不可發汗發汗則便血

蓄熱在下焦爲淋因肝腎膀胱氣熱陰精素虧若發其汗重傷血液氣滯熱壅則便血也

瘡家雖身疼痛不可發汗汗出則痓

瘡家一身營血盡傷寒邪傷營則身疼痛若發其汗重傷血液膀胱筋脉無養外風襲虛大筋軟短

則變爲痓、

衄家不可發汗、汗出必額上陷、脉緊急、目直視、不能眴、不得眠、

衄家經絡清陽之氣素虛、陰血更爲不足、若發其汗、氣血盡傷、額上則陷、經脉枯燥、寒邪不解、故脉緊急、血不濡於諸經脉絡、則目直視而不能轉眴、眼不能合、則不得眠、後人傳謂傷寒見衄、不可發汗、謬之甚矣、下篇傷寒衄血不解、以麻黄湯發汗、則邪散衄止、此戒素有衄血之人耳、

亾血家不可發汗、發汗則寒慄而振、

亾血家素成陽盛陰虧之體然陰虛則陽基亦不固客若發其汗乃無陰可傷反致真陽敗越故作寒慄而振危險之道可不慎哉

汗家重發汗必恍惚心亂小便已陰疼與禹餘糧丸

方闕

汗乃心液平素陰虛盜汗之輩心血必虛重發其汗而傷心液神明不寧則恍惚心亂然心傷則小陽之血亦傷陽火內鬱故小便已陰疼也

脉浮者病在表可發汗宜麻黃湯脉浮而數者可發汗宜麻黃湯

此脉浮可發汗也脉浮廼指無汗脉緊邪在太陽之表故用麻黄湯發汗浮數者太陽將解未解欲傳未傳之際所以乘其轉動之機擊其半渡而已故亦以麻黄湯發汗若風傷衛表證脉浮則宜桂枝湯不待言矣

傷寒發汗解半日許復煩脉浮數者可更發汗宜桂枝湯

此寒解重感風邪也傷寒發汗已解半日許則知邪從汗去矣然復煩而脉浮數勢必重感風邪傷衛故易其法爲更發汗所以不用麻黄而用桂枝

也

發汗已脉浮數煩渴者五苓散主之

此互風寒入腑脉變浮數也發汗後經邪已退但有腑熱未清故浮緊之脉而變為浮數雖未見小便不利然煩渴則膀胱裏熱已具但恐經中餘邪未盡故用桂枝一味而解表邪四苓以瀉腑熱也

傷寒汗出而渴者五苓散主之不渴者茯苓甘草湯主之

此腑證而辨多少也傷寒汗出而渴迺表邪已解若無陽明少陽裏證而渴者是屬膀胱氣熱腑證

故用五苓兩解是無移易或汗出而不渴迺表多而腑證最微但有經中餘邪未盡故用一桂之表一苓之裏生薑甘草和其營衛足矣○以上四條皆太陽正治也

茯苓甘草湯

茯苓　桂枝各二兩　生薑三兩　甘草一兩炙

右四味以水四升煮取二升去滓分温三服

傷寒脉結代心動悸者炙甘草湯主之一名復脉湯○脉按之來緩而時一止復來者名曰結又脉來動而中止更來小數中有還者反動名曰結陰也脉來

動而中止不能自還因而復動名曰代陰也得此脉
者必難治
此邪正兩虛而辯脉之促結代也汗吐下後營衛
津液皆傷邪正兩衰正氣不能接續故脉結代而
心動悸當養正氣恢復營衛津液則邪自退而脉
自復故爲復脉湯仲景恐人不識促結代脉自下
註曰按之來緩而時一止復來者即一息四至緩
脉而有歇至迺衛氣不充故爲結若脉來動而中
止更來小數中有還者迺一息六至數脉而有歇
至是陰血大虛津液告竭謂之促故曰結陰若脉

來動而中止不能自還、因而復動、迺一息五至、平脉而有歇至、則臟眞之氣虧極、不能相續、迺俟他臟之氣代行經隧、而爲代、故曰代陰」然傷寒、而見結促代脉、元氣大虛、謂得此脉者、爲難治」但當培補元氣、則脉自復而邪自退、故以桂枝湯和營衛、去芍藥者、惡其酸收、歛邪故也、炙甘草同麻仁、能補胃氣、以養脾血而充濟五臟、人參麥冬、以益元氣而生津液、以生地阿膠、並補眞陰、使元陰有濟、則陽氣不散」葢結促代脉、雖有陰陽寒熱之分、而復脉湯、乃和營衛、而氣血津液並補、則臟腑各受其濟陰陽自和，故能復也。

炙甘草湯

甘草四兩炙　生薑　桂枝各三兩
人參　阿膠各二兩　生地黄一觔
麥冬　麻子仁各半升　大棗十二枚
右九味，以清酒七升，水八升，先煮八味，取三升，去滓，内膠烊盡，温服一升，日三服。

發汗後，身疼痛，脉沉遲者，桂枝加芍藥生薑各一兩、人參三兩新加湯主之。

此汗傷表氣，救逆也。發汗而傷衛氣，餘邪未盡，故

身疼痛而脉沉遲所以桂枝湯倍芍藥生薑宣和營衛人參養正補虛則不驅邪而邪自散此汗後暴虛表衛之氣非眞陽氣虛所以不藉薑附回陽也

未持脉時病人叉手自冒心師因教試令欬而不欬者此必兩耳聾無聞也所以然者以重發汗虛故如此

此傷上焦陽氣望而知之也汗傷心氣胸廓空虛故叉手冒心迺以實就虛故也若以聲試教其欬而不欬因陽虛不能上升即兩耳聾而無聞以重

發其汗如此。

發汗過多，其人叉手自冒心，心下悸，欲得按者，桂枝甘草湯主之。

此汗傷心氣，水欲上陵也。發汗致傷心陽，腎水將欲上陵，故心悸而叉手自冒，欲得按者，乃以實而拒虛也。故用桂枝行陽以伐腎邪，甘草和中而復心脾之氣。俾土氣鎮逆，腎邪則不上陵矣。

桂枝甘草湯

桂枝四兩　甘草二兩，炙

右二味，以水三升，煮取一升，去滓，温服。

發汗後其人臍下悸者欲作奔豚茯苓桂枝甘草大棗湯主之方註見金匱

發汗後腹脹滿者厚朴生薑甘草半夏人參湯主之

此汗傷脾氣微邪内侵也吐下後腹脹爲正虛邪實此汗傷脾胃之氣微邪内陷引動濁陰痰氣上逆故腹脹滿正汗後不傳陽明隨虛傳於太陰氣虛之證故用厚朴生薑半夏滌飲下逆而消脹滿人參甘草補正和中俾正氣實而邪自退世謂甘草益脹却不知能除虛脹耳

厚朴生薑甘草半夏人參湯

厚朴　生薑各半觔　半夏半升

人參一兩　甘草二兩炙

右五味以水一斗煮取三升去滓溫服一升日三

服

傷寒汗出解之後胃中不和心下痞鞕乾噫食臭脅下有水氣腹中雷鳴下利者生薑瀉心湯主之

此汗傷胃氣變痞也汗傷胃氣微邪入裏與痰搏結心下故成痞鞕脾胃氣傷則濁陰上逆衝心所以乾噫食臭然水飲不得轉輸膀胱橫流脅下爲有水氣胃氣虛而水穀不化邪正搏擊則雷鳴下

利此汗後而成下利痞鞕迺太陽陽明元氣大虧故用乾薑辛熱散寒薑棗參半甘草和中養正而降濁逆芩連能解壅逆之熱名曰瀉心者迺瀉心下之痞也

生薑瀉心湯

生薑四兩　甘草炙　人參　黃芩各三兩

乾薑　黃連各一兩　半夏半升洗　大棗十二枚

右八味以水一斗煮取六升去滓再煎取三升溫服一升日三服

發汗病不解反惡寒者虛故也芍藥甘草附子湯主

之發汗後惡寒者虛故也不惡寒但惡熱者實也當和胃氣與調胃承氣湯

此汗有傷陰傷陽分治也發汗病不解反惡寒者此傷表陽氣虛故爲虛也以芍藥甘草和營衛而收陰氣之逆熱附補陽散邪而退惡寒若不惡寒而惡熱則是汗傷胃中津液邪氣已入陽明之腑實熱內蒸所以惡熱而爲實證當與調胃承氣專瀉胃中內熱之實也○以上八條發汗致傷陰陽也

芍藥甘草附子湯

芍藥　甘草各三兩炙　附子一枚炮

右三味以水五升煮取一升五合去滓分温服

發汗後不可更行桂枝湯若汗出而喘無大熱者可與麻黄杏仁甘草石膏湯主之發汗後飲水多者必喘以水灌之亦喘

此風寒兩傷獨用麻黄致變也風寒兩傷單用麻黄湯發汗風寒摶聚不散故風應則汗出寒逆則喘但已誤而不可再誤所以不可更行桂枝湯此邪未入陽明之經已入陽明之腑故太陽表少陽明裏多邪熱相蒸故汗出喘而身無大熱矣所以

變大青龍，但取麻杏甘石和解太陽陽明之邪，蓋發汗後飲水過多，水氣上逆射肺則喘，若强以水灌其身，欲令汗出解表，水氣侵膚，肺氣不利，故亦喘也。

麻黃杏仁甘草石膏湯

麻黃四兩　杏仁五十箇　甘草二兩炙　石膏半觔

右四味，以水七升，先煮麻黃減二升，去上沫，內諸藥，煮取三升，去滓，溫服一升。

傷寒六七日，發熱微惡寒，肢節煩疼，微嘔，心下支結，外證未去者，柴胡桂枝湯主之。

此風寒兩傷太陽而兼少陽之治也。傷寒六七日，正當邪傳入裏，但發熱惡寒，肢節煩疼，微嘔，風寒尚在太陽，而帶少陽之界，與合病相似，但太陽證多，少陽證少，所以不與合病同治。此因其人素有痰飲內蓄，相招外邪，結於心下偏旁之處，故爲支結，不因誤下而成。兼有表邪，故用桂枝芍藥以解太陽之表，合柴胡湯迺解少陽偏裏之邪，俾外邪散而支結自開。此謂支結，卽少陽脇下鞕滿之意也。

柴胡桂枝湯

桂枝　黄芩　人參各一兩半　甘草一兩炙

半夏二合半　芍藥一兩半　大棗六枚擘　生薑一兩

柴胡四兩

右九味、以水七升、煮取三升、去滓溫服、

傷寒有熱、少腹滿、應小便不利、今反利者、為有血也、當下之、不可餘藥、宜抵當丸、

傷寒蓄血、較中風蓄血、猶為凝滯、故變上篇之抵當湯為丸、煮而連滓服之、與結胸項強似柔痙用大陷胸丸同意、蓋湯者蕩也、陽邪入陰、一蕩滌而即散、丸者緩也、陰邪入陰、恐蕩滌不盡、故緩而攻

之所以求功於必勝也其曰不可餘藥者即湯不變而爲丸不可得矣

抵當丸

水蛭四十箇　虻蟲二十五箇　桃仁二十箇去皮尖　大黃三兩

右四味杵分爲四丸以水一升煮一丸取七合服之晬時當下血若不下者更服

傷寒發熱汗出不解心下痞鞕嘔吐而下利者大柴胡湯主之

此三陽俱見也發熱汗出不解風邪已入陽明寒邪已傳太陽胸膈故心下痞鞕兼有少陽則嘔吐

而下利、但痞結之邪原少、故用大柴胡、僅和少陽陽明、則表裏上下無不解矣、

大柴胡湯

柴胡半觔　黄芩　芍藥各三兩　半夏半升

生薑五兩　枳實四兩　大棗十二枚劈

右七味、以水一斗二升、煮取六升、去滓再煎、温服一升、日三服、一方用大黄二兩、若不加大黄、恐不爲大柴胡湯也、

傷寒醫下之、續得下利清穀不止、身疼痛者、急當救裏、後身疼痛、清便自調者、急當救表、救裏宜四逆湯、

救表宜桂枝湯

此互風寒下傷胃陽救逆也下傷脾胃裏寒瀰盛則變下利清穀不止故用四逆湯急救脾腎之陽俟清穀止而身疼未解然後用桂枝湯和營衛而解肌表之邪

傷寒十餘日熱結在裏復往來寒熱者與大柴胡湯但結胸無大熱者此爲水結在胸脇也但頭微汗出者大陷胸湯主之

此水結與結胸之辨也熱結在裏即邪入於裏內無痰飲相併故不結胸復往來寒熱者迺邪在半

表半裏偏於裏多爲熱結在裏當以大柴胡兩解表裏是無疑矣若是表邪陷內之結胸應無大熱此見往來寒熱乃是木盛土衰水飲不行而爲水結在胸脇設眞是結胸隔其陽氣不能下達則當頭汗出宜用大陷胸開其結也

下後不可更行桂枝湯若汗出而喘無大熱者可與麻黃杏仁甘草石膏湯

此風寒兩傷而誤下也僅以桂枝解表而表不解誤下而不結胸邪尚在表但半入陽明之裏故汗出喘而無大熱所以不可再用桂枝湯也仍取青

龍之麻杏以解太陽之寒甘石以清陽明風化之熱與前二十六條反覆參看則明矣

傷寒中風醫反下之其人下利日數十行水穀不化腹中雷鳴心下痞鞕而滿乾嘔心煩不得安醫見心下痞謂病不盡復下之其痞益甚此非結熱但以胃中虛客氣上逆故使鞕也甘草瀉心湯主之

此以風寒互痞利言也下傷胃氣風邪陷胃逼迫水穀下奔爲利故水穀不化腹中雷鳴日數十行若寒邪內陷則痞鞕而滿乾嘔心煩不得安也然不救逆而復下之則胃氣傷而重傷客邪陷而又

陷挾併濁陰上干其痞益甚此非結熱是胃中虛客氣上逆所致然痞爲虛中之實利爲邪實正虛所以不用黃連瀉心等法而用甘草瀉心湯之乾薑辛熱勝寒以散痞結之本半夏滌飲而散痞鞕之形甘棗以和脾胃芩連以清標化之熱耳

甘草瀉心湯

甘草四兩　黃連一兩　乾薑　黃芩各三兩

半夏半升　大棗十二枚

右六味以水一斗煮取六升去滓再煎取三升溫服一升日三服

傷寒大下後復發汗心下痞惡寒者表未解也不可攻痞當先解表表解乃可攻痞解表宜桂枝湯攻痞宜大黄黄連瀉心湯

此互結胸痞氣當先解表而後攻痞也下後邪氣雖不內陷裏氣已虛若不固中氣復發其汗寒邪陷內而成痞輙若有惡寒表邪未解當先解表然後攻痞經謂從外至內而盛於內者先治其外而後調其內也此雖傷寒下後又互風而言故出桂枝湯和營衛而解表邪也然大黄黄連瀉心湯攻痞是無下利而爲裏實故以苦寒瀉之如前條下

利雷鳴等變是屬裏虛故用甘草半夏等湯溫補散結而痞雖是一又當分別虛實治之

大黃黃連瀉心湯

大黃二兩　黃連一兩

右二味以麻沸湯二升漬之須臾絞去滓分溫再服

脉浮而緊而復下之緊反入裏則作痞按之自濡但氣痞耳心下痞按之濡其脉關上浮者大黃黃連瀉心湯主之心下痞而復惡寒汗出者附子瀉心湯主之

此辨氣痞與陽虛痞也。脉浮而緊，太陽表邪未解，則當發表，而反下之，邪氣內陷，內無痰飲相挾，惟與膈下胃氣凝聚，故按之自濡而爲氣痞，所以關上脉浮，不似痰飲結痞脉沉之比，故用大黄芩連耑瀉心下虛軟之痞也。若氣痞而外復惡寒汗出，迺無形邪結於裏，護衛之陽亦虛，故煎附子汁和入三黄湯內，邪陷內實者攻之，外陽虛者補之，各任其事，共成傾痞之功耳。葢上下痞證，於中分别寒熱虛實，法法無遺，令讀者頓開茅塞，豈不快哉。

附子瀉心湯

大黃二兩　黃連　黃芩各一兩　附子一枚炮煮取汁

右四味切三味以麻沸湯二升漬之須臾絞去滓內附子汁分溫再服

本以下之故心下痞與瀉心湯痞不解其人渴而口燥煩小便不利者五苓散主之

此當先解臓邪也本下而邪陷則心下痞但其人渴而口燥煩小便不利是因臓邪內盛故用瀉心湯而痞不解其義甚明但慮臓邪上冲助痞邪耗津液所以用五苓散先瀉臓邪然後攻痞或臓邪散而痞亦不存有之尚論謂五苓散亦爲消痞之

良治然既爲良治何必又立黃連半夏甘草等湯之繁此乃漏談欺世甚非理也

傷寒服湯藥下利不止心下痞鞕服瀉心湯已復以他藥下之利不止醫以理中與之利益甚理中者理中焦此利在下焦赤石脂禹餘糧湯主之復利不止者當利其小便

此傷中下二焦之氣也湯藥者即承氣蕩滌之劑傷動胃氣邪陷奔迫而下利不止與痰摶結則心下痞鞕此結者自結利者自利醫不救利反以瀉心湯攻痞之標故痞未除又以他藥下之誤而又

誤，故利不止。蓋理中湯但理中焦脾胃之氣，此連下焦腎與大腸之氣不固，水穀直趨腸間，所以其利益甚。當以石脂、餘糧酸濇固攝下焦之脫。倘服之而再不止，迺水穀順趨大腸熟路，當利小便，旁通支河，分滲水穀，則下利得止。

赤石脂禹餘糧湯

赤石脂一觔，碎　禹餘糧一觔，碎

右二味，以水六升，煮取三升，去滓，三服。

傷寒五六日，嘔而發熱者，柴胡湯證具，而以他藥下之，柴胡證仍在者，復與柴胡湯。此雖已下之，不為逆。

必蒸蒸而振却發熱汗出而解若心下滿而鞕痛者
此爲結胸也大陷胸湯主之但滿而不痛者此爲痞
柴胡湯不中與之宜半夏瀉心湯
此少陽風寒誤下亦成結胸痞鞕也傷寒五六日
而無身疼腰痛惡寒之太陽自汗惡熱鼻乾之陽
明見嘔而發熱然發熱屬少陽之表嘔屬少陽之
裏爲柴胡湯證具而不與柴胡湯反以他藥下之
並無結胸下利之變謂柴胡證仍在雖然誤下而
不爲逆仍當復與柴胡湯必蒸蒸而振發熱汗出
而解矣若見心下滿而硬痛迺表風内陷則爲結

胸、但滿而不痛者、表寒內陷而爲痞也、但結胸則當大陷胸湯、痞鞕則當半夏瀉心湯、而爲主治、謂柴胡湯不中與也、蓋少陽誤下、而以小柴胡湯去柴胡生薑君半夏、以和少陽之氣、故名半夏瀉心湯也、

半夏瀉心湯

半夏半升　黃芩　乾薑　人參

甘草各三兩炙　大棗十二枚劈　黃連一兩

右七味、以水一斗、煮取六升、去滓再煎、取三升、溫服一升、日三服、

傷寒發汗若吐若下解後心下痞鞕噫氣不除者旋覆代赭石湯主之

經謂誤下成痞觀此發汗解後亦可成痞葢發汗吐下皆傷內氣然最虛之處便是容邪之處所以微邪從虛內陷濁陰上逆衝心則心下痞而噫氣不除故以旋覆半夏滌飲降濁獨治其痞參甘薑棗以和脾胃之氣而使機關健運赭石補心而鎮噫逆也

旋覆代赭石湯

旋覆花三兩　人參二兩　生薑五兩　半夏半升

代赭石一兩　大棗十二枚　甘草三兩炙

右七味以水一斗煮取六升去滓再煎取三升温服一升日三服

問曰病有結胸有臟結其狀何如答曰按之痛寸脉浮關脉沉名曰結胸也何謂臟結答曰如結胸狀飲食如故時時下利寸脉浮關脉小細沉緊名曰臟結舌上白胎滑者難治

此結胸臟結之辨也素有積飲若遇感冒風寒而下之蚤內飲外邪相合則成結胸痞氣或素有痞積血瘕而遇感冒內積相引外邪即成臟結非似

結胸下蚤而成也雖仲景有論無方但業傷寒者不可不講倘臨證認臟結爲結胸痞氣則愈治愈難矣葢結胸與臟結寸脉同而關脉異結胸高而臟結低以此有別也然結胸迺風邪凝結陽位最高而痛故寸脉浮中焦氣鬱故關脉沉臟結迺屬陰邪凝結陰位極低弗拒胸膈胃間之氣所以飲食如故腸胃虛寒則時時下利寸脉浮者上焦陽位無病寒邪在下則關脉小細沉緊但寒邪深重搏結於陰陰邪上溢於舌則生白胎滑而不燥因陰凝氣血非似陽邪結胸峻攻易去故曰難治

病脇下素有痞連在臍旁痛引少腹入陰筋者此名臟結死臟結無陽證不往來寒熱其人反靜舌上胎滑者不可攻也

此由宿疾而成臟結也蓋臟結結於臍旁痛則氣引少腹入陰筋適外邪合舊積結於陰位卒難開解所以曰死此無三陽表證故不往來寒熱在下而不在上其人反靜陰氣上溢則舌上胎滑然陰邪必當温散不似陽邪結胸而以陷胸峻攻故不可攻也

傷寒下後心煩腹滿臥起不安者梔子厚朴湯主之

此風寒兩傳雙解之法也下後微邪內陷而無痰飲摶結故無結胸下利但風陷胸膈擾亂於上則心煩寒入腹中在下則腹滿兩邪逼湊胸腹所以心煩腹滿臥起不安故取梔子湧吐胸邪上出厚朴枳實以瀉腹滿也

梔子厚朴湯

梔子十四枚　厚朴薑炙　枳實各四兩炒

右三味以水三升半煮取一升半去滓分三服溫進一服得吐止後服

傷寒醫以丸藥大下之身熱不去微煩者梔子乾薑

湯主之、

此下五條、皆邪入胸膈、當從上湧也、丸藥下傷胸膈胃氣、以致微邪內陷於胸、內無痰飲併結、所以不變結胸、但有微煩而已、表未罷而身熱不去、邪熱在胸、迺屬太陽部位、非汗下能除、故以梔子苦寒湧吐胸膈標化之熱、乾薑辛熱而散本寒、則身熱微煩得解、後人不能覷透圓機、妄除吐法、良可歎也、

梔子乾薑湯

梔子十四枚擘　乾薑二兩

右二味以水三升半煮取一升半去滓分二服溫服一服得吐者止後服

傷寒五六日大下之後身熱不去心中結痛者未欲解也梔子豉湯主之

大下而身熱不去邪尚在表但陷胸中有半故心中結痛亦將結未結之意所以未欲解也蓋邪從上入須從上出故用梔豉湯湧吐表與胸膈之邪後人反以枳朴下降之品順氣寬胸孰知愈降氣而邪愈陷以致病篤不救悲夫

發汗若下之而煩熱胸中窒者梔子豉湯主之

汗下之後、表未清而內陷於胸、逼湊心間、外顯煩熱而內窒、窒者、俗謂之氣悶、較之結痛又輕、然邪在胸膈、必當梔豉湧吐爲善、

發汗吐下後、虛煩不得眠、若劇者、必反覆顛倒、心中懊憹者、梔子豉湯主之、○若少氣者、梔子甘草豉湯主之、若嘔者、梔子生薑豉湯主之、凡用梔子湯、病人舊微溏、不可與服之、

此該汗吐下後用梔豉加減法也、汗吐下、而傷胸胃之氣、無形之邪內陷、擾亂於胸而無痰飲搏結、故爲虛煩不得眠、反覆顛倒、心中懊憹者、卽臥起

不安之互辭然虛邪擾亂於胸汗下漫無取義胸居上焦因其高而越之故用梔豉湧吐其邪則去病猶如破竹若少氣者乃胃氣不充加生甘草清熱補虛嘔者邪聚胸膈胃脘加生薑宣散餘邪止嘔下逆若病人舊微溏者是大腑易動恐邪不能上湧而反下瀉亟虛家乃恐重虛故亦戒之

梔子豉湯

梔子十四枚　香豉四合綿裹

右二味以水四升先煮梔子得二升半內豉煮取一升半去滓分二服温進一服得吐者止後服

下之後，復發汗，必振寒，脉微細。所以然者，以内外俱虛故也。

此下後復汗，致傷氣血也。誤下傷胃，而表邪未盡，復汗傷陽，病雖去而表裏氣血皆虛，故振寒而脉微細。竊擬桂枝加芍藥生薑人參新加湯救逆爲是。

下之後，復發汗，晝日煩躁不得眠，夜而安靜，不嘔不渴，無表證，脉沉微，身無大熱者，乾薑附子湯主之。

此下後復汗傷陽也。誤下而傷胃氣，復汗又虛衛外之陽，邪未盡而正陽已虧，故晝日煩躁不得眠。

夜而安靜迺陽病而陰不病也邪未入裏所以不嘔不渴此無太陽表證故脉沉微而陽虧已露一班身無大熱畧有微熱可知虛陽擾越表間故取生附乾薑補中有發陽得補而有所歸則邪自散而躁自安矣

乾薑附子湯

乾薑一兩　附子一枚生用

右二味以水三升煮取一升去滓頓服

傷寒若吐若下後心下逆滿氣上衝胸起則頭眩脉沉緊發汗則動經身爲振振搖者茯苓桂枝白朮甘

草湯主之

此吐下致傷胸胃之陽陰邪上逆也吐下不適其宜以致中上二焦氣虛邪陷於內此無痰飲相結邪無定向而挾陰氣上逆故心下逆滿氣上衝胸起則頭眩寒邪入裏故脉沉緊此非汗下能除所以戒云若發其汗擾動經絡則有陽虛振搖之變當以茯苓甘朮健脾安土以導陰濕下行桂枝行陽化氣而去飲中之邪也

苓桂朮甘湯

茯苓四兩　桂枝三兩　白朮　甘草各二兩炙

右四味、以水六升、煮取二升、去滓、分溫三服、

傷寒吐下後發汗、虛煩脉甚微、八九日、心下痞鞕、脇下痛、氣上衝咽喉、眩冒、經脉動惕者、久而成痿、

此吐下後復汗、氣虛邪實也、吐下傷陰、復汗傷陽、表裏皆虛、邪陷則發虛煩、虧損津液氣血、故脉甚微、至七八日、正虛邪實、邪飮相結、故心下痞、非惟太陽、且關少陽、故脇下痛、但結者自結、散者自散、廼因上焦宗氣不足、隨虛上逆、則氣上衝咽喉、而眩冒、汗傷表陽、故經脉動惕、久而不復、則成痿矣、

○以上辨汗下兩傷之變、

傷寒發汗已身目爲黃所以然者以寒濕在裏不解故也以爲不可下於寒濕中求之

此表合內濕發黃也傷寒發汗已表邪未清合入陽明濕土之氣鬱蒸爲熱下流膀胱上行頭目所以身目爲黃求其所以然者寒濕在裏不解故也寒濕在肌故不可下當求其寒濕之法而治也

傷寒瘀熱在裏身必發黃麻黃連軺赤小豆湯主之

此亙上條出方也蓋治發黃有從表從裏不一此以麻黃湯去桂枝加生薑大棗和中開腠使膀胱之邪從表而出連軺生梓白皮苦寒以去心胃之

熱、赤小豆甘平除黃而滲濕也、

麻黄連軺赤小豆湯

麻黄　連軺各二兩連翹根也　赤小豆一升

杏仁四十箇　大棗十二枚　生薑二兩

甘草一兩炙　生梓白皮一升

右八味、以水一斗、先煮麻黄再沸、去上沫、内諸藥、煮取三升、分溫三服、半日則盡、

傷寒身黃發熱者、梔子蘗皮湯主之、

此風熱發黃、用清解濕熱也、身黃而見發熱、風邪之機欲向表出、故用梔子蘗皮甘草、苦寒清解濕

熱、則腠理自開、黃從表而散矣、

梔子蘗皮湯

梔子二十五枚　甘草一兩　黃蘗二兩

右三味、以水四升、煮取一升半、分溫再服、

傷寒八九日、身黃如橘子色、小便不利、腹微滿者、茵陳蒿湯主之、

此發黃邪偏於裏也、黃如橘色、三陽風濕鬱結所致、蓋濕邪外應肌肉、內合陽明、膀胱氣不疏通、胃濁流於腎臟、故小便不利、脾腎互應、故腹微滿、所以茵陳梔子、崇清表裏濕熱、但邪偏於裏、非疏導、

則瘀熱不得清徹故用大黄爲助非下法也

茵陳蒿湯

茵陳蒿六兩　梔子十四枚　大黄二兩

右三味以水一斗先煮茵陳減六升内二味煮取三升去滓分溫三服小便當利尿如皂角汁色正赤一宿腹減黄從小便去也

太陽傷寒者加溫鍼必驚也

此傷寒當禁溫鍼也鍼用火溫以此取汗殊不知邪機外向則汗出而解若内走入營而得火熱反熾滛心逼廹神明飛越故必驚也

脉浮宜以汗解、用火灸之、邪無從出、因火而盛、病從腰已下必重而痹、名爲火逆也、

此陰虛脉浮、宜戒灸也、平素陰虛而受外邪、用火灸之、火氣助邪、機無外出之勢、陰氣不通、故從腰已下必重而痹、名爲火逆也、

張仲景傷寒六經辨證治法卷二終

漢仲景張機著 [illegible]

已下必[illegible]

發之水[illegible]

此腎虛[illegible]

已下必上[illegible]

頭[illegible]

脈若宜以汗用火[illegible]

張仲景傷寒六經辨證治法卷三

檇李沈明宗目南甫編註

太陽下篇證治大意

蓋傷寒一證有風傷衛寒傷營風寒兩傷營衛誠由一經統之而風傷衛寒傷營上中二篇已列今將風寒兩傷營衛大青龍湯之證列爲下篇但篇中有風多寒少寒多風少或治風遺寒治寒遺風者誠非金剛法眼烏能覷透神機所以逐段清出以便後學悟入

太陽中風脉浮緊發熱惡寒身疼痛不汗出而煩躁

者大青龍湯主之若脉微弱汗出惡風者不可服服之則厥逆筋惕肉瞤此爲逆也以真武湯救之

此風寒兩傷脉證也脉浮緊發熱無汗身疼痛不汗出者寒傷營也煩躁者迺兼風矣蓋風爲陽邪寒氣鬱遏不伸故爲煩而寒爲陰邪風熱擾動寒邪急烈故爲躁風寒相搏氣鬱則爲煩躁故用麻桂二湯除芍藥加石膏而爲大青龍風寒並驅石膏辛甘氣寒以散風風化之熱若脉微弱而汗出惡風設非少陰亾陽自汗即風傷衛證故不可服服之則大汗淋漓亾陽不固則厥逆筋惕肉瞤而爲

逆也尚論擬眞武湯救逆斯為近理

大青龍湯

麻黃六兩　桂枝　甘草各二兩炙　杏仁四十箇

生薑三兩　大棗十二枚　石膏如雞子大碎

右七味以水九升先煮麻黃減二升去上沫內諸藥煮取三升去滓溫服一升取微似汗汗出多者溫粉撲之一服汗者停後服汗多亡陽遂虛惡風煩躁不得眠也

傷寒脈浮緩身不疼但重乍有輕時無少陰證者大青龍發之

此亦兩傷風多也脉見浮緩廼傷寒而見風脉也但寒邪感於肌表必以無汗頭痛身疼爲的此風寒兩傷寒氣有權羈滯風邪不行故不疼但重若風氣有權運動寒邪則乍有輕時如此現證最難消息仲景恐隱陰盛陽虛在內重復叮嚀無少陰證者則當大青龍湯發之

太陽病脉浮緊無汗發熱身疼痛八九日不解表證仍在此當發其汗服藥已微除其人發煩熱目瞑劇者必衄衄乃解所以然者陽氣重故也麻黃湯主之

此寒多風少風隱後發也浮緊無汗發熱身疼痛

至八九日不解、迺寒多風少表證仍在、自當發汗、此服藥已病僅微除、是不用大青龍反致風寒羈滯而不全解、但汗則寒邪少減、風遂猖揚擾亂表裏之間、其人煩熱目瞑、若劇者必衄、然衄則風從上出、乃爲邪解、要知煩熱目瞑之所以然者、因發汗而少減其寒、反轉風多寒少、陽氣深重之證、但衄則風邪自解、而又遺餘寒、所以復用麻黄湯、獨治遺寒也、設不衄而煩熱目瞑、俱爲未解、當從大青龍、是在言外矣、

太陽病脉浮緊、發熱身無汗、自衄者愈、

此風多寒少也脉浮緊發熱身無汗迺寒傷營證
但風性上行風邪多而帶領微寒從衂而去謂自
衂者愈

傷寒脉浮緊不發汗因致衂者麻黃湯主之

此寒多風少也上條自衂與此脉證相同此用麻
黃湯何也葢上條迺風多寒少風性輕揚邪從衂
去則寒亦隨之而散此寒多風少而不發汗風寒
相持風少則從衂去而寒多凝滯經絡不能上出
故以麻黃湯獨去其寒也
再按以上三條皆風寒兩傷僅有寒傷營脉而無

風傷衛脉以何辨其風寒兩傷之治然風性輕揚而上行則䘓寒性沉滯下行而不䘓故六經中但見䘓血則作風治不言脉也

太陽病得之八九日如瘧狀發熱惡寒熱多寒少其人不嘔清便欲自可一日二三度發脉微緩者為欲愈也脉微而惡寒者此陰陽俱虛不可更發汗更吐更下也面色反有熱者未欲解也以其不能得小汗出身必癢宜桂枝麻黃各半湯

此風多寒少如瘧證也風寒兩傷覊畱太陽八九日風寒更盛更虛則惡寒發熱故如瘧狀然風多

寒少則熱多寒少此無膀胱腑熱陽明胃實少陽寒熱往來故不嘔不渴清便欲自可若是眞瘧則當一日一發無一日二三度發之理也脉微緩者邪正兩衰機不內入勢必外出故爲欲解若脉微而惡寒此陰陽俱虛不可更行汗吐下法重傷營衛卽後桂枝二越婢一湯互意若面反有熱色邪氣上鬱故未欲解因前不得小汗出而身必癢須得微汗解之故用桂枝麻黃各半湯合和營衛使邪外出耳

桂枝麻黃各半湯

桂枝一兩十六銖 麻黃 芍藥 生薑

甘草各一兩炙 大棗四枚擘 杏仁二十四箇

右七味、以水五升、先煮麻黃一二沸、去上沫、內諸藥、煮取一升八合、去滓、溫服六合、

太陽病、發熱惡寒、熱多寒少、脉微弱者、此無陽也、不可更汗、宜桂枝二越婢一湯、

此風多寒少之治也、脉微弱、卽陰陽俱虛、邪正兩衰、故爲無陽、所以不可更汗、再傷陽氣津液、然非汗則邪不能除、故用桂枝二越婢一湯、和營衛而取微汗、散邪、與前脉微而惡寒互意也、

桂枝二越婢一湯

桂枝　芍藥　甘草各十八銖　生薑一兩二錢

大棗四兩擘　麻黃十八銖　石膏二十四銖

右七味以水五升煮麻黃一二沸去上沫內諸藥煮取二升去滓溫服一升本方當裁為越婢湯桂枝湯合飲一升今合為一方桂枝二越婢一

服桂枝湯大汗出脉洪大者與桂枝湯如前法若形如瘧日再發者汗出必解宜桂枝二麻黃一湯

此治風遺寒也服桂枝湯汗雖大出病尚未解邪已半入陽明故脉洪大乘此陽明欲進未實之際

復與前湯以解太陽陽明則愈若形如瘧日再發者迺太陽風寒兩傷而獨用桂枝湯治風遺寒寒氣牽連並及風邪亦未盡散須得汗出則解故用桂枝二麻黃一湯兩解風多寒少之邪若寒多風少當以麻黃二桂枝一迺爲活法也

桂枝二麻黃一湯

桂枝一兩十七銖　芍藥一兩六銖　麻黃十六銖　生薑一兩六銖

杏仁十六箇　甘草一兩二銖炙　大棗五枚

右七味以水五升先煮麻黃一二沸去上沫內諸藥煮取二升去滓溫服一升日再

傷寒不大便六七日頭痛有熱者與承氣湯其小便清者知不在裏仍在表也當須發汗若頭痛者必衄宜桂枝湯

此表證似裏而互風寒也六七日不大便而有熱似乎胃實熱蒸承氣湯證若小便清者廼太陽邪合於肺及大腸之氣不宣故致不大便知病不在裏而在表當須發汗又非承氣下矣若頭痛乃屬風熱上行所以必衄宜桂枝湯解表耳

服桂枝湯或下之仍頭項強痛翕翕發熱無汗心下滿微痛小便不利者桂枝湯去桂加茯苓白朮湯主

之

此治風遺寒也服桂枝湯或下後而頭項强痛翕翕發熱無汗迺獨治其風所以表邪不散故寒傷營之表證尚在而心下滿微痛邪入於裏將有痞結之變矣膀胱腑實故小便不利但因誤治而經氣已虛故桂枝湯去已誤之桂加白朮茯苓和營衛以利腑邪俾正氣和而經病自解迺爲救逆也

傷寒脉浮自汗出小便數心煩微惡寒脚攣急反與桂枝湯欲攻其表此誤也得之便厥咽中乾煩躁吐逆者作甘草乾薑湯與之以復其陽若厥愈足溫者

更作芍藥甘草湯與之其脚即伸若胃氣不和譫語者少與調胃承氣湯若重發汗復加燒鍼者四逆湯主之

此治風遺寒寒鬱胃氣致厥次第救逆也風寒在表而脉浮但小便數心煩邪兼入裏矣微惡寒脚攣急是表寒未解即當大青龍之治獨以桂枝攻表治風遺寒故爲誤耳但誤在桂枝湯之芍藥酸收邪氣內鬱胃氣不能調達四肢所以得之便厥但邪鬱於裏氣反上逆則咽中乾煩躁吐逆故用乾薑辛熱以散裏寒甘草溫中以止煩躁吐逆使

厥愈足温便是復陽矣然誤則不惟傷陽更傷其陰故以芍藥甘草湯調和營衛俾伸其脚或邪氣犯胃而發譫語則少與調胃承氣以和胃若誤發其汗或復燒鍼以致汗多亾陽必須四逆而救逆也

問曰證象陽旦按法治之而增劇厥逆咽中乾兩脛拘急而譫語師言夜半手足當温兩脚當伸後如師言何以知此答曰寸口脉浮而大浮則爲風大則爲虛風則生微熱虛則兩脛攣病證象桂枝因加附子叅其間增桂令汗出附子温經亾陽故也厥逆咽中

乾、煩躁、陽明內結、譫語煩亂、更飲甘草乾薑湯、夜半陽氣還、兩足當熱、脛尚微拘急、重與芍藥甘草湯、爾乃脛伸、以承氣湯微溏則止其譫語、故知病可愈、此風多寒少、誤投陽旦致厥也、金匱云中風數十日不解、頭微疼惡寒、時時有熱、心下悶乾嘔汗出者、適太陽中風胸表有邪、謂之陽旦證、但治表則宜辛溫、胸邪宜涼、故桂枝湯內加黃芩、清解表裏、謂之陽旦湯、此象陽旦而實非陽旦、適風寒兩傷、邪居表裏之間、正欲大青龍辛溫發散、而反投陽旦、治風遺寒、寒鬱內氣、故病反劇、明明誤在黃芩之寒邪正氣鬱不達則厥逆咽中乾而譫語表得之寒則兩脛拘急惟宜救逆則病可愈故斷夜半手足當溫兩脚當伸也然寸口脉浮而大浮則爲風大則爲虛因虛受風而發熱謂風則生微熱虛則兩脛攣此象桂枝風證但陽虛而受風多寒少且兼誤治所以仍用桂枝湯加入附子散寒回陽增桂令其汗出散邪謂亡陽故也然服桂附熱劑厥逆咽乾未退更加煩躁陽明內結譫語煩亂不以爲慮更以甘草乾薑湯辛溫和中散寒使陽外達夜半陽氣卽還厥逆已退兩足已熱但脛尚微

有拘急、此由陰氣未和、故與芍藥甘草湯、調營衛而和陰氣、以舒其脛、或邪入陽明、無所復傳之地、則用承氣湯微溏、瀉其內實、而止譫語煩躁、層次有法、所以知病可愈、

甘草乾薑湯

甘草四兩炙　乾薑二兩炮

右㕮咀、以水三升、煮取一升半、去滓、分溫再服、

芍藥甘草湯

白芍藥　甘草各四兩炙

右㕮咀、以水三升、煮取一升半、去滓、分溫再服、

發汗若下之病仍不解煩躁者茯苓四逆湯主之

此風寒兩傷汗下後陽虛發躁也風寒兩傷則當用大青龍解表而誤施汗下擾亂眞陽陰邪上逆轉增煩躁陽有頃脫之機風寒在所不計惟取茯苓人參甘草乾薑附子以逐陰邪下行安和欲越之陽俾邪熱自退而煩躁得安若以散劑立斷其根矣尚論謂不汗出之煩躁與發汗後之煩躁毫釐千里下後之煩躁與未下之煩躁亦殊

茯苓四逆湯

茯苓六兩　人參一兩　甘草二兩炙

乾薑一兩半　附子一枚生用

右五味以水五升煮取三升去滓温服七合日三服

傷寒胸中有熱胃中有邪氣腹中痛欲嘔吐者黃連湯主之

此風寒兩傷太陽陽明也胸中有熱即風傷衛傳入太陽之胸胃中有邪氣迺寒傷營傳入於胃而寒氣下行復侵於脾故腹中痛風邪犯胃氣逆上行欲嘔吐也故以桂枝湯去酸收之芍藥調營衛而去風乾薑散寒以止腹痛半夏滌飲下逆木盛

土虛故用人參養胃以充正氣而送邪外出黃連苦寒以清內鬱風化之熱

黃連湯

黃連　甘草炙　乾薑　桂枝各三兩

人參二兩　半夏半升　大棗十二枚

右七味以水一斗煮取六升去滓溫服一升日三服夜二

傷寒腹滿譫語寸口脈浮而緊此肝乘脾也名曰縱刺期門

此太陽厥陰合病也傷寒腹滿譫語似乎邪傳陽

明內實但寸口脈見浮緊然浮迺太陽之風緊屬太陽之寒風寒兩傷表邪未解但太陽表風通於肝木而侵脾胃故腹滿譫語不可以陽明內實治之當刺期門迺瀉肝邪之實也

傷寒發熱嗇嗇惡寒大渴欲飲水其腹必滿自汗出小便利其病欲解此肝乘肺也名曰橫刺期門

此風寒挾木乘肺也蓋肝邪尅脾爲縱乘肺爲橫發熱嗇嗇惡寒皮毛與太陽相合爲病但表病不當大渴飲水腹滿此因風氣通肝肝木應接外邪則發熱惡寒內侵脾肺則大渴飲水然風木橫行

脾胃必弱不能消水故腹脹滿或脾肺有權轉輸通調邪氣外洩則自汗出內達則小便利所以其病欲解但木反侮金故刺期門直瀉肝邪之實蓋此風多寒少之證因風氣通肝木乘外邪傳脾侮肺縱橫變病可謂太陽相傳厥陰手足太陰或傳手足少陰義可類明前人妄謂傳足不傳手要知不究仲景之旨耳〇以上二條風寒兩傷互相傳乘之辨諸臟倣此

傷寒表不解心下有水氣乾嘔發熱而欬或渴或利或噎或小便不利少腹滿或喘者小青龍湯主之

此風寒在表內合痰水爲病也、傷寒表邪不解、而合、內水停聚胸膈、胃脘則乾嘔、在表則發熱、射肺則欬、下行腸燥則渴、注於大腸則利、陽氣與水搏擊則噎、膀胱氣化不行、故小便不利而少腹滿、上逆胸中犯肺則喘也、蓋人身積飲在胃、或表裏上下中間、寒熱諸證、皆賴肺氣通調而爲總司、若見一二證、便作水逆肺氣不利治之、故用小青龍之麻桂、發散在表之風寒、乾薑溫肺、細辛逐飲下行、能驅內閟之邪、甘草以和中氣、半夏滌飲下行、芍藥以收陰氣、不使上逆、五味子以收肺氣之逆也、

小青龍湯、

麻黃　芍藥　乾薑　甘草炙

桂枝　細辛各三兩　半夏　五味子各半升

右八味、以水一斗、先煮麻黃取五升、去上沫、內諸藥煮取三升、去滓、溫服一升、○若微利者、去麻黃、加蕘花如鷄子大、熬令赤色、若渴者、去半夏、加括蔞根三兩、若噎者、去麻黃、加附子一枚炮、若小便不利少腹滿、去麻黃、加茯苓四兩、若喘者、去麻黃、加杏仁半升、

傷寒心下有水氣、欬而微喘、發熱不渴、服湯已渴者、

此寒去欲解也小青龍湯主之

此裏解表未和也膀胱子母受邪氣逆於肺則欬而微喘外邪以挾內飲射肺之一徵也邪氣在表則發熱飲貯於胸故不渴然服湯已渴者迺內水已去外邪未解故仍用小青龍湯兩解猶恐餘飲未清而覊住表邪故也○以上二條風寒在表內應痰飲餘藏倣此

服桂枝湯大汗出後大煩渴不解脉洪大者白虎加人參湯主之

此服桂枝湯後脉證俱變之辨也風多寒少獨以

桂枝湯治風、徵寒持任風邪、故大汗出後、大煩渴不解、然脉反洪大、迺邪氣未傳陽明之經、已入陽明之腑、入內風邪猖獗之極、吸耗胃津、將有甕乾杯罄之虞、汗下兩法、在所不對、惟宜白虎加人參湯、用石膏甘寒、善解在裏風熱、同知母人參粳米、助胃生津、而止煩渴、俾胃津不竭、則邪去而病得解矣、

傷寒脉浮滑、此表有熱、裏有寒、白虎湯主之、

此風邪傳胃化熱也、若見單浮、爲風邪在表、此傷寒而脉浮滑、迺裏熱達於陽明表熱、謂裏有寒、是

互風言也、以白虎湯養胃清熱散邪耳、

白虎湯

知母六兩　石膏一觔碎　甘草二兩　粳米六兩

右四味、以水一斗、煮米熟湯成、去滓、温服一升、日三服、

傷寒無大熱、口燥渴、心煩、背微惡寒者、白虎加人參湯主之、

此陽明表微裏盛之治也、既無大熱、表證已微、但口燥渴、心煩、陽明熱熾甚矣、不必拘泥太陽背微惡寒之表證、徑用白虎加人參湯急救胃中津液、

不致告竭則太陽陽明邪自解也
傷寒脉浮發熱無汗其表不解者不可與白虎湯渴欲飲水無表證者白虎加人參湯主之
此有表戒白虎也脉浮發熱無汗爲寒邪在表白虎則不可與因白虎湯但能解熱而不能解表務必惡寒頭疼身痛表證盡除陽明邪熾惟有熱渴求救於水者方可與之
傷寒病若吐若下後七八日不解熱結在裏表裏俱熱時時惡風大渴舌上乾燥而煩欲飲水數升者白虎加人參湯主之

此風入陽明裏盛也吐下後津液已傷七八日不解邪傳胃腑爲熱結在裏騰達於外故表裏俱熱時時惡風者餘風在表即背微惡寒之互辭也但大渴舌上乾燥而煩欲飲水數升迺裏熱熾盛而在表微風不足計議況表風不禁白虎故加人參解熱生津而止煩渴此上五條風寒入胃胃熱內熾但耗津液而無痞滿燥實堅證大便通利所以不用承氣峻攻惟宜白虎解熱生津止渴而退胃熱讀者詳之

傷寒脉浮醫以火迫刼之亾陽必驚狂起臥不安者

桂枝去芍藥、加蜀漆龍骨牡蠣、救逆湯主之、

此風多寒少、火迫致變也、傷寒脉浮、風寒在表、當用大青龍兩解表裏、反以火迫刼汗、亡陽、火邪逼迫、陽神飛越、以故驚狂起臥不安、少緩須臾、神丹莫挽、所以桂枝去芍藥、加蜀漆龍骨牡蠣、以爲救逆之法、然陽神散越、正欲酸收、而反去芍藥者、何也、蓋芍藥入陰而不入陽、獨宜於龍骨牡蠣之濇、以歛陽神飛越、乃陽病當求之於陽也、故去芍藥之陰、加入蜀漆爲之主統、賴之以攸寧、緣蜀漆之性最急、前賢謂其飛補、更加龍骨牡蠣有形骨屬

爲舟楫載神而返其宅是重以鎭怯濇以固脱之妙用也

桂枝去芍藥加蜀漆龍骨牡蠣救逆湯

桂枝 蜀漆 生薑各三兩 牡蠣五兩熬

龍骨四兩 大棗十二枚 甘草二兩炙

右爲末以水一斗二升先煮蜀漆減二升內諸藥煮取三升去滓溫服一升

火逆下之因燒鍼煩躁者桂枝甘草龍骨牡蠣湯主之

此火逆復下致誤也燒鍼已是火熱內攻誤下則

重引熱邪内陷此見煩躁迺表邪未盡故以桂枝湯去其表龍骨牡蠣以收陽復陰此無蜀漆者不似陽神飛越之用也

桂枝甘草龍骨牡蠣湯

桂枝兩 甘草 牡蠣熬 龍骨各二兩

右爲末以水五升煮取二升半去滓温服八合日三服

張仲景傷寒六經辨證治法卷三終

張仲景傷寒六經辨證治法卷四

檇李沈明宗目南甫編註

陽明上篇證治大意

太陽與陽明兩經各半謂之合病兩經連串謂之併病另立篇名於三陽經後此太陽將盡未盡而漸入陽明當從太陽而不從陽明主治故列上篇

問曰何緣得陽明病答曰太陽病若發汗若下若利小便此亾津液胃中乾燥因轉屬陽明不更衣內實大便難者此名陽明也

此邪徑轉陽明腑不轉經也始治太陽從汗吐利

小便諸法太過致傷津液胃中乾燥所以邪徑入腑而成不更衣内實大便難之證故治太陽先須顧慮津液迺爲良工

本太陽病初得時發其汗汗先出不徹因轉入陽明也

此太陽發汗不及邪轉陽明也太陽受邪解肌發汗未得如法而汗出不徹餘邪未盡則轉入陽明或經或腑是未可定所以必欲汗徹使無餘邪轉入陽明爲善

脉陽微汗出少者爲自和也汗出多者爲太過陽脉

實因發其汗出多者亦爲太過太過爲陽絕於裏亡津液大便因鞕也

此互風寒皆不可過汗胃燥則邪轉入陽明也脉陽微者中風也中風而汗出少者胃中津液不傷爲自和若汗出多而爲太過胃津已耗乘虛邪入陽明矣陽脉實者傷寒脉也必當微汗而汗出過多傷竭胃津亦爲太過所以邪氣亦轉於胃矣然傷胃津則爲陽絕於裏邪乘熱結而胃燥爲亡津液大便鞕也仲景欲人治太陽解肌發汗顧慮陽明津液使邪不傳爲善

問曰病有太陽陽明有正陽陽明有少陽陽明何謂也答曰太陽陽明者脾約是也正陽陽明者胃家實是也少陽陽明者發汗利小便已胃中燥煩實大便難是也

此辨三陽陽明也是因證見在於太陽而見脾約爲太陽陽明邪傳胃實爲正陽陽明病在少陽發汗利小便誅伐無過使胃中燥實大便難爲少陽陽明乃邪在他經而標在陽明爲病也如三陰邪轉於胃遂爲三陰陽明可矣仲景示人辨識病在三陽三陰而慎治則邪轉乘陽明爲病正所謂太

陽陽明、少陽陽明、皆有下證是也、夫以上四條問答、拈示致得陽明病之所以然、當入太陽篇首、而爲治未病之訓、但文辭渉於陽明之問、所以不貫於太陽、切莫草草讀過、蓋治傷寒司人之命、而關係全在治太陽之始、若不顧太陽之失、邪氣旋轉陽明太少厥陰、增諸利害、故予辨服桂枝湯下、諄諄囑用啜熱稀粥以助藥力者、迺是杜絶邪傳陽明三陰之關鍵耳、

問曰、陽明病外證云何、答曰、身熱、汗自出、不惡寒、反惡熱也、

此邪入陽明外證也經云傷寒二日陽明受之陽明主肌肉其脉挾鼻絡於目故身熱目疼鼻乾不得臥迺謂陽明經之正病也葢陽明爲多氣多血之經邪入於內熱蒸騰達故自汗出而不惡寒反惡熱是風傷衛傳入腑證誠補素問之未備也

問曰病有一日得之不發熱而惡寒者何也答曰雖得之一日惡寒將自罷即自汗出而惡熱也

此邪在太陽而不羈留即傳陽明也一日得之不發熱而惡寒者迺太陽初受寒邪之表證然有不發熱遂傳陽明故惡寒罷而即顯自汗出惡熱之

證矣此示臨證者不可拘定太陽必有發熱然後傳入陽明少陽三陰諸經便是神機活法

問曰惡寒何故自罷答曰陽明居中土也萬物所歸無所復傳始雖惡寒二日自止此爲陽明病也

此互風寒傳入胃腑不再傳他經之義又承上章而言也風寒感於太陽必顯惡寒傳入陽明中土萬物所歸無所復傳之地始終只在胃腑再不傳過他經邪傳陽明則太陽惡寒自罷而反惡熱惟從下奪一法也此下皆太陽陽明兼病之治務宜前後綰照始得仲景之意

陽明病脉遲汗出多微惡寒者表未解也可發汗宜桂枝湯

此陽明桂枝湯證也太陽風傷衛脉必浮緩欲傳陽明則緩轉爲遲證必目疼鼻乾不得卧也此汗出多迺風邪入而已兼陽明經腑熱蒸之故微惡寒即惡風之互辭此迺兼太陽未罷仍當桂枝湯和營衛而解兩經之邪故謂可發汗也

陽明病脉浮無汗而喘者發汗則愈宜麻黄湯

此陽明麻黄湯證也太陽寒傷營證故脉見浮必顯目疼鼻乾不得卧故爲陽明病然無汗而喘迺

兼太陽未罷、故宜麻黃湯發汗也、○此二條治從太陽而不從陽明、即陽明可汗之證也、

傷寒嘔多、雖有陽明證、不可攻之、

惡寒發熱之嘔、屬太陽、寒熱往來之嘔、屬少陽、但惡熱不惡寒之嘔、屬陽明、然嘔多則氣已上逆、邪氣偏侵上脘、或帶少陽、故雖有陽明、是不可攻、攻則正傷邪陷、爲患不淺、

陽明病、心下鞕滿者、不可攻之、攻之、利遂不止者死、利止者愈、

心下鞕滿、即結胸痞氣之互辭、邪聚膈間、尚連太

陽部位、雖有陽明證、亦當先治其太陽、故不可攻、攻則誅伐無過、胃氣下脫、利遂不止、故死、利止者、胃還未致於傷、故愈、

食穀欲嘔者、屬陽明也、吳茱萸湯主之、得湯反劇者、屬上焦也、

食穀欲嘔、雖屬陽明、恐挾厥陰寒邪逆胃所致、先以吳茱萸湯溫肝下逆而探之、若得湯反劇、則非厥陰之嘔、乃少陽或太陽之邪傳入陽明腑病之嘔、爲屬上焦也、

吳茱萸湯

吳茱萸一升 人參三兩 生薑六兩 大棗十二枚

右四味、以水七升、煮取二升、去滓、溫服七合、日三服、

陽明中風、口苦咽乾、腹滿微喘、發熱惡寒、脉浮而緊、若下之、則腹滿小便難也、

此太陽陽明風寒互言也、口苦咽乾、適陽明中風裏證、腹滿者、邪入裏也、但發熱惡寒、微喘脉浮而緊、太陽表邪未解、是當發汗解肌、若下則外邪內陷、腹滿愈甚、徒傷陰津、熱閉下焦、故小便難也、

陽明病、脉浮而緊、咽燥口苦、腹滿而喘、發熱汗出、不

惡寒反惡熱身重若發汗則躁心憒憒反譫語若加燒鍼必怵惕煩躁不得眠若下之則胃中空虛客氣動膈心中懊憹舌上胎者梔子豉湯主之若渴欲飲水口乾舌燥者白虎加人參湯主之若脉浮發熱渴欲飲水小便不利者猪苓湯主之

此互太陽陽明風寒總治也咽燥口苦腹滿而喘發熱汗出不惡寒反惡熱身重雖見陽明風寒裏證之多但內熱未實又見脉浮而緊太陽表邪尚還未解而見有陽明則不可發汗太陽又不可攻故明示之若發其汗即傷胃中津液邪熱熾盛則

躁、心憒憒而譫語、若加燒鍼、火邪內熾、陽盛陰消、則怵惕煩躁不眠、若下傷胃氣、客氣內陷、動膈則心中懊憹、而三法皆不可施、邪從何解、故立逆流挽舟之法、以解陽明已結未結之邪也、若心中懊憹舌上胎者、迺邪連太陽胸膈、當以梔豉從其高而越之、若渴欲飲水、口乾舌燥、邪已入胃、陽熱熾盛、以防津液耗竭、故用人參白虎生津解熱而止渴、若脉浮發熱、渴欲飲水、小便不利者、迺陽明邪熱下流膀胱腑病、故以猪苓湯導熱滋乾而從下解、蓋立此三法、但解太陽陽明熱邪熾盛而未成

燥實堅滿之證惟救胃中津液危急之良圖凡用梔豉白虎猪苓湯法倣此類推則知胃邪上逆下流爲病也

猪苓湯

猪苓　茯苓　甘草

滑石　澤瀉各一兩

右五味以水四升先煮四味取二升去滓內下阿膠烊消盡溫服七合日三服

陽明病汗出多而渴者不可與猪苓湯以汗多胃中燥猪苓湯復利其小便故也

此明渴與汗皆禁滲利也汗多而渴胃中熱蒸津液外洩內必枯燥若以豬苓湯滲利小便重傷津液恐有甕乾杯罄之虞故不可與

太陽病寸緩關浮尺弱其人發熱汗出復惡寒不嘔但心下痞者此以醫下之也如其不下者病人不惡寒而渴者此轉屬陽明也小便數者大便必鞕不更衣十日無所苦也渴欲飲水少少與之但以法救之渴者宜五苓散

寸緩關浮尺弱發熱汗出惡寒純是太陽風寒未罷脉症不嘔者謂無少陽半表半裏之證也但心

下痞必爲醫誤如不誤而成心下痞則其機欲轉陽明太陽必自罷遂顯不惡寒而渴之陽明矣若小便數乃邪熱逼廹胃中津液偏滲前陰故大便鞕不更衣而十日無所苦是非陽明內實之比若渴欲飲水須少少與之滋救胃中津液然胃熱既偏膀胱當以五苓散通因通用隨其所得攻邪下出則陽明太陽二腑之邪並解爲以法救之

陽明病脉浮而緊者必潮熱發作有時但浮者必盜汗出

此陽明證而見太陽脉也脉浮而緊太陽表寒未

罷之脉、潮熱、發作有時、陽明裏證已具、但浮者、太陽風傷衛脉、故必盜汗出、即自汗之互辭、迺非胃腑熱蒸自汗之比、然陽明裏證雖具、尚兼太陽未罷之脉、故不可攻下、爲訓耳、

陽明中風、脉弦浮大、而短氣、腹都滿、脇下及心痛、久按之氣不通、鼻乾不得汗、嗜卧、一身及面目悉黄、小便難、有潮熱、時時噦、耳前後腫、刺之小差、外不解、病過十日、脉續浮者、與小柴胡湯、脉但浮、無餘證者、與麻黄湯、若不尿、腹滿加噦者、不治、餘證之證字當作脉字解

此互三陽表裏風寒、察脉以候邪機外向之治也、

夫脈弦屬少陽，浮屬太陽，大屬陽明，而短氣腹都滿，陽明裏證已急，脇下及心痛，少陽亦困矣。按之氣不通，鼻乾不得汗，嗜臥，一身面目悉黃，迺陽明經腑兩邪壅鬱不通之極。若小便難，非惟膀胱腑邪熾盛，更兼胃中濕熱下流，消耗腎水，更為急中之急。但熱邪充斥三陽表裏上下，而見潮熱，腑邪已實，又時時噦，迺邪實正虛，中州元氣將欲敗亾。然耳前後腫，迺經中邪盛，壅閉氣血，勢將發頤。雖然刺之小差，但三陽內外之邪正未易解，此病將過十日，凶危悉起。若欲下之，恐引太少表邪盡陷於裏其患愈增若欲汗之則重傷津液陰氣頓亾雖然邪入無所復傳之地內津告竭務必察其邪機向於何臟敢擬死裏求生之法須候之脉然熱鬱於內其脉必沉若續見浮起即是陽明邪機向於少陽乘此向外之機可與小柴胡湯接引陽明之邪俾從少陽而出若但浮而無弦細濇弱餘脉相兼者邪機是向太陽故當麻黃湯引邪使從太陽而出設引邪外出而不出更兼不尿腹滿加噦者迺中州壅逆胃氣敗亾故不治也○以上六條

太陽陽明脉證之辨

陽明病、但頭眩不惡寒、故能食而欬、其人必咽痛、若不欬者、咽不痛、

此風熱上攻也、胃腑風熱上衝、故頭眩、不惡寒、而能食、或犯於肺、則欬而咽痛、若不欬不痛不眩、邪不上衝矣、

陽明病、法多汗、反無汗、其身如蟲行皮中狀者、此以久虛故也、

此陽明津虛無汗也、證見身熱目疼鼻乾、不得臥、應當有汗、而反無汗、則邪機內向、胃熱津乾、不得透於肌表、皮膚乾燥而癢、其身故如蟲行皮中狀、

平素津衛兩虧爲久虛故也、
陽明病、反無汗、而小便利、二三日嘔而欬、手足厥者、
必苦頭痛、若不欬不嘔、手足不厥者、頭不痛、
此熱邪在胃上行下滲之辨也、病當有汗而反無
汗、此迺邪機內向、逼迫胃中津液偏滲前陰、故小
便利、但胃中津竭、欲求汗而達表、更不可得、或其
人素禀陽盛陰虛、以挾風邪上衝、則嘔衝肺則欬、
鬱遏中宮、不能四達、而手足厥、上衝則苦頭痛、或
邪機向下、故小便利、則不欬嘔厥、頭不痛矣、
陽明病、口燥但欲漱水不欲嚥、此必衄、

此風熱上行也。口燥漱水而不欲嚥，迺邪鬱於經，未入於胃也。陽明經脉起於鼻頞，風性上行，逼迫經血從鼻而出，故必衄。

脉浮發熱，口乾鼻燥，能食者則衄。

此風熱經腑證也。脉浮發熱，經中風熱已盛，口乾鼻燥，能食，則腑邪亦熾，風性上行，故斷至衄。

陽明病，面合赤色，不可攻之，必發熱色黃，小便不利也。

此陽明風熱上鬱也。陽明之脉起於鼻頞交，邪鬱於胃，風熱上蒸，故面合赤色，即滿面通紅也。邪既上逆。勢必汗解。而誤攻則正傷。邪陷於中。風濕鬱蒸。身熱發黃。在所不免。氣鬱不下。故小便不利也。

陽明病。無汗。小便不利。心中懊憹者。身必發黃。

此濕熱內鬱發黃也。無汗則表氣不通。邪鬱於中。氣不下達。故小便不利。上衝則心中懊憹。濕熱鬱蒸。邪無出路。必發黃也。

陽明病。被火。額上微汗出。小便不利。必發黃。

此火邪入胃也。火助風熱。周身津液枯涸。氣鬱內蒸。上衝於額。故微汗出。內鬱則小便不利。必發黃也。○以上八條。辨晰陽明經腑。隨其所得而攻也。

陽明病、發熱汗出者、此爲熱越、不能發黃也、但頭汗出身無汗、劑頸而還、小便不利、渴飲水漿者、此爲瘀熱在裏、身必發黃、茵陳蒿湯主之、

此辨津越與發黃也、濕熱相蒸、騰達於外、故發熱汗出、而汗屬胃中津液、出則表裏氣通、是無鬱蒸、故不發黃、而爲熱越、但胃燥須當急下、以救津液、若但頭汗出、身無汗、劑頸而還、迺肌表之氣、鬱而不通、裏滯不行、故小便不利、胃熱津枯、渴飲水漿、爲瘀熱在裏、勢必發黃、故用茵陳合大黃梔子、清熱開鬱、微利內瘀之熱也、

陽明病下之其外有熱手足溫不結胸心中懊憹饑不能食但頭汗出者梔子豉湯主之

此邪偏鬲上也下後有熱手足溫不結胸雖下而證不變陽明經邪仍在此不爲逆但見心中懊憹饑不能食頭汗出則太陽陽明二經風邪會鬱胸膈之間故宜梔豉湯從其高而越之

病人煩熱汗出則解又如瘧狀日晡所發熱者屬陽明也脉實者宜下之脉浮虛者宜發汗下之與大承氣湯發汗宜桂枝湯

此陽明表裏之辨也煩熱汗出則解迺太陽之邪

已解，又如瘧狀，日晡所發潮熱，故屬陽明，當辨之於脉，若實者，陽明內實之應，故當大承氣下之，脉浮虛者，兼太陽未盡，故宜桂枝湯發汗，兼提陽明之邪，使從太陽而出，此互風而舉方也，

大承氣湯

大黃四兩　厚朴半觔　枳實五枚　芒硝三兩

右四味，以水一斗，先煑二物，取五升，去滓，內大黃，煑取二升，去滓，內芒硝，更上火微兩沸，分溫再服，得下，餘勿服，

若汗多，微發熱惡寒者，外未解也，其熱不潮，未可與

承氣湯、若腹大滿不通者、可與小承氣湯、微和胃氣、勿令大泄下、全文見陽明中篇。

此邪入於裏、治分緩急也、汗多微發熱惡寒者、太陽表邪尚未全解、雖有汗多發熱之陽明、其熱不潮、則知胃中未實、未可與承氣湯下奪、若表未解而腹脹大滿不通、則裏證又急、可與小承氣湯微和胃氣、稍殺裏急之勢、勿令大泄、引邪陷內耳、

小承氣湯

大黃四兩　厚朴二兩　枳實三枚

右三味、以水四升、煮取一升二合、去滓、分溫二服、

初服湯當更衣不爾者盡飲之若更衣者勿服之

陽明病脉遲食難用飽飽則微煩頭眩必小便難此欲作穀癉雖下之腹滿如故所以然者脉遲故也

此脉遲胃虛挾邪欲成穀癉也陽明病而見脉遲迺屬脾胃虛寒不能運化所以食難用飽飽則食壅邪氣上逆故微煩頭眩氣化不行必小便難食鬱濕蒸身必發黃欲作穀癉矣下之則愈傷胃氣邪未除而陰氣上逆則腹滿如故所以然者見脉遲即知胃氣虛寒故也

陽明病若中寒不能食小便不利手足濈然汗出此

欲作固瘕必大便初鞕後溏所以然者以胃中冷水穀不別故也

此亦胃氣虛寒也中氣虛寒則不能食邪正羈留而不下達故小便不利然濕不下滲反走四肢則手足濈然汗出雖然汗出而中宮濕熱仍是未消流於腸間欲作固瘕固瘕者即大便初鞕後溏也所以然者胃中虛冷水穀不能消化分別故耳

陽明病不能食攻其熱必噦所以然者胃中虛冷故也以其人本虛故攻其熱必噦

此囑胃虛不食不可攻熱也陽明病未至大實大

滿、即當能食、今不能食者、當責脾胃氣虛不運、所以寒藥攻熱、愈傷胃陽、必作噦矣、究其所以然者、其人本來胃氣虛冷故也、今之俗醫、不察虛實寒熱、一槪禁食、妄投攻下、而成敗證、司人之命、豈可不察能食不能食之理乎、

脉浮而遲、表熱裏寒、下利清穀者、四逆湯主之、若胃中虛、不能食者、飲水則噦、

此胃虛表熱裏寒、較上尤甚也、脉浮而遲、胃虛挾寒也、縱有陽明外熱、不當纔治其表、急以四逆湯回陽、俟陽回復、見下利清穀止、然後治表、或未顯

下利清穀、但見脉遲、當知腎中眞陽衰微、不能蒸腐水穀、故爲胃中虛冷、若以冷水飲而試之、則噦是矣、〇以上四條、皆胃陽不足、而挾腎陰爲病、毋作陽明正治、當宜建中四逆之類也、

陽明中篇證治大意

邪傳陽明、自有經腑之分、但傳於經而未入於腑、並屬太陽未盡、當從表解而不從下奪、已列上篇」或傳少陽、不從汗下而從和解者、列於下篇」茲迺已離太陽、未接少陽、却入陽明所轄之地、而不傳經、已具痞滿燥實堅證、經謂中滿者瀉之於內、當用下奪、確無疑議者、列於此篇」但當下之證、而脈見遲疾滑濇虛弱、即是邪實正虛、又當隨其氣血虛實而治、不可直施攻下、所以篇中多少遲徊顧慮、可不深究者哉、

陽明之爲病、胃家實是也、

此言正陽明病也、有脾約、爲太陽陽明、發汗利小便、胃中燥煩實、爲少陽陽明、此邪入胃腑、證具痞滿燥實堅、潮熱自汗譫語、迺爲正陽陽明、惟有下奪而無他法、故謂陽明之爲病、胃家實是也、

傷寒三日、陽明脉大、

此正陽明之正脉也、經謂一日太陽、二日陽明、三日少陽、乃傳經次第之常、誠非拘於日數而治病也、故仲景另出手眼、謂三日陽明脉大、因陽明迺多氣多血之府、風寒傳入、邪盛於中、故脉顯大而

爲陽明邪實之正脉但病陽明務具此脉方可下奪或兼太陽之浮緊少陽之弦細或遲疾滑濇虛弱適屬氣血陰陽之虛雖見大實大滿亦當遲徊顧慮或以小承氣試之或蜜煎導法或補瀉兼行不得直施攻下以致變患百出必欲消息篇中之意而治陽明腑證則爲把柄在我

陽明病欲解時從申至戌上

申酉戌陽明自旺故欲解也

陽明病初欲食小便反不利大便自調其人骨節疼翕然如有熱狀奄然發狂濈然汗出而解者此水不

勝穀氣、與汗共併脉緊則愈、

此胃氣王而送邪還表自解證也、胃中風熱熾盛、故初欲食、濕熱下流膀胱氣化不行、故小便不利、濕反就於大腸、故大便自調、其人骨節疼、翕然如有熱狀、奄然發狂者、乃胃氣王而邪正相爭、正氣送邪還表、所以濈然汗出則愈、迺邪不能勝其穀氣、謂汗共併脉緊則愈、脉緊是互寒邪而言也、

陽明病、能食者、爲中風、不能食者、爲中寒、

此以能食不能食、分别風寒也、陽明病乃胃爲總司、營衛交集於中、邪入於腑、必分風傷衛寒傷營、

治則不誤、蓋風爲陽邪、而能消穀、所以能食爲中風。寒爲陰邪、陰凝氣滯、不能消穀、故不能食爲中寒。若邪傳三陽三陰、亦可以此類推、

傷寒發熱無汗、嘔不能食、而反汗出濈濈然者、是轉屬陽明也、

此太陽罷而邪轉陽明也、發熱無汗、嘔不能食、卽太陽寒傷營證、若傳陽明多血多氣之腑、邪正鬱結相蒸、肌腠開豁、卽顯汗出濈濈然者、爲轉屬陽明也、

傷寒轉繫陽明者、其人濈濈然微汗出也、

此言陽明必有汗出也、邪氣轉入陽明、熱蒸騰達、肌腠疎而濈濈然、微汗自出、濈濈者、微微自汗不乾之貌也、然陽明多汗爲太過、無汗爲不及、此濈濈然微汗出者、迺邪入胃腑、邪正兩停、而無太過不及、却合陽明下奪之式、故爲正陽明也○以上四條、須當前後參照、即識正陽明病、

陽明病本自汗出、醫更重發汗、病已差、尚微煩不了了者、此大便必鞕故也、以亡津液、胃中乾燥、故令大便鞕、當問其小便日幾行、若本小便日三四行、今日再行、故知大便不久出、今爲小便數少、以津液當還

入胃中故知不久必大便也

此重汗傷津須俟自解也陽明自汗而胃津已洩重發其汗病雖已差迺傷胃津所以微煩而不了了大便鞕也然胃燥邪微是不可攻須待自解則無變患故當問其平日小便三四行者今仍三四行則知裏氣已和大便即當不久自出今見數少迺微邪是從小便暗除則津液自生而還入胃腸故知不久必大便矣

陽明病自汗出若發汗小便自利者此爲津液內竭雖鞕不可攻之當須自欲大便宜蜜煎導而通之若

土瓜根及與大猪膽汁皆可為導

自汗而再發其汗重傷津液胃中熱邪逼迫津液偏滲前陰則小便自利以致津液内竭故大便雖鞕是不可攻當俟津回自欲大便而解若燥實而不便者則宜蜜煎潤燥導而通之或土瓜根猪膽汁皆可為導

蜜煎導方

蜜七合一味内銅器中微火煎之稍凝似飴狀攪之勿令焦著欲可丸併手捻作挺令頭鋭大如指長二寸許當熱時急作冷則鞕以内穀道中以手

急抱欲大便時乃去之

猪膽導方

大猪膽一枚瀉汁和醋少許以灌穀道中如一食頃當大便出

趺陽脉浮而濇浮則胃氣强濇則小便數浮濇相搏大便則難其脾爲約麻仁丸主之

此太陽邪犯陽明而爲脾約也脾胃陰血素虛而發太陽之汗致傷胃中津液太陽未解而邪侵陽明津枯血燥則大便艱濇所以趺陽脉浮而濇是非陽明內實之比然浮爲胃邪氣强濇爲津血枯

燥胃强邪氣偏於小便下行故小便數所謂浮濇相搏大便則難其脾爲約迺乾健之陽過盛約束胃枯腸燥大便堅乾詎敢攻下再傷津液故用小承氣加杏麻芍藥爲丸養血潤腸緩攻裏熱也

麻仁丸

麻子仁二升 芍藥 枳實各半觔

大黄 厚朴各一觔 杏仁一升

右六味末之煉蜜爲丸桐子大飲服十丸日三服漸加以和爲度

脉浮而芤浮爲陽芤爲陰浮芤相搏胃氣生熱其陽

則絕

此辨陽明津竭之脉也浮爲邪氣強芤爲陰血虛陽邪盛而陰血虛爲浮芤相搏胃氣生熱故爲其陽則絕即以津液之互辭也若見此脉當養津液不可喜攻生事之囑耳

太陽病若吐若下若發汗微煩小便數大便因鞕者與小承氣湯和之愈

此胃燥不可下也太陽發汗解肌吐下皆傷胃中津液邪轉陽明故微煩而小便數則大便鞕胃津枯燥故用小承氣湯和之愈

傷寒吐後、腹脹滿者、與調胃承氣湯、

吐後胃中空虛、邪氣徑入於腑、故腹脹滿、而無痞滿燥實堅證、故當調胃承氣、和之足矣、

太陽病三日、發汗不解、蒸蒸發熱者、屬胃也、調胃承氣湯主之、

此蒸熱迺屬正陽明也、太陽三日、發汗不解、邪傳胃中、熱蒸騰達於外、故蒸蒸發熱、而屬胃也、然無痞滿燥實堅證、即當調胃承氣微下、除其蒸熱也、

陽明病脉遲、雖汗出不惡寒者、其身必重、短氣腹滿而喘、有潮熱、此外欲解、可攻裏也、手足濈然而汗出

者此大便已鞕也大承氣湯主之若汗多微發熱惡寒者外未解也其熱不潮未可與承氣湯若腹大滿不通者可與小承氣湯微和胃氣勿令大泄下

此陽明攻下之正法也濕土之氣緩慢遲滯所以脉遲見汗出不惡寒迺太陽表罷而傳陽明濕盛故身必重又短氣腹滿而喘潮熱皆陽明內實之證當攻裏矣而手足濈然汗出迺胃中熱蒸津液已隨外洩大便必鞕證屬大下無疑經謂攻裏不遠寒故用大承氣湯鹹寒潤下而除胃中實熱以救胃津然汗雖多或微熱惡寒之太陽未罷況無

潮熱迺胃熱散漫不收而未實則不可遽用承氣泄其胃也或表證未解而腹脹大滿不通裏證又急即當小承氣微和胃氣稍殺裏急之勢勿令大泄其胃引邪內陷也

陽明病潮熱大便微鞕者可與大承氣湯不鞕者不可與之若不大便六七日恐有燥屎欲知之法可與小承氣湯湯入腹中轉失氣者此有燥屎乃可攻之若不轉失氣此但初頭鞕後必溏不可攻之攻之必脹滿不能食也欲飲水者與水則噦其後發熱者必大便鞕而少也以小承氣湯和之不轉失氣者慎不

可攻也、
此以潮熱大便合驗內實也、潮熱與大便微鞕、皆內實之徵、與大承氣攻之、是無疑議、見潮熱而大便不鞕、內熱未實、則不可峻攻傷胃、然不大便六七日、胃實燥屎疑似之間、所以少與小承氣試之、轉失氣者、則確有燥屎、可與大承氣峻攻、不轉失氣、胃熱未實、恐隱虛證在內、故雖不便六七日之久、是必初鞕後溏、不可攻矣、攻則虛氣上逆而變脹滿不能食也、若果內虛、非惟大承氣致變、即與水飲亦作噦矣、若其後發熱者、即潮熱之謂、纔見

陽明內實之徵皆因正虛邪衰而不作實故大便鞕而且少則當小承氣和之若不轉失氣仍非內實慎不可攻也

病人不大便五六日遶臍痛煩躁發作有時者此有燥屎故使不大便也

此燥屎閉結腹痛也五六日不大便內熱已結加之遶臍痛煩躁發作有時者腸胃熱結燥屎壅塞不通是當攻下也

得病二三日脈弱無太陽柴胡證煩躁心下鞕至四五日雖能食以小承氣湯少少與微和之令小安至

六日與承氣湯一升若不大便六七日小便少者雖不能食但初頭鞕後必溏未定成鞕攻之必溏須小便利屎定鞕乃可攻之宜大承氣湯

此正陽明雖脉弱必用小承氣無別法也陽明當據脉大爲正此病二三日而脉反弱知是陽明氣虛不可攻矣但無太陽柴胡諸證見煩躁心下鞕則陽明內實已顯故四五日雖能食不可爲胃空能食乃屬陽明可下無疑因見脉弱而不敢峻攻商以小承氣少少微和胃氣令其小安次日再與一升逐漸除之若不大便六七日而小便少者因

脉弱氣虛水穀不能分別下滲然雖不能食亦未可據爲胃實不食此必大便初鞕後溏屎未成鞕故不可攻攻則其便必溏須得小便自利屎轉成硬方以大承氣攻之蓋此辨證多少徘徊顧慮今之方書槩言陽明當下皆屬離經悖敎者矣

陽明病不吐不下心煩者可與調胃承氣湯

不從吐下而見陽明病心煩者迺胃熱上衝使然故可與調胃承氣微和胃也

陽明病譫語發潮熱脉滑而疾者小承氣湯主之因與承氣湯一升腹中轉失氣者更服一升若不轉失

氣者勿更與之明日不大便脉反微濇者裏虛也爲難治不可更與承氣湯也

此無正脉不可峻攻也譫語潮熱是屬裏實但脉見滑疾非合陽明本脉然胃家風熱熾盛而津液必衰非似脉大邪正兩實之比卽當小承氣微和胃氣若腹中轉失氣卽是結熱更與一升則病除而津液自長不轉失氣乃內熱未實勿更與之攻則津液胃氣皆傷而滑疾之脉變爲微濇是屬正虛邪實故爲裏虛難治不可更與承氣湯也

夫實則譫語虛則鄭聲鄭聲者重語也

此譫語鄭聲分虛實也胃中實熱上衝於心神識不寧故發譫語而爲實也心胃陽微邪實正虛而挾陰氣衝心故爲鄭聲而屬虛鄭聲者聲濁不清而重疊故謂重語也

直視譫語喘滿者死下利者亦死

此以譫語辨死證也胃邪上衝於心則譫語下流傷腎陰水耗絕則目直視乃上中下三焦邪盛正敗故主死也譫語而喘滿胃邪實而心肺受淫肺金不能生水而水絕則死胃邪上衝則譫語下流則下利而中焦邪盛上淫下脫故亦死也

陽明病其人多汗以津液外出胃中燥大便必鞕鞕則譫語小承氣湯主之若一服譫語止更莫復服

此汗多胃燥非同實治也熱蒸津液外越故汗多然汗多則胃已乾燥大便必鞕胃熱上衝故發譫語若非攻下則邪不除故用小承氣微和胃氣若一服譫語止則不可更服傷其津液也

傷寒四五日脉沉而喘滿沉爲在裏而反發其汗津液越出大便爲難表虛裏實久則譫語

此誤治胃乾譫語也脉沉喘滿裏實脉證全具應下而反發其汗津液越出胃中乾燥大便爲難誤

汗傷表故爲表虛而表虛裏實胃熱上衝於心久則讝語卽調胃承氣蜜導諸法可以意識

汗出讝語者以有燥屎在胃中此爲風也須下之過經乃可下之下之若早語言必亂以表虛裏實故也下之則愈宜大承氣湯

此風邪入胃不可下早也胃中燥屎風熱相蒸則津液外越故汗出衝心則譫語必當下奪則愈但風性上行外越不能遽爲內實須俟過經邪實則可攻下設下之早擾動風熱上衝神明不安語言必亂經表無邪而自汗出故爲表虛邪結於胃故

爲裏實。當觀外無表。而内果實。卽以大承氣下之則愈。

陽明病。譫語有潮熱。反不能食者。胃中必有燥屎五六枚也。若能食者。但硬耳。宜大承氣湯。

此能食不能食。皆爲實證也。譫語潮熱。陽明裏實。是無疑矣。然胃熱必當能食。今反不能食。此因燥屎熱結壅滿之故。所謂必有燥屎五六枚。但譫語潮熱。是屬胃熱。此邪未結。以故能食。然雖未結。而胃熱已熾。屎必成鞕。所以俱宜大承氣湯下之。

陽明病。發熱汗多者。急下之。宜大承氣湯。

此熱蒸津液外洩也陽明裏實以潮熱微汗爲正茲見發熱汗多迺裏熱熾盛之極蒸騰胃中津液盡越於外務必亟奪其邪而救津液稍涉遲徊則甕乾杯罄故宜大承氣急下也

傷寒六七日目中不了了睛不和無表裏證大便難身微熱者此爲實也急下之宜大承氣湯

此濕熱下流傷腎之急證也六七日邪熱入胃下流於腎則寒清之水變爲渾熱以致精枯不能上供故目中不了了睛不和矣但無頭疼惡寒之三陽內無腹滿譫語潮熱喘逆諸證爲無表裏證惟

大便難、身微熱、迺邪熾下流、津枯而爲實證、故用大承氣急下、以救腎家將絶之陰也」尚論謂絡中之邪且盛、在經之邪更盛、非也、若是經熱上壅、何以能害神光照耀、俾目中不了了、睛不和耶、因濕熱下流、而挾相火消耗腎水、陰精枯竭、故用土鬱奪之、使腎水得以自寧、目中清慧有日」或元陽素虛之軀、寒濕下流、水濕同類、即變陰寒下利厥逆、反此推治則善、

論曰、邪入胃腑爲本、涇於他臟爲標也」若邪鬱胃中、則爲發黃腹滿燥屎、大便不通等證」熱達於表、

則自汗潮熱，上溢於肺，則爲喘欬，淫溢於心，卽發譫語煩躁，反乘於肝，則爲熱入血室，或爲眩運，氣衝於膽，則爲口苦，流入於脾，則腹脹滿，下趨於腎，則爲消渴，或目睛不和，流於膀胱，則小便不利，溢於大腸，則堅乾不通，或瀉不止。要知胃邪上溢，則不下流，下流則不上溢，外達則不發黃，若上下內外充滿，則爲危候。然不惟陽明之邪而乘他臟，凡屬臟腑之病，以此類推，標本洞然矣。

發汗不解，腹滿痛者，急下之，宜大承氣湯。

此邪向於脾也。發汗不解而腹滿痛，邪已入脾，氣

結不宜、以致津精血液枯竭、四旁無濟、變證百出、故宜大承氣急下也、

腹滿不減、減不足言、當下之、宜大承氣湯、

熱邪壅結胃氣、所以腹滿不減、減不足言、乃陽明腹滿而兼於脾、表裏熱壅、久則津液涸絕、故當大承氣湯急下也、

大下後、六七日不大便、煩不解、腹滿痛者、此有燥屎也、所以然者、本有宿食故也、宜大承氣湯、

此下後燥屎未盡、可再下也、大下之後、乃邪去正復之時、此煩不解、而腹滿痛、本有宿食燥屎下之

未盡餘熱未清其邪重結所以下後六七日不大便故當大承氣湯下之

陽明病下之心中懊憹而煩胃中有燥屎者可攻腹微滿初頭鞕後必溏不可攻之若有燥屎者宜大承氣湯

此下後胃熱重結氣逆於胸也下後餘邪不盡燥屎重結氣逆於胸故心中懊憹而煩若遶臍痛腹滿潮熱喘冒或現一證則可再攻若腹微滿迺胃熱未實必初硬後溏不可攻也若果屬燥屎大滿是宜大承氣下之

傷寒若吐若下後不解不大便六七日上至十餘日日晡所發潮熱不惡寒獨語如見鬼狀若劇者發則不識人循衣摸牀惕而不安微喘直視脉弦者生濇者死微者但發熱譫語者大承氣湯主之若一服利止後服

此邪轉陽明熱極重證也吐下後病仍不解胃津大傷餘邪未盡邪實正虛延過一候邪復猖獗內熱復蒸故不大便六七日至於十餘日日晡潮熱但表解故不惡寒熱邪冒心神識昏迷所以獨語如見鬼狀若劇者不識人欲發狂也循衣摸床惕

而不安微喘直視乃陽熱熾甚陰津將絕之徵欲求脉大爲正不可得矣故當察其脉弦則生蓋弦屬少陽發生之氣見之廼生氣未離還可疏通困土所以得生濇乃金熱水絕木枯土失疏通四旁無溉殘陰告竭故主死也蓋木勝尅土世咸知之但木能疏土反爲生氣人皆不識耳若邪熱壅土之徵者但發熱讝語即當大承氣一服俾病去而止後服不可過劑見劇者不識人循衣摸床惕而不安微喘直視乃土氣告竭津液無存而不急下以救津液何也然津液既枯若以承氣攻之頃刻

竭絕殘陰而死、仲景故不出方、聽人臨證消息、若脉弦者、迺生機尚存、或以扶元滋陰而救津液、兼通大便、無不可耳、○以上二十條皆陽明內實、但下法有輕重緩急、當熟翫之、

陽明病、下血譫語者、此爲熱入血室、但頭汗出、當刺期門、隨其實而瀉之、濈然汗出者愈、少陽熱入血室四條並註俱附金匱女科

陽明病、其人喜忘者、必有畜血、所以然者、本有久瘀血、故令喜忘、屎雖鞕、大便反易、其色必黑、宜抵當湯下之、

此血畜上焦也喜忘卽昏默也陽明之邪與血相結於胸胃之間矇昧心神故令喜忘但屎雖鞕而便則反易其色見黑知邪不在氣而結在血也然陽明氣血俱多故用抵當湯下之

病人無表裏證發熱七八日雖脉浮數者可下之假令已下脉數不解合熱則消穀善饑至六七日不大便者有瘀血也宜抵當湯若脉數不解而下利不止必協熱而便膿血也

此辨氣血兩分受邪也病人無表裏證而發熱七八日恐胃熱蒸達於外故脉雖浮數亦當下矣若

邪在陽明氣分下之則浮數之脉必欲自解若不解合熱則當消穀善饑而不消穀善饑反致六七日不大便知非氣結迺瘀血搏結矣故宜抵當湯下之假令已下脉數不解而反下利不止此迺邪在氣分而爲協熱下利然雖下利後必邪陷血分協熱而便膿血也

發汗多若重發汗者亡其陽譫語脉短者死脉自和者不死

此亡津液而辨生死也初病太陽而發汗過多傳至陽明重發其汗故亡其陽即亡津液之互辭也

邪熱盛而衝心，則發譫語。脉短者，津液亾而正氣亦脫，陰陽不相附貫，以故主死。脉自和者，津液不竭，陰陽未離，所以不死。

陽明下篇證治大意

經云、二日陽明受之、陽明主肌肉、其脉挾鼻絡於目、故身熱目疼鼻乾不得臥也」仲景推廣其義復申陽明胃實可下之證、悉入中篇」或從太陽傳至陽明少陽之經、或入於腑、或傳三陰、病機無定、活法在人、是不可拘」蓋此乃陽明經病未罷、而傳少陽、但宜小柴胡湯、不從陽明而從少陽之治、杜絶傳入三陰去路、故列下篇、使治陽明、則無誤矣、

陽明病、發潮熱、大便溏、小便自利、胸脇滿不去者、小柴胡湯主之、

此陽明機傳少陽也、潮熱迺邪已傳入陽明、但大便溏而小便自利胃腑未實又見胸脇滿而不去、少陽亦受邪矣、汗吐下三法在所當禁惟宜小柴胡湯升提陽明之邪、以從少陽而出絕其傳入三陰之路、故不從陽明而從少陽也、

陽明病脇下鞕滿、不大便而嘔、舌上白胎者、可與小柴胡湯上焦得通津液得下胃氣因和、身濈然而汗出解也、

此少陽多而陽明少也、不大便者、陽明裏熱之徵、脇下鞕滿而嘔、舌上白胎、皆是少陽本證然木火

之邪結於胸脇氣不得舒當以小柴胡和解少陽之邪不使木邪乘土胃氣自和則宣五穀味津液得下俾二經之邪是從濈然汗出而解

服柴胡湯已渴者屬陽明也以法治之詳見少陽

少陽陽明者發汗利小便已胃中燥煩實大便難是也

此少陽病誤施發汗利小便致傷津液胃中燥煩實大便難者邪反轉入陽明故為少陽陽明也蓋邪傳原無定限非惟太陽少陽傳入胃腑即三陰亦傳陽明故治傷寒須要顧慮陽明津液否則傳

變多端所以諄諄告戒也

張仲景傷寒六經辨證治法卷四終

張仲景傷寒六經辨證治法卷五

檇李沈明宗目南編註

少陽全篇證治大意

寒傷太陽一經原有風傷衛寒傷營風寒兩傷營衛以桂枝湯解肌麻黃湯發表大青龍湯兩解風寒故列三篇而陽明有太陽陽明正陽陽明少陽陽明所以亦彙三篇然少陽主膽而無出入氣多血少病在半表半裏之間汗吐下三法皆禁惟宜小柴胡和解表裏別無他法可施雖有風寒兩傷表裏偏多偏少亦不越小柴胡湯增減出入所以

彙合一篇、俾讀者易會其意耳、

少陽之爲病、口苦咽乾目眩也

此雖少陽總證、誠偏裏也、經云、傷寒三日、少陽受之、少陽主膽、其脉循脇絡於耳、故胸脇痛而耳聾、仲景另出手眼、以補口苦咽乾目眩之裏證、乃括少陽風傷衛、寒傷營、風寒兩傷而言也、經云、膽者咽爲之使、邪傳於膽、熱鬱上溢於咽、故口苦咽乾、經謂厥陰與少陽爲表裏、諸風掉眩、皆屬於肝、邪傳於膽、内應於肝、故目眩也、

少陽中風、兩耳無所聞、目赤、胸中滿而煩者、不可吐

下、吐下、則驚而悸、

此少陽風傷衛證也、少陽經絡入耳、風邪上壅、兩耳無聞而目赤、此邪在經絡之表、若邪向裏挾痰搏聚胸中、則滿而煩矣、然胸中煩滿、似乎可吐、但在少陽、吐之致傷胸胃之氣、使邪内併、逼迫神明、則驚而悸也、

傷寒脉弦細、頭痛發熱者、屬少陽、少陽不可發汗、發汗則譫語、此屬胃、胃和則愈、胃不和則煩而悸、

此少陽寒傷營證也、脉弦而細、頭痛發熱、適少陽脉證而偏於表也、上條中風而禁吐下、此傷寒而

禁汗下也」蓋少陽不可發汗汗傷胸膈陽氣及胃中津液邪氣陷入陽明即發譫語故爲屬胃或胃津不傷邪亦不轉陽明則胃和而愈若胃津大耗木火燔灼安得不煩而悸耶

傷寒三日三陽爲盡三陰當受邪其人反能食而不嘔此爲三陰不受邪也

此以能食不能食辨邪之傳陰不傳陰也若以次第言之傷寒三日邪傳少陽爲陽經已盡三陰當受邪也」蓋太陰爲陽明之裏少陰爲胃之關厥陰爲胃之賊而邪入三陰則胃氣不伸當不能食而

嘔、此能食不嘔、即知臟氣安和三陰不受邪矣、

傷寒六七日、無大熱、其人煩躁者、此爲陽去入陰故也、

此三陰受邪之徵也、能食不嘔、臟氣安和、爲陰不受邪、而六七日無大熱、三陽表證已罷未罷之間、陽邪入陰、故加煩躁、則知三陰受病、謂陽去入陰故也、

傷寒三日、少陽脉小者、欲已也、

此辨脉之大小、即知病之進退也、三爲木之生數、三日少陽脉小、而不弦大、迺經氣復而邪解、爲病

欲已」若弦大數疾、邪盛病進、是在言外矣、

少陽病、欲解時、從寅至辰上、

寅卯辰、少陽旺時、經氣復而欲解也、

傷寒五六日、中風往來寒熱、胸脇苦滿、默默不欲飲食、心煩喜嘔」或胸中煩而不嘔、或渴、或腹中痛、或脇下痞鞕、或心下悸、小便不利、或不渴、身有微熱、或欬者、小柴胡湯主之」傷寒中風、有柴胡證、但見一證便是、不必悉具」若胸中煩而不嘔、去半夏人參、加括蔞實」若渴者、去半夏、加人參括蔞根」若腹中痛、去黃芩加芍藥」若脇下痞鞕、去大棗、加牡蠣」若心下悸、小便

不利者去黃芩加茯苓若不渴外有微熱去人參加桂枝溫覆取微似汗愈若欬者去人參大棗加五味子乾薑

此互風寒皆用小柴胡湯加減而治也傷寒五六日中風往來寒熱總括少陽風傷衛寒傷營風寒兩傷也蓋少陽主持營衛陰陽往來區分之界若邪向軀殼之外經絡爲表邪向軀殼之裏入腑爲裏故邪入陰則外寒出陽則外熱而往來寒熱者迺爲少陽半表半裏之證也邪氣在裏則氣逆上衝故胸脇苦滿抑鬱胃氣不伸即默默不欲飲食

然膽邪無處不乘故入心爲煩入胃爲嘔但入心而不入胃則煩而不嘔故用小柴胡湯和解表裏而爲總司然胃家無病當去人參半夏加括蔞實專消胸膈之痰以治其煩若渴者邪吸胃津故去半夏之燥加人參養胃括蔞根淸熱生津而止渴腹中痛者邪乘於脾去黃芩苦寒滯氣加芍藥酸寒以瀉土中之木若脇下痞鞕乃痰邪搏結少陽本經故去甘能滯氣之大棗加牡蠣鹹寒以軟其堅壘心下悸小便不利者邪鬱於中水飲不輸反挾腎水凌心去黃芩之寒加茯苓導水以瀉腎邪

若不渴、外有微熱、乃邪偏於表、胃津未耗、所以不必補胃、故去人參、加桂枝、温覆取微汗、而解表邪、若欬者、風寒反侮於肺、去人參大棗、恐壅肺氣之逆、以乾薑易生薑、温散肺寒、五味子收歛肺氣之逆耳、

小柴胡湯

柴胡半觔　黄芩　人參　甘草

生薑各三兩　大棗十二枚擘　半夏半觔

右七味、以水一斗二升、煮取六升、去滓、再煎取三升、温服一升、日三服、

傷寒陽脉濇陰脉弦法當腹中急痛者先用小建中湯不差者小柴胡湯主之

此木挾陰邪乘脾也陽脉濇陰脉弦者迺中氣不足陰邪有餘而陰邪挾木乘脾故致腹中急痛所以先用建中湯建中氣而制腎陰且緩木急之邪俾邪去則腹痛止而脉不弦濇矣若中氣充而腹痛不差迺陰邪散而少陽風寒未解邪乘脾土故與小柴胡湯提邪外出也

傷寒四五日身熱惡風頸項強脇下滿手足溫而渴者小柴胡湯主之

此三陽皆病、惟治少陽也、太陽未罷而兼陽明、故見身熱惡風、然頭項强、脇下滿、則少陽已具、當從三陽合病施治、但手足温而渴者、邪機逼奏少陽已多、若用辛甘發散、大耗津液、邪傳三陰、將何抵止、故用小柴胡湯和解少陽之邪、俾少陽邪出、則太陽陽明之邪、無不外出、而陰津不傷、一舉兩得也、若用小柴胡湯、當從加減、此不嘔而渴、去半夏、加括蔞根爲是、

傷寒五六日、已發汗而復下之、胸脇滿微結、小便不利、渴而不嘔、但頭汗出、往來寒熱、心煩者、此爲未解

也柴胡桂枝乾薑湯主之

此太少二陽風寒偏於表也傷寒五六日發汗而復下之邪陷少陽故胸脇滿微結然小便不利迺太陽腑病渴而不嘔往來寒熱頭汗出心煩迺少陽而偏於表多故爲未解當以小柴胡除半夏人參以去少陽偏表之邪加桂枝以袪太陽之風乾薑溫散在裏之寒栝蔞根清熱滋乾牡蠣軟堅而消微結卽後條先發汗之法也

柴胡桂枝乾薑湯

柴胡半觔　桂枝　乾薑　黄芩

牡蠣各三兩熬　甘草二兩炙　括蔞根四兩

右七味，以水一斗二升，煮取六升，去滓，再煎取三升，溫服一升，日三服，初服微煩，復服汗出便愈。

傷寒五六日，頭汗出，微惡寒，手足冷，心下滿，口不欲食，大便鞕，脉細者，此爲陽微結，必有表復有裏也。脉沉亦在裏也。汗出爲陽微，假令純陰結，不得復有外證，悉入在裏，此爲半在裏半在外也。脉雖沉緊，不得爲少陰病，所以然者，陰不得有汗，今頭汗出，故知非少陰也。可與小柴胡湯。設不了了者，得屎而解。

此風寒微結三陽，專治少陽，爲樞也。頭汗出少陽

也微惡寒手足冷心下滿太陽也口不欲食大便
鞕少陽而兼陽明之裏脉細者邪正兩衰乃微邪
搏結於三陽經絡故爲陽微結但惡寒手足冷爲
表心下滿口不欲食大便鞕脉沉緊爲裏所謂有
表復有裏也仲景自爲註釋以脉沉爲寒邪在裏
汗出爲風邪微結在表故謂假令純陰結不得復
有外證應當悉入在裏此爲半在裏半在外也又
辨脉雖沉緊不得疑爲少陰藏病此迺外寒入裏
之徵若果是少陰則不得有汗今頭汗出與少陰
不符知非少陰矣但三陽風寒兩傷見證不一當

從少陽而爲總樞故與小柴胡湯總提少陽俾少陽樞機得轉則三陽之邪隨此樞機而解設陽明裏實未和精神不得了了必須得屎而解然小柴胡但解其表不能解陽明之裏是當大柴胡之法也

服柴胡湯已渴者屬陽明也以法治之

少陽經病服柴胡湯即當病解而反渴者迺少陽之邪不傳三陰而轉入陽明矣即當隨陽明現證而治故謂以法治之即隨其所得而攻之是也

本發汗而復下之此爲逆也若先發汗治不爲逆本

先下之而反汗之此爲逆也若先下之治不爲逆此少陽有偏表偏裏之治也少陽雖有汗下之禁亦有當汗當下迥然不同葢禁汗下者是禁麻黄承氣之法此云汗下者乃偏於表多則當微汗而解偏於裏多是當微利而解然論中全是偏於表裏差多差少之證所以治病不可拘定半表半裏之說也若少陽而兼太陽須從表解或兼陽明裏實須從微利而解即如少陽本經偏於表多即柴胡多而羣藥少亦爲汗解偏裏之多即柴胡少而餘藥多亦爲下解如論中云不渴外有微熱去人

參加桂枝、溫覆取微似汗、即是表解、加大黃枳實、即爲下解矣」謂本發汗而復下之、此爲逆也」若當先汗解表而反先下」或當先下解而反先汗」耗竭津液、此則爲逆」若先汗後下、先下後汗、不爲逆矣」此示表裏差多差少、治有先後進退、乃璇璣天輪至圓至妙之理、爲治少陽喫緊之樞、非優人聖域者、烏能道隻字哉、

再按內經、陽明厥陰、不從標本、從乎中治」迺陽明燥氣爲上、太陰在下爲標、標本不同、故取太陰凉爲中氣、少陽從乎本治者、迺少陽之上、火氣治之、

火爲陽爲本而少陽爲標標本皆同故以火治爲本此乃以司天運氣而言也後人方書謬謂少陽從乎中治不識以何爲中而著書嗟乎背亂聖賢繩法不經之談而誤後賢讀者當知

凡柴胡湯病證而下之若柴胡證不罷者復與柴胡湯必蒸蒸而振却發熱汗出而解（注同下條）

傷寒五六日嘔而發熱者柴胡湯證具而以他藥下之柴胡證仍在者復與柴胡湯此雖下之不爲逆必蒸蒸而振却發熱汗出而解若心下滿而鞕痛者此爲結胸也大陷胸湯主之但滿而不痛者此爲痞柴

胡湯不中與之宜半夏瀉心湯全註見太陽中篇痞氣

此嘔而發熱至汗出而解即少陽從汗之表法也若變結胸痞氣非柴胡湯可療當從陷胸半夏瀉心即少陽之下法矣

傷寒八九日下之胸滿煩驚小便不利譫語一身盡重不可轉側者柴胡加龍骨牡蠣湯主之此條尚論編入太陽今移於此

此少陽誤下之變證也傷寒八九日邪氣尚在三陽表裏之間但少陽居多當從小柴胡和之而為正法反以承氣攻傷胸胃之氣表邪盡陷於胸痰

邪搏結胸中、心君不寧則煩、傷動少陽之氣、而氣逆則胸滿、邪衝於心、心神飛越、故煩驚譫語、一身盡重、此非陽明內實譫語之比也、蓋心神不寧、而小腸之氣、亦不下達、故小便不利、傷犯少陽之氣、故身體不可轉側、所以隨經取用小柴胡湯去甘草者、不敢再瀉心氣、且緩衆藥之功、黃芩同桂枝、以去太少表裏之邪、半夏茯苓滌飲而通水道、龍骨牡蠣、收攝神明、返舍、鉛丹大黃、以逐內陷之邪、從下而出、人參養元氣、而育神明、薑棗調營衛而救誤下之逆、此即少陽犯吐下、則驚而悸之見證

也、

柴胡加龍骨牡蠣湯

柴胡四兩　生薑　人參　龍骨

鉛丹　牡蠣煅　桂枝　茯苓各一兩半

大黃　半夏各二兩　大棗六枚

右十一味、以水八升、煮取四升、內大黃、更煮一二沸、去滓、溫服一升、

合病

尚論謂兩經之證、各見一半、如日月之合朔、如王者之合圭璧、界限中分、不偏多偏少、而爲合病、但○

以表證而言也蓋觀論中有兩經之邪會合胸中腹裏而不傳變眞爲合病若無胸腹表裏相合之徵卽是傳經未罷不爲合病矣

太陽病項背強几几反汗出惡風者桂枝加葛根湯主之

項背強汗出惡風者太陽風傷衛證但几几邇兼陽明矣用桂枝湯解太陽之邪加葛根以解陽明之表蓋上下二條雖然兩經各見一半實非合病但合病始起必具兩經表證然後會合胸腹之間故假此太陽而兼陽明以桂枝加葛根而彰合病

之治、若太陽少陽少陽陽明合病、倣此加減、廼爲
天然不易之法、所以冠之合病篇首、
桂枝加葛根湯麻黄疑誤
葛根四兩　芍藥　甘草各二兩　生薑
桂枝　麻黄三兩　大棗十二枚
右七味、以水一斗、先煮麻黄葛根、減二升、去上沫、
內諸藥、煮取三升、去滓、溫服一升、覆取微似汗、不
須啜粥、餘如桂枝法、
太陽病、項背強几几、無汗惡風者、葛根湯主之、
此無汗卽寒傷營證也、故以桂枝湯調和營衛、加

麻黃以驅太陽之寒、加葛根而解陽明之表、然桂枝湯麻黃湯分主太陽之表、葛根湯主陽明之表、小柴胡湯主少陽之表、皆天然不易之法、若三陽合併諸病各隨兼證多少加減出入、即是神妙圓機矣、

葛根湯 有麻黃者

葛根 四兩　麻黃　桂枝　芍藥

生薑 各三兩　大棗 十二枚擘　甘草 二兩炙

右七味㕮咀、以水一斗、先煮麻黃葛根、減二升、去沫、內諸藥、煮取三升、去滓、溫服一升、覆取微似汗

須臾啜粥餘如桂枝法將息及禁忌

太陽與陽明合病者必自下利葛根湯主之

此兩經之寒偏合於胃也太陽之表必顯頭痛惡寒陽明之表必顯目疼几几兩經外合之證槩可類推此迺寒傷營之合病也葢寒者陰也陰主下降所以兩經之寒會合於胃逼廹水穀必自下利卽此可見內合之情而爲合病故用葛根湯升發兩經之邪從表而出則不治利而利自止矣

太陽與陽明合病不下利但嘔者葛根加半夏湯主之

此兩經之風、相合於胃也、風爲陽邪、其性輕揚、所以兩經之風、會合於胃、故不下利、而但嘔逆挾痰飲氣逆所致也、仍以葛根湯升散兩經之風、加半夏一味滌飲而止嘔逆、此用葛根湯應去麻黃爲是、

葛根加半夏湯

葛根四兩 大棗十二枚 半夏半升 甘草炙

桂枝 芍藥各二兩 麻黃 生薑各三兩

右八味、以水一斗、先煮葛根麻黃、減二升、去上沫、內諸藥、煮取三升、去滓、溫服一升、覆取微似汗、

太陽與陽明合病喘而胸滿者不可下麻黃湯主之
上二條下利嘔逆迺邪氣偏合陽明胃間此合太陽胸膈也太陽之邪內逆於胸陽明之邪上逆於膈兩經邪氣會合胸中壅逆肺氣故喘而胸滿然邪旣合於太陽部分卽當麻黃湯發汗升提二經之邪以從太陽而出迺爲捷徑

太陽與少陽合病自下利者與黃芩湯若嘔者黃芩加半夏生薑湯
此太少之邪合胃上逆下利也太少合病裏證當見胸滿脇痛但木盛則土虛邪逼胃中水穀故自

下利此當舍太陽而從少陽之治以救胃氣爲主況邪機內向故以桂枝湯去走表之桂枝而以甘棗專補脾胃黃芩能清木火之熱芍藥和脾而疏土中之木若嘔者乃風邪以挾胃中痰飲上逆故加薑半滌飲散邪而止嘔逆也

黃芩湯

黃芩三兩　甘草炙　芍藥各二兩　大棗十二枚

右四味以水一斗煮取三升去滓溫服一升日再服夜一服

陽明少陽合病必下利其脉不負者順也負者失也

互相尅賊名爲負也脉滑而數者宿食也當下之宜大承氣湯

此陽明少陽合病當辨勝負順逆也二經之氣本是相制少陽賊邪會合陽明地界逼迫水穀下奔故必下利或見陽明脉大少陽脉弦兩無勝負是爲順也或陽明氣衰而脉小少陽氣盛而脉弦大斯爲負矣負者正氣不勝故爲失也然非但少陽氣盛乘尅陽明爲負即陽明氣盛反壓少陽之氣不宜亦可爲負試觀互相尅賊一語義可見矣所以脉滑而數者迺外邪與宿食摶聚於胃即陽明

濕熱氣盛、反壅少陽之氣不伸、當下陽明之實、而解少陽之圍、若無內結則陽明氣弱、當用小柴胡和解少陽加葛根而解陽明、爲是敢以大承氣輕試者乎、

三陽合病、脉浮大、上關上、但欲眠睡、合目則汗、

三陽合病、腹滿身重、難以轉側、口不仁而面垢、譫語遺尿、發汗則譫語、下之則額上生汗、手足逆冷、若自汗者、白虎湯主之、

上言三陽合病之脉、次言三陽合病之證也、脉浮爲太陽、大屬陽明、浮大在於關上、即少陽也、但欲

眠睡合目則汗乃三陽裏邪合於陽明故腹滿身重譫語而口不仁少陽則難以轉側而面垢太陽則遺尿矣然三陽內外合邪汗下皆無取義若發其汗則傷胃中津液邪氣盡併陽明而發譫語下則徒虛胃陽元氣上脫則額上生汗手足逆冷惟宜白虎一湯解熱生津不礙表裏所謂自汗者宜之不汗出迺太陽表寒深重不可用矣

併病

併病者始病兩經連串爲一如貫索然漸露兼併之義也併則不論多寡一經見三五證或見二三

證、卽爲併病、如陽明少陽證少、太陽證多、羈留時日、太陽必將併入陽明之腑、結而不散、故爲併病、若太陽證少、陽明少陽證多、不羈時日、頃卽傳過他經、乃傳經之常、不爲併病耳、

二陽併病、太陽初得病時、發其汗、汗先出不徹、因轉屬陽明、續自微汗出、不惡寒、若太陽病證不罷者、不可下、下之爲逆、如此可小發汗、設面色緣緣正赤者、陽氣怫鬱在表、當解之熏之、若發汗不徹、不足言陽氣怫鬱不得越、當汗不汗、其人躁煩、不知痛處、乍在腹中、乍在四肢、按之不可得、其人短氣、但坐以汗出

不徹故也更發汗則愈何以知汗出不徹以脉濇故知也

初病太陽發汗不徹轉入陽明接續自微汗出而不惡寒迺太陽之邪併於陽明之腑矣或見陽明證而太陽尚未全解爲太陽未罷當治太陽使邪不傳陽明爲尚若反下陽明則變結胸痞氣協熱下利而爲逆也故謂可小發汗以解太陽之邪也設面色緣緣正赤迺寒邪淺重陽氣怫鬱在於太陽陽明經表之間又非汗出不徹之比迺當汗不汗之故另當解之熏之此非小發其汗之治所以

叮嚀不可以汗出不徹、泥為陽氣怫鬱不得越、當汗不汗也」然何以知汗出不徹之證其人必顯躁、煩不知痛處、乍在腹中、乍在四肢、按之不可得其人短氣、但坐迺是汗出不徹、為二陽併病、更發其汗即愈」、然何以知汗出不徹因脉濇故知也、蓋先時發汗、邪未散而津液已傷、氣滯不流、則緊脉轉變為濇、故知之也、

二陽併病、太陽證罷、但發潮熱、手足漐漐汗出、大便鞕而譫語者、下之則愈、宜大承氣湯、

太陽之邪併入陽明之腑、始病兩經、終歸一腑、結

局故爲併病是無疑議矣故太陽證罷惟見潮熱
手足漐漐汗出大便鞕而譫語者已顯陽明内實
故宜大承氣湯下之則愈
太陽與少陽併病頭項强痛或眩冒時如結胸心下
痞鞕者當刺大椎第一間肺俞肝俞愼不可發汗發
汗則譫語脉弦五六日譫語不止當刺期門
此亙太少風寒併病當刺也頭項强痛乃屬太陽
眩冒少陽也太少經邪雖然連串相貫未爲併病
之實但如結胸心下痞鞕纔見二邪歸併一處不
解之徵則爲併病矣但治兩經表裏難施所以鍼

法能解、而欲解、太陽之邪、當刺肺俞、使肺氣下通、膀胱氣化得行、則太陽之邪得解、欲解少陽、必刺肝俞、以瀉厥陰之氣、使少陽之氣亦得下通、氣化運行、二經之邪、不能留戀、若發其汗、致傷胃津、木邪乘土、則發譫語、而脉見弦、是陽明虛而少陽實也、若五六日譫語不止、當刺期門、廼從肝膽實處而瀉之、

太陽少陽併病、心下鞕、頸項強而眩者、當刺大椎肺俞肝俞、慎勿下之、

太少併病、上言可刺、而不可汗、此戒不可下也、

太陽少陽併病、而反下之成結胸、心下鞕、下利不止、水漿不下、其人心煩、

此下逆而成結胸痞鞕也、前併病未下、尚見結胸心下痞鞕、此併病、必併於胸胃之間、若反誤下之、則變結胸心下痞鞕、下利不止、水漿不入、心煩等證、全是陽明邪實正虛將敗之候、無法挽回、所以於未下之前、諄諄告戒也、

過經不解

過經不解者、是以陽數七、陰數六之義也、恐人拘疑六日傳經已盡、再傳太陽之說、故示病過或一

六一七或十二或十四日經氣壯而當復之期然
邪尚覊三陽病猶未瘥故爲過經不解但太陽爲
多少陽次之陽明又次之及至三陰外無表證而
日數雖多僅宜見證治證不爲過經矣

太陽病過經十餘日反二三下之後四五日柴胡證
仍在者先與小柴胡湯嘔不止心下急鬱鬱微煩者
爲未解也與大柴胡湯下之則愈

過經十餘日風邪尚在太陽未解反二三下之幸
無結胸下利諸變而後四五日邪從太陽以漸傳
於少陽謂柴胡證仍在故先以小柴胡解其外但

嘔不止、心下急、鬱鬱微煩者、適少陽表少裏多、裏邪乘胃、故與大柴胡湯兩解少陽陽明之邪則愈即少陽篇先發汗而復下之互意也、

太陽病、過經十餘日、心下温温欲吐、而胸中痛、大便反溏、腹微滿、鬱鬱微煩、先此時自極吐下者、與調胃承氣湯、若不爾者、不可與、但欲嘔、胸中痛、微溏者、此非柴胡證、以嘔、故知極吐下也、

過經十餘日、心下温温欲吐、而胸中痛、大便反溏、腹微滿、鬱鬱微煩者、乃屬太陽、而兼陽明、當審何經而爲定治、故有二辨、若已經極吐下者、是吐下

致傷胃中津液邪氣已陷陽明而爲主治故當調胃承氣而下奪之」若不經吐下未損津液而溫溫欲吐胸中痛微微溏腹微滿而煩者邪氣仍在太陽當治其太陽故曰不爾者不可與之見但欲嘔胸中痛微溏此迺太陽而兼陽明莫作柴胡證治謂非柴胡證」然何以識吐之變葢因嘔迺吐下傷胃所致故知邪氣不在太陽陷在陽明矣

傷寒十三日胸脇滿而嘔日晡所發潮熱已而微利此本柴胡證下之而不得利今反利者知醫以圓藥下之非其治也」潮熱者實也先宜小柴胡以解外後

以柴胡加芒硝湯主之、

此亙少陽而兼陽明、治分先後也、胸脇滿而嘔、邪在少陽之裏、潮熱、迺兼陽明內實之徵、然潮熱已而微利、則知陽明內熱未結、法當先治少陽之胸脇滿而嘔、謂本柴胡證、而誤下時不得利、過後反利者、知醫以圓藥緩下不速之故、非其治也、且以潮熱姑置、仍用小柴胡湯、先解少陽、杜絕傳入三陰之路、後以柴胡湯加芒硝、分滌陽明之熱也、

傷寒十三日不解、過經譫語者、以有熱也、當以湯下之、若小便利者、大便當鞕、而反下利、脈調和者、知醫

以圓藥下之非其治也若自下利者脉當微厥今反和者此爲内實也調胃承氣湯主之

過經譫語知是胃中實熱當以調胃承氣下之若小便利而大便當鞕今反利者必有所誤故當辨脉卽能定治若邪氣自入腸胃氣虛而致自下利者脉必沉緩遲弱今脉調和非邪之爲利迺醫以圓藥緩攻不動腸胃之邪而利此非其治故謂自下利者脉必微厥今反和者則知醫誤矣然雖下利而胃中邪熱未除故以調胃承氣下其胃熱也

壞病

壞病者、過誤施汗吐下溫鍼、而病仍不解、反變病劇、故為壞病、變之大綱、即結胸下利、汗多亡陽、眩冒振惕驚悸、譫妄嘔噦諸證、其脈或弦數細遲沉緊、微濇弱結促代不同、而變證不能盡述、故謂觀其脈證、知犯何逆、然後以法治之、

太陽病三日、已發汗、若吐、若下、若溫鍼、仍不解者、此為壞病、桂枝不中與也、觀其脈證、知犯何逆、隨法治之、

此以風傷衛致變、壞證而言也、太陽三日、但宜解肌、而誤施汗吐下溫鍼、病仍不解、又非原證所變

更劇、故爲壞病、然證已變遷、桂枝湯是不當與、當觀其所變何脉何證、以取一二、隨其脉證而治故曰知犯何逆、以法治之、

本太陽病不解、轉入少陽者、脇下鞕滿、乾嘔不能食、往來寒熱、尚未吐下、脉沉緊者、與小柴胡湯、若已吐下發汗溫鍼、譫語、柴胡證罷、此爲壞病、知犯何逆、以法治之、

此以寒傷營、而傳少陽、致變壞病也、太陽不解、而傳少陽、當與小柴胡和解、適爲定法、反以吐下發汗溫鍼、以犯少陽之戒、而邪熱陷入陽明、故發譫

語是非少陽本證所謂柴胡證罷而爲壞病要知譫語迺傷陽明之氣而受病即當知犯陽明之逆而治之矣

痰病

病如桂枝證頭不痛項不强寸脉微浮胸中痞鞕氣上衝咽喉不得息者此爲胸上有寒也當吐之宜瓜蒂散諸亡血虛家不可與

寒即痰也素有痰飲內積稍涉風寒引動其痰即惡寒發熱自汗喘逆如桂枝湯證但無頭痛項强知非大邪中表之傷寒矣斯因肺氣虛而受邪以

挾胸間痰飲內外合結故寸脈微浮而胸中痞鞕氣上衝咽喉不得息爲胸上有寒也當以瓜蒂散湧吐其邪此以高而越之之治

病人有寒復發汗胃中冷必吐蚘

痰屬陰邪陰寒濕重上中二焦陽氣必虛若發其汗更傷其陽以致胃冷蚘則不安必吐蚘也

附門人問答

門人程爕庵問曰五常政大論謂根於中者命曰神機神去則機息根於外者命曰氣立氣止則化絕是一切動物皆賴神機而生一切植物皆賴氣

立而長然在植物為氣立在人則為氣血已知之矣但未識何為神何為機耳請師開示以導愚蒙曰此理最微吾祇舉其要者以答爾輩夫神者即吾身之靈與參天地之化育闡物理之陰陽故謂之神而附於營衛晝行於陽夜行於陰周流不息循環無端故為神機而神去則營衛不流其機則息若營衛受病不能生長而極則化絕子若知此則能體察病之機矣曰何謂病機請悉言之曰仲景書中悉具但汝輩未曾看破此關僅知六淫感入經絡臟腑營衛陰陽則顯經絡臟腑營衛陰陽

之證不知證雖顯而機則不停且有進退流伏不一試觀浸淫瘡從四肢流來入口者爲機之進從口流向四肢爲機之退矣百合病欲臥不能臥欲行不能行如寒無寒如熱無熱乃機隨營衛流行旋輪臟腑而氣復則愈故期六十四十二十日也如面赤斑斑如錦紋咽喉痛唾膿血爲陽毒面目青身痛如被杖咽喉痛爲陰毒機畱不轉氣血幾將閉絕故五日可治七日機息神去化絕則不治矣如太陽陽明之脾約乃病在太陽其機先向太陰而正陽陽明少陽陽明機亦如是也傷寒脉浮

而緩手足自溫病繫太陰然不能發黃而七八日大便鞕者爲陽明病少陰之一身手足盡熱而爲太陽病厥陰嘔而發熱爲少陽病此皆臟機向於腑但從腑而不從臟治也如太陽發熱頭痛脉反沉身體疼痛機向少陰故當救其裏本太陽病醫反下之因而腹痛者迺太陽悞下而機陷太陰婦人中風發熱惡寒經水適來七八日熱除身凉胸脇下滿如結胸狀譫語者此皆腑機向臟不治其腑應治其臟也如傷寒六七日發熱微惡寒肢節煩疼微嘔心下支結乃太陽之機而向少陽應治

少陽也然邪之所湊其氣必虚故機乘他經臟腑虚處流行若他經不虚何能傳乘惟在本經或遲或留或伏或逆或開或閉爲病不一若本經氣復則邪往外出故太陽欲解必當先煩脉浮有汗陽明欲解則奄然發狂濈然汗出所以傷寒之脉浮而緩至七八日暴煩下利利必自止少陰之脉緊至七八日下利脉緊反去熱結之膀胱而血自下此數者乃爲自解也若在本經留滯不行則如太陽之血結膀胱而少腹鞕滿者結胸痞氣者太陽中風下利嘔逆頭痛心下痞鞕滿引脇下痛乾嘔

短氣者」太陽之發汗後脉浮小便不利微熱消渴者」太陽之發汗後蒸蒸發熱者」陽明之脉遲汗出不惡寒潮熱手足濈然者」皆機畱伏不行機幾乎息故當隨其機之流伏施治正諸病在臟欲攻之當隨其所得而攻之也」惟邪入胃腑無所復傳之地但治其本也」如此隨機察證則治病易如探囊矣」卽陰陽二毒表滯而不流故用升麻鱉甲湯以升散」百合之邪流無定清和營衛而爲總持」溫瘧邪滯於表須以白虎加桂枝而去表」牡瘧在心故以蜀漆散吐之瘧母之機畱伏難拔鱉甲煎丸漸

磨其積但中風有經絡臟腑隨機而發故不出方
歷節諸痺惟以通散虛勞機之不定則用小建中
培土而資生五臟內有乾血者其機伏匿大黃䗪
蟲丸緩攻其伏胸痺心痛有肝脾肺腎之緩急故
隨機各處一方痰飲遍流臟腑上下內外所以隨
機設方而治水氣之繁但隨風寒虛實而治疸證
有三隨機虛實處方雜證繁多不能枚舉即如傷
寒在表者觀其機之開閉順逆畱動故立麻黃之
開桂枝之闔機流於腑故用五苓伏結血分定以
抵當結胸痞氣飲畱脇下故用陷胸瀉心十棗然

攻陽明胃實機已團困用三承氣以破之如陽明脉浮而緊咽燥口苦腹滿而喘發熱汗出不惡寒反惡熱身重若發汗則躁心憒憒反譫語若加燒針必怵惕煩躁不得眠若下之則胃中空虛客氣動膈乃太陽而兼陽明不能同治所以隨其機顯之處而施故見心中懊憹者其機上行則用梔豉湧吐口乾舌燥者邪入胃腑機停而消耗津液以白虎人參而和之脉浮發熱渴欲飲水小便不利者機流膀胱以猪苓湯清導如太陽邪未盡而機轉胸膈虛煩不眠胸中窒而結痛者陽明下之而

不結胸、心中懊憹、頭汗出者、厥陰下利後更煩、按之心下濡者。槩用梔豉、隨機上逆而吐也。陽明病、發熱汗多、機停於胃而不出者。傷寒六七日、目中不了了、睛不和、乃病在胃而機流於腎也。少陰病、口燥咽乾、下利清水、色純青、乃少陰而挾厥陰入胃。少陰病、腹脹不大便者、皆機向陽明、故用大承氣、而從陽明之標、不治少陰之本。葢亦隨其所得而攻之也。所以太陰、少陰、厥陰、太陽、少陽、轉入陽明、若實者、隨機而攻之。其機向於他臟他腑、而無出入之門戶、即當隨機之和解、如太陽病未解、脉陰陽俱停必先振慄汗出而解見其陽脉微者使先汗出而解陰脉微者使下之而解如少陰病心中煩不得臥機沖於心用黃連阿膠湯養水清心下利咽痛胸滿心煩陰精燥熱用猪膚湯之潤二三日咽痛機往上逆用甘桔以開提少陰四逆其人或欬或悸小便不利腹中痛泄利下重乃腎邪以挾風木而逆於胃故用四逆散而隨其標散厥陰之爲病消渴氣上撞心心中疼熱饑而不欲食食則吐卽知邪入本經撞心入胃無所不至邪機賊胃用黃芩湯以和之遏鬱胃氣不伸則厥而氣

陷則利賊木臨土所以四逆散分解其邪手足厥寒脉細欲絕者本經氣血不足以當歸四逆而補皆和之之法也若虚者但治其本即桂枝人參建中四逆諸湯而温補如傷寒醫下之續得下利清穀不止身疼痛者急當救裏故以四逆自利不渴屬太陰而臟有寒則用四逆温之少陰始得之反發熱脉沉乃臟邪而流於腑故以麻黄附子細辛湯標本同治少陰得之二三日機無他向僅在本經則用麻黄附子甘草湯微發其汗少陰下利清穀裏寒外熱手足厥逆脉微細欲絕身反不惡寒

其人面赤色、或腹痛、乾嘔、咽痛、利止脉不出、虚寒之機、流而不定、故以通脉四逆、但温其本、則標自定、若隨機而攻、則正氣必脱、縱有神丹、莫能挽之、但實者之機、有上下左右前後進退逆順、遲留伏匿、諸變不一、故仲景立汗吐下和温諸法、方計二百六十有二、合式其機、當用則用、然機雖轉而方則隨其臟腑而定也、有一方能療數病、或一經之病、而設數方、適闡機之一動、則成一方、若三五數動、則三五數方、使人見機而立方療病、故以麻黄湯加石膏、名大青龍、桂枝加苓名陽旦、去薑桂、又爲黃芩湯、而以鉛丹、大黃、龍牡、加入柴胡湯、且爲救逆、葱白加入薑附湯、名爲白通、然病變則方亦變也。後賢徒讀其書、順文註釋、不能闡發微妙、心髓、令業是道者、執法執方、全無變通、不識進退流動、故治療不靈、後人刻舟求劍、每經每證各立一方、所以治之多悞。故予再引諸法而比類、如太陽少陽太陰少陰厥陰、轉入陽明爲病、然雖無方而治則是應承氣可用。少陰一身手足盡熱、熱在膀胱之腑、則方應五苓、然經則麻桂宜之。陽明臨於少陰則應猪苓。少陰臨於厥陰、黃芩湯則當所用若少陰而挾厥陰臨胃應之於四逆散也是因邪感太陽或入少陰厥陰太陰陽明少陽或太陰流於少陰或少陰流於陽明或陽明流於少陽厥陰互相傳乘原無定理迺經經如是故熱病謂太陽之脉色榮顴骨熱病也與厥陰脉爭見又熱病內連腎少陽之脉色熱病也榮未交今且得汗待時而已與少陰脉爭見者乃言邪氣傳乘之無定也故難經溫病之脉行在諸經不知何經之動各隨其經所在而取之迺明不定之義而傷寒亦如是矣故業斯道須以金匱傷寒參悟圓融得其進退

流動之機、則治病如拾芥、方爲深入仲景之堂、門人曰唯、故記之以爲讀仲景書法、

張仲景寒傷六經辨證治法卷五終

張仲景傷寒六經辨證治法卷六

檇李沈明宗目南甫編註

太陰全篇證治大意

傳經之邪若依次第而傳則三陽經盡三陰受之或是太陰爲先若從虛入不依次第而傳者不定傳於太陰矣然三陰爲病邪居於內是無頭疼身熱但有經臟之分故腹滿而吐自利腹痛或渴不渴爲三陰受邪治則不離三陽桂枝麻黃加減領邪外出設見虛寒當溫之證迺因陰濕之邪下流腎間而成陰盛陽微之證故用四逆回陽如熱實

當下之證、卽用桂枝、加大黃芍藥之類、而無峻攻、反傷胃氣、或邪轉陽明、卽從陽明證治、但有輕重緩急之分、仲景不另出方、聽人臨證消息也、夫六經中、惟太陰經文簡約、辨證九條、方止二道、因其太陰經絡在內、傳變不繁、故說桂枝而麻黃證亦互在其中、讀者細詳、則太陰一經畢矣、

再按太陰諸條、皆言桂枝湯風傷衛證、而無寒傷營主論主方、其意何也、然太陰濕性屬陰、而水濕同類、濕寒下流、助水、水陰愈甚、故自利不渴、爲臟有寒、此卽太陰寒傷營證、當遵內經寒淫於內、甘

熱勝之故用四逆湯溫脾燥濕散寒而爲正治若邪在經當用麻黃湯發散義可知矣

太陰之爲病腹滿而吐食不下自利益甚時腹自痛若下之必胸下結鞕

經云傷寒四日太陰受之太陰脉布胃中絡於嗌故腹滿而嗌乾素問經臟並舉此謂太陰之爲病迺風寒互明也但寒邪傳於太陰濕土寒濕壅滯經氣不通故腹滿風熱上行則吐脾氣不宣則食不下寒邪下行故自利益甚時腹自痛然太陰本臟迺屬陰濕治宜溫散若以誤下徒傷胃陽之氣

上邪下陷、與痰搏結而成胸下痞鞕、是同結胸痞氣矣、或邪還陽明、以致大便結鞕、必俟小便自利、則當下之、

門人劉象九謂夏秋太陰時令、濕邪直入太陰、或從三陽傳乘太陰、卽顯腹滿而吐食飲不下、自利腹滿而脹、脉沉細緩、迺太陰風濕化而病、熱時流不識、遂作陽虛陰盛、妄投薑附、耗竭眞陰而死、不勝屈指、臨證毋忽、此生甚明經義、故附之以警來學、

太陰中風、四肢煩疼、陽微陰濇而長者、爲欲愈、

此太陰風傷衛欲愈脉證也。風氣屬木，四肢屬脾，風入太陰，内鬱則腹滿，邪逼水穀下奔則自利，走於四肢，故煩疼，即風淫末疾之義也。陽脉微者，邪不在陽；陰脉濇者，邪正兩虛之兆。若微濇脉中而畧帶長，迺正氣來復，故爲欲愈。但見陽微陰濇，迺邪盛正虛，生氣不宣，又是土敗欲絶之候矣。

太陰病，脉浮者，可發汗，宜桂枝湯。

此風傷太陰之治也。風傷衛，傳於太陰經絡，風性輕揚，機或外向，故脉見浮，當用桂枝湯，和營衛而驅邪外出，其病即愈。若寒傷營，傳於太陰經絡而

脉浮者、當用麻黃湯、不待言矣、

傷寒脉浮而緩、手足自溫者、繫在太陰、太陰當發身黃、若小便自利者、不能發黃、至七八日、雖暴煩下利日十餘行、必自止、以脾家實、穢腐當去故也、

此太陰自解證也、太陽中風、脉浮而緩、手足微冷、頭疼身熱、與此脉浮而緩、手足自溫、而無頭疼身熱爲異、此屬風乘脾土、爲繫太陰、但太陰主濕、其性遲緩、風邪主溫、其性輕揚、傳於濕土、濕滯化熱、風濕互應、故脉浮而緩、若寒邪傳入、脉必緊細而沉也、然浮緩之脉、迺外風內濕、相合熏蒸、故發身

黃或小便自利濕從小便滲去不發黃矣至七八日土氣來復脾旺有權逐邪外出故雖暴煩下利日十餘行迺自解之徵非虛寒之比但風從上出則煩而利則濕從下去風濕旣從上下而出乃脾胃氣强謂脾家實穢腐當去故也

傷寒脉浮而緩手足自溫者是爲繫在太陰太陰當發身黃若小便自利者不能發黃至七八日大便鞕者爲陽明病也

此亙太陰風寒邪機轉向陽明爲陽明病也前謂七八日暴煩下利迺脾氣有權濕熱自去而爲自

解此雖不發黃乃被濕熱壅盛不能自解邪從太陰還轉陽明故大便鞕而爲陽明病卽太陰攻下之證也若邪機不轉陽明敢輕下之乎

自利不渴者屬太陰以其臟有寒故也當温之宜服四逆輩

此太陰寒傷營證也太陰屬濕其性陰寒寒邪傳於太陰濕寒過盛陽氣衰微則自利不渴迺脾臟受寒故謂臟有寒也經謂寒淫於内治以甘熱故宜四逆湯以附子温起腎臟之陽而生土燥濕乾薑温脾而驅客寒炙甘草温中補脾爲助此迺治

太陰寒傷營之正法。若自利煩渴，或便結硬，小便黄赤，又屬濕熱爲病，治當轉環矣。再按寒邪傳入太陰，必因脾腎陽虛，以挾寒水上逆於脾，故顯自利不渴諸證，當以四逆湯補陽燥濕爲主。若脾腎陰虛火盛，而風邪入内爲病，自當反此推治，則太陰一經無失矣。

太陰病欲解時，從亥至丑上。

亥水和陽，子丑生土，故欲解也。

本太陽病，醫反下之，因而腹滿時痛者，屬太陰也，桂枝加芍藥湯主之。

此太陽風傷衛誤下而傳太陰也太陽表邪未罷而誤下傷脾其邪不傳陽明少陽廼從虛處而直入太陰故腹滿時痛俗謂誤下傳也然既誤下陷入之邪以何得解而風性輕揚邪從外入故以桂枝湯和營衛升舉風邪從外而出倍芍藥以收太陰之逆不增一藥而救誤下之證非入聖賢神彀烏能若是哉

大實痛者桂枝加大黃湯主之

誤下則邪陷太陰陽邪熾盛兼轉陽明故不大便而大實痛然痛則邪已深入不能盡使表出所以

桂枝湯升舉之中又加大黄上下分消卽通則不痛之義設不因誤下而大實滿痛效用此意甚驗也

桂枝加大黄湯

桂枝三兩　大黄一兩　芍藥六兩

生薑三兩　甘草二兩炙　大棗十二枚

右六味以水七升煮取三升去滓温服一升日三服

太陰爲病脉弱其人續自便利設當行大黄芍藥者宜減之以其人胃氣弱易動故也

此脾病不可傷胃也脉弱自利乃胃氣虛弱脾陽不健也誤以大黃先傷胃氣必致下利不止故爲易動此囑桂枝大黃湯不可輕用之意然不惟脉弱當禁縱見脉實亦不可用蓋太陰陽明雖然臟腑表裏相通必欲審其邪機轉動向裏向表之分若向陽明而成胃實則攻之無慮在太陰而攻藥入胃誅伐無過胃氣全傷變患無窮也

少陰前篇證治大意

葢少陰一經須明陰陽兩途治始有據否則禍如反掌且如陰虧者風邪傳裏以挾腎中相火而發陽邪熾盛治當養陰抑陽不然則邪未除而陰精先竭遂成死候若陽虧者寒邪傳入必挾腎中陰寒水性而發陰寒搏擊其陽外越證顯裏寒外熱手足逆冷惡寒踡臥下利清穀陽機欲絕等證急當救陽抑陰而從治者彙列下篇茲彙風傷衛陽邪熾盛存陰正治之法列於此篇俾業醫者一目了然矣

少陰之爲病脉微細但欲寐也

此少陰總脉證也經云傷寒五日少陰受之少陰脉貫腎絡於肺繫舌本故口燥舌乾而渴此迺邪傳少陰風寒總證故仲景補出脉之微細證之欲寐也若邪在三陽脉必浮緊數大入於少陰之臟經絡在裏故脉微細然衛氣行陽則寤行陰則寐氣入於陰邪鬱於陰所以不論陰陽兩途必具但欲寐證若偏於陽者則顯口燥舌乾偏於陰者則顯吐利嘔逆當分脉之浮數沉遲即隨陰陽氣血寒熱虛實治之庶無差誤

少陰病脉細沉數病爲在裏不可發汗

此治少陰風熱戒發汗也證顯欲寐而脉細沉數乃風熱傳於少陰故爲在裏當以清解熱邪存陰爲務病旣在裏與表甚遠故戒發汗也

少陰中風陽微陰浮者爲欲愈

陽微者陽分無邪而病在陰陰浮者邪機向表故爲欲愈也

少陰病脉緊至七八日自下利脉暴微手足反温脉緊反去者爲欲解也雖煩下利必自愈

此少陰正證正脉自解證也寒邪傳入少陰陰陽

兩不相觸以故脉緊所以七八日自下利乃正氣有權送邪自從下利暗除故緊脉暴微手足反溫脉緊反去而爲欲愈是同太陰脾家實穢腐當去之意也然雖見煩躁下利迺病解之徵而非虛寒之比謂必自愈此當麻黄附子甘草湯固陽微汗溫散但寒出而眞陽不出其邪立解若脉見沉遲微弱迺偏於虛寒當從四逆白通救陽爲主或脉細沉數偏於裏熱當從黄連阿膠猪膚等法清熱救陰也蓋少陰正治前人皆不辨明俾讀者茫無頭緒故予擬此而爲少陰治寒正法其餘皆屬偏

陰偏陽業醫者以前後二篇合參須分陰陽兩途而脉緊爲正則無失矣

少陰病得之二三日麻黄附子甘草湯微發汗以二三日無裏證故微發汗也

此互上條治法也得之二三日但欲寐不見吐利腹痛煩躁汗出厥逆以陽虚寒之證又無心煩咽痛口燥腹脹陰虚等證爲無裏證也而寒邪初傳少陰正氣未虚不偏陰陽惟顯欲寐之證故當以麻黄附子甘草湯發汗散邪則愈然治少陰寒水之經廼眞陽寄於腎中故當炙甘草附子温經固

陽以麻黄通陽開腠取其微微小汗則寒邪散而眞陽不出其病立解後人方書但知偏陰偏陽而用急温急下不明固陽温散迺失少陰主治惜哉

麻黄附子甘草湯

麻黄　甘草各二兩炙　附子一枚炮

右三味以水七升先煮麻黄一二沸去上沫内諸藥煮取三升去滓温服一升日三服

少陰病欲解時從子至寅上

各經解於正氣旺時少陰解於陽生之際正謂陽進則陰退陰陽和而邪自解矣

少陰病八九日一身手足盡熱者以熱在膀胱必便血也

此少陰風熱機向膀胱也身凉欲寐而爲本證至八九日一身手足盡熱迺腎邪外向移於膀胱裏病通於表也此同太陰邪轉大便鞕爲陽明之義然諸臟皆有移腑諸腑皆侵於臟不可不識而膀胱爲多血少氣之腑邪入血分邪血相搏妄行故必便血但世不明臟移腑病謂六日傳經已盡再傳太陽遺誤千古良可歎也

少陰病得之二三日以上心中煩不得臥黃連阿膠

湯主之、

此風熱灼耗腎陰而心煩也、身凉欲寐爲本證、得之二三日以上、而顯心煩不得臥、迺風熱入腎、耗竭陰水、心相無制、神志不寧、自焚欲死之徵、而與陰寒上逆之煩躁、迥殊、必當滋陰清火、急救腎水、而制火爲主、故用黃連黃芩、耑清上焦心相之火、芍藥養陰、雞子黃、養陰濟水、又清陰分之熱、阿膠以滋肺肝腎陰、而祛內伏之風也、

黃連阿膠湯

黃連 四兩 黃芩 一兩 芍藥 二兩

阿膠三兩　雞子黃二枚

右五味以水五升先煮三物取二升去滓內膠烊盡小冷內雞子黃攪令相得溫服七合日三服

少陰病二三日至四五日腹痛小便不利下利不止便膿血者桃花湯主之

此互風寒兩傷傳入少陰轉還陽明挾濕爲利也腎爲胃關風寒傳入少陰則關門不利反還脾胃濕熱相蒸不能分滲下達故腹痛而小便不利然小便既已不利腎邪上逆無所滲洩逼迫胃中水穀趨向大腸則下利不止邪挾內濕凝滯血分則

便膿血故用桃花湯之乾薑辛熱以散本寒赤石脂味濇固脫糯米甘凉調中養陰和陽爲助也

桃花湯

乾薑一兩　糯米一升　赤石脂一斤一半全用一半篩末

右三味以水七升煮米令熟去滓温服七合內赤石脂末方寸匕日三服愈餘勿服

少陰病下利便膿血桃花湯主之少陰病便膿血者可刺

此寒淫血分便膿血當刺也前條風寒兩傷侵擾氣血下利而兼便膿血故用桃花湯主之此不下

利但便膿血迺純寒凝於血分化爲膿血但桃花湯不能開其壅結故當刺其經穴疏通氣血而瀉血分之寒俾邪去則膿血止矣

少陰病下利咽痛胸滿心煩者猪膚湯主之

此腎陰虛而邪入於胃也少陰風熱循經而上咽喉則痛腎陰虛而心火無制氣逆不降則胸滿心煩逼迫胃中水穀下奔則利然正虛邪實熱邪衝斥三焦腎水將欲告竭若以苦寒清熱恐燥腎陰故不用而以猪肉去裏之肥白取皮水煮和蜜粉熬香服之葢猪迺北方亥獸專入壬癸滋潤腎經

之燥此取皮者兼滋肺金水母之源俾生腎水以白蜜粉和養胃中之陰而上中下得潤則陰陽和而邪自退利自止矣蓋前條迺寒邪凝滯下利便膿血用桃花湯溫中散寒養血固脫此風熱上壅逼迫下利咽痛以猪膚湯甘寒潤燥養陰退陽然固脫止利雖同而寒熱有異也

猪膚湯

猪膚一觔 味甘寒

右一味以水一斗煮取五升去滓加白蜜一升白粉五合熬香和相得分溫六服

少陰病二三日咽痛者可與甘草湯不差者與桔梗湯

少陰風熱循經上逆咽中搏結故為咽痛所以甘草一味煎湯解毒清熱和緩陰陽而服之不差迺熱結難開更加桔梗開提散結此即隨其所得而攻之也初病未具他證則効若兼下利嘔逆心煩不臥腎水告竭用之無益矣

甘草湯

甘草 二兩

右一味以水三升煮取一升半去滓温服七合日

一服

桔梗湯

桔梗一兩　甘草二兩

右二味以水三升煮取一升去滓分温再服

少陰病咽中痛半夏散及湯主之少陰病咽中傷生瘡不能語言聲不出者苦酒湯主之

此邪循本經氣血兩分也上條風熱搏結氣分而致咽痛用甘桔開提此風熱與痰飲搏結氣分故以半夏滌飲甘草清熱仍用桂枝以驅在上之風設咽喉腫窄散不能服以故易湯遞服法之權變

也。若傷咽中營血生瘡，不能語言而聲不出，仍用半夏滌飲，雞子殼清潤喉中熱燥，而滋陽中之陰。藉苦酒消腫斂瘡，兼退血分熱也。

半夏散及湯

半夏　桂枝　甘草炙，等分

以上三味，各別搗篩已，合治之。白飲和服方寸匕，日三服。若不能散服者，以水一升，煎七分，內散一兩方寸匕，更煎三沸，下火令小冷，少少嚥之。

苦酒湯

半夏十四枚　雞子一枚，去黃，內上苦酒著雞子殼中

右二味內半夏著苦酒中以雞子殼置刀鐶中安火上令三沸去滓少少含嚥之不差更作三劑服之

少陰病四逆其人或欬或悸或小便不利或腹中痛或泄利下重者四逆散主之

此少陰邪氣挾木乘胃也四逆證迺有陰陽之别此等喫緊關頭最當詳析證見寒過肘膝嘔吐腹痛下利清穀脉沉遲細是爲虛寒四逆若口燥舌胎小便黃赤脉沉而數熱邪內鬱是爲陽證四逆蓋腎爲胃關邪壅於腎關門不利所以胃氣不舒

又兼木爲腎子風氣通肝腎肝邪壅於胃則胃氣不行四肢故爲四逆然肝腎之邪衝肺則欬衝心則悸胃關不開則小便不利乘脾則腹痛逼迫胃中水穀下奔則泄利胃腸氣滯於下則下重迺少厥二陰熱邪爲本四逆諸證爲標故謂或欬或悸也蓋少陰機標已向厥陰故從機而治厥陰則少陰亦解用炙甘草溫中散邪芍藥養陰而疏土中之本柴胡以引厥少之邪從外而出枳實以疏胃中已陷之邪俾得四通八達則四逆自退然雖少陰而見四逆誠因厥陰之標逆胃所致迺風氣通

肝故以母實瀉子之義也此方原係治厥陰熱厥主方後人不識其旨湮沒已久今表出之

四逆散

甘草炙　枳實　柴胡　芍藥

右四味各十分搗篩白飲和服方寸匕日三服欬者加五味子乾薑各五分並主下利悸者加桂枝五分小便不利者加茯苓五分腹中痛者加附子一枚炮令坼泄利下重者先以水五升薤白三升煮取三升去滓以散三方寸匕內湯中煮取一升半分溫再服

少陰病下利六七日欬而嘔渴心煩不得眠者猪苓湯主之

此少陰風熱還胃也少陰風熱轉入陽明風濕相搏逼廹水穀下奔則利胃氣上逆則嘔瀉傷津液則渴火無水制淫肺則欬而心煩不眠故以猪苓茯澤滑石宣導濕熱俾從膀胱而出阿膠滋陰而驅伏風且助導邪滋乾之力則不治欬嘔而欬嘔自止葢前條心煩不眠較此似同而治異何也然前心煩不得眠而無下利迺腎水將絕故用黃連阿膠湯滋陰清火急救腎陰爲主此迺少陰風熱

轉入陽明、逼迫水穀下奔、故以猪苓湯驅導水邪、還從膀胱而去、當救胃中津液爲主、迺本在少陰而標入陽明、腎臟邪機乘他腑之治也、

少陰病、得之二三日、口燥咽乾者、急下之、宜大承氣湯、

此風熱耗竭腎陰、與胃津之急也、少陰風熱熾盛、腎水欲絕、而不上灌於咽、胃中津液亦竭、故二三日就見口燥咽乾、卽陰氣先絕、陽氣後絕而死之徵、故當大承氣急下、蕩滌熱邪、使從腸胃而去、則不濟陰、而水自生矣、此必便閉堅結者宜之、否則

又當養陰退熱爲主

少陰病自利清水色純青心下必痛口乾燥者急下之宜大承氣湯

此少陰邪挾木火乘胃也經謂風氣通於肝母邪通子少陰風熱而挾木火乘胃煽逼胃中水飲津液故自利清水而色純青並無渣滓相雜邪氣橫格胃間則心下痛腎水不能上供故口乾燥但邪機已入陽明當隨其所得而攻故用通因通用以大承氣急下以導熱邪俾從腸胃而去迺救胃腎將絕之陰也

門人同姪問曰吾師嘗謂三陰之邪轉入陽明必須大便堅乾方可攻下此但口燥咽乾而見下利清水反用急下豈不徒傷其胃眞氣下脫而死乎

答曰前云邪轉陽明必俟大便堅鞕而攻下者迺未傷胃中津液之謂此利清水因肝腎邪熱熾盛乘逼胃中津液頃絕勢已瀕危不得不以通因通用急奪而救胃腎將絕之陰否則以何抵止此乃珠盤無礙之法子可不細心體究仲景之意乎

少陰病六七日腹脹不大便者急下之宜大承氣湯

此少陰風熱轉入陽明燥實也腎爲胃關關門熱

閉胃邪還轉陽明而脾胃腎三臟壅塞無通故腹脹而不大便但胃津腎水將巳告絕故宜大承氣急下而救胃腎將絕之陰也蓋少陰病腹脹不大便迺邪轉於胃謂之少陰陽明而陽明濕熱下流腎中有目中不了了睛不和者謂之陽明少陰但五臟六腑皆有互相傳乘生尅之義倣此察病則機變無窮矣

少陰病但厥無汗而強發之必動其血未知從何道出或從口鼻或從目出是爲下厥上竭爲難治

少陰之邪以挾木火壅遏陽明之氣不達四肢則

厥所以但厥無汗其病在裏當以四逆散和陰散邪則病自退而厥自愈若强發其汗擾動陰火升提眞陰之血乃從下極之樞直奔清道竄出耳目或從口鼻並傷清陽津液之氣則變下厥上竭故爲難治

少陰病欬而下利譫語者被火氣刼故也小便必難以强責少陰汗也

以火刼少陰致變也少陰邪熱在裏當以清熱養陰若以火刼其汗火邪內攻津液耗竭若攻衝於肺則欬入胃則發譫語奔迫大腸則下利注於膀

胱陰水涸竭故小便必難因火强責少陰之汗故也

仲景傷寒六經辨證治法卷六終

也

[illegible]

中華醫藏

第三編

叢書卷

醫徵

3

（清）沈明宗 編注

《中華醫藏》編委會 編

江凌圳 主編

國家圖書館出版社

第三册目録

醫徵三十八卷（三）

（清）沈明宗 編注

清康熙三十二年（1693）以寧堂刻本

張仲景傷寒六經辨證治法卷七

檇李沈明宗目南甫編註

少陰後篇證治大意

夫眞陽一氣乃人身立命之根寄於右腎故腎有兩枚然左腎通於陰血右腎通於陽氣易爲太極即先天陰陽之氣也葢人之陰陽有偏勝故治病必當先分陰陽後以中風傷寒別之而風邪屬陽傳於少陰以陽從陽勢必從乎火發顯呈口燥咽乾熱邪熾盛等證當以清熱潤燥救陰而爲先務者已列前篇茲述寒邪傷營傳入腎中以陰從陰

而從水發則顯手足逆冷腹疼下利嘔逆惡寒倦臥汗出亡陽虛寒等證則當回陽為主悉歸此篇然麄工不解必於曾犯房勞始敢用溫及遇一切當溫之證反不能用詎知未病時先虧腎水者不可因是認為當溫之證其人必真陽素虧而受外寒從陰而發或汗吐下擾陽外出不能內返勢必藉溫藥以回其陽方可得生於斯參酌而少陰之治則冰炭判然矣

少陰病欲吐不吐心煩但欲寐五六日自利而渴者屬少陰也虛故引水自救若小便色白者少陰病形

悉具小便白者以下焦虛有寒不能制水故令色白也

此少陰虛寒似乎熱證之辨也若見欲寐而欲吐不吐心煩者迺因陽虛陰邪上逆但陽氣不能主蔽陰寒故五六日自利而利損津液不能上供則渴所以虛而引水自救是非陽熱津乾之渴也陽虛而不消水故小便色白迺少陰陽虛病形悉具矣然心煩而上雖似熱實因下焦虛寒不能制水故令色白當從溫散無疑柰世但知四肢厥逆遂爲虛寒詎知小便色白迺爲的驗也

病人脉陰陽俱緊反汗出者亾陽也此屬少陰法當咽痛而復吐利

此陰盛亾陽之脉也陰陽俱緊廼寒傷營脉寒入少陰逼陽上越不能固護於外以故汗出而爲亾陽是屬少陰陰邪上逆陽不歸根則咽痛而吐下焦陽虛故復利也急當回陽散寒遲則陽脫不救

少陰負趺陽者爲順也

少陰水也趺陽土也傷寒惟恐土虛不能制水水得寒邪泛濫無抵則嘔吐下利眞陽外越裏寒外熱陽脫而死若土氣有權水邪不得泛濫邪氣易

解故欲脉見少陰負趺陽者爲順也
少陰病脉微不可發汗亾陽故也陽已虛尺脉弱濇
者復不可下之
此少陰陽虛而禁汗下也邪傳少陰原無發汗之
理篇中僅有始得之反發熱脉沉者迺寒傷少陰
而得太陽表證故用麻黄附子細辛湯固陽發汗
散邪又少陰二三日無裏證者麻黄附子甘草湯
微發其汗迺是少陰寒傷營正治之法也此見脉
微爲陰盛亾陽故不可發汗則當救陽爲主而尺
脉弱濇精亦不足復不可下矣

少陰病惡寒而倦時自煩欲去衣被者可治

　此陰盛陽氣未脫定可治也惡寒迺陽微陰盛而陰王靜故倦陰邪上逆陽不歸寧故時自煩而欲去衣被雖然陽氣擾亂不寧尚在欲脫未脫之際還可收陽內返故定可治

少陰病下利若利自止惡寒而倦臥手足温者可治

　此下利止後驗可治不可治也下利自止陰邪少減邪不上干脾土稍得甦矣但陽氣衰微而惡寒倦臥當驗其手足温者迺眞陽未離急用白通四逆之類温經散寒則邪退而眞陽復故定可治若

手足不溫而利雖止胃腎之陽已絕則不治矣

病發熱頭痛脉反沉若不差身體疼痛當救其裏宜四逆湯註見太陽中篇

少陰病始得之反發熱脉沉者麻黄附子細辛湯主之

此少陰表證也欲寐脉沉寒傷少陰脉證但少陰不當發熱反發熱是帶少陰之表以不頭疼與太陽有別故用麻黄細辛專驅少陰之表附子固護元陽俾邪散而陽不外越此少陰正治之法讀者毋忽

氣海穴在臍下一寸半宛宛中關元穴在臍下三寸二穴不並主背惡寒等證惟常器之云引灸足太陽兩關穴宜灸背惡寒

麻黃附子細辛湯

麻黃　細辛各二兩　附子一枚炮

右三味以水一斗先煮麻黃減二升去上沫內藥煮取三升去滓溫服一升日三服

少陰病得之一二日口中和其背惡寒者當灸之附子湯主之

此少陰陽虛而無裏證也得之一二日但欲寐故作少陰證治而口中和則知陽氣不盛其背惡寒乃陽微陰盛已露一班故當灸氣海關元助陽退陰繼服附子湯溫補眞陽之氣茯苓以導陰濕下

其穴在第七椎下兩傍相去各三寸半陷中正坐取之可灸五壯

行芍藥收陰不使上僭參朮固中而鎮陰逆也

少陰病脉沉者急温之宜四逆湯

此脉沉爲裏寒也少陰脉見沉細數而有力四逆湯則非所宜若沉遲細弱不鼓澀顯手足厥冷身疼欲寐迺眞陽虛而寒盛於裏則宜四逆湯温之

少陰病飲食入口即吐心下温温欲吐復不能吐始得之手足寒脉弦遲者此胸中實不可下也當吐之若膈上有寒飲乾嘔者不可吐也急温之宜四逆湯

此似熱辨虛也少陰之邪上衝則飲食入口即吐心下温温欲吐復不能吐邪逆於中也若始得時

手足寒而脉弦遲、是非熱邪、乃陰邪上逆所致、若熱邪與素積痰飲、搏結於胸、爲胸中實、不可下、而當吐之、此乾嘔、迺陽虛膈有寒飲、以挾陰邪上逆、則吐亦不可、恐擾虛陽、隨吐而脫、急當溫補、復陽驅陰、故宜四逆湯也、

少陰病、身體痛、手足寒、骨節痛、脉沉者、附子湯主之、

此陽虛而挾濕也、身體骨節痛、手足寒、脉沉者、純是少陰陽虛挾濕之證、雖無下利嘔逆内虛諸證、然亦必當附子湯、溫經散寒、回陽爲主、

附子湯

附子二枚　人參二兩　白朮四兩
芍藥　茯苓各三兩
右五味以水八升煮取三升去滓溫服一升日三
服
少陰病二三日不已至四五日腹痛小便不利四肢
沉重疼痛自下利者此爲有水氣其人或渴或小便
利或下利或嘔者眞武湯主之方見太陽上篇
此少陰邪轉陽明挾濕也邪鬱少陰關門不利二
三日不已而水寒四布橫流逆射反侮於脾則腹
痛逆胃而陽氣不升則四肢沉重疼痛關門不開

則小便不利轉入腸中故自下利射肺則欬溢胃則嘔治宜溫中散寒而瀉水濕下行爲第一義所以白朮坐鎮中州驅逐北方寒水下行不使泛濫於脾故名眞武茯苓導滲寒濕附子行陽燥濕補虛合同生薑宣寒逐濕以芍藥收陰俾寒散則諸證除矣

少陰病吐利手足厥冷煩躁欲死者吳茱萸湯主之

此少陰並挾厥陰而乘胃也少陰邪盛淫溢於肝肝腎之邪恊逆胃中逼迫水穀下奔陽微不能固攝故上吐下利而手足厥冷然肝爲將軍之官是

被腎陰逼迫，則陽神飛越，躁急不寧。此迺陽欲上脫，陰欲下脫，故煩躁欲死，但無自汗，正在欲脫未脫之際，還可追陽返宅。故用吳茱萸專驅肝腎之寒而下逆氣，人參、薑、棗溫胃補中，俾正氣得補而寒自散，吐利煩躁即止矣。

少陰病，下利，白通湯主之。

此虛寒轉入陽明下利也。少陰虛寒下利，必顯脈微遲細，身涼欲寐，下利清穀，嘔逆厥冷諸證。此但下利，陰雖未逆而下逼則甚，當慮胃腎陽陷下脫。故以附子溫起中下之陽，葱白同乾薑散寒而能

通陽入陰俾陰散陽和則利自止矣

少陰病下利脉微者與白通湯利不止厥逆無脉乾嘔煩者白通加猪膽汁湯主之服湯脉暴出者死微續者生

此互上條之脉與白通加减法也脉微迺陽虛腎寒逼迫胃中水穀下奔則利當與通陽入陰爲治而服白通湯非惟下利不止反致厥逆無脉乾嘔煩者此迺陰盛格陽不能入陰故增病劇猶如兵寇拒敵不使先鋒以何能取破竹之勢故加人尿猪膽汁陰藥而爲嚮導同氣相投接引羣陽之藥

直趨陰界俾見陽光陰卽消散胃關得固則下利止而脉道漸行故謂微續者生若脉陡出卽是陰寒逼廹虛陽外浮頃脫之象故主死也

白通湯加猪胆汁湯方依後加入

葱白四莖　乾薑一兩　附子一枚生用

右三味以水三升煮取一升去滓分温再服○白通加猪胆汁湯卽此入人尿五合猪胆汁一合和令相得分温再服若無猪膽羊膽亦可用

少陰病下利清穀裏寒外熱手足厥逆脉微細欲絶身反不惡寒其人面赤色或腹痛或乾嘔或咽痛或

利止脉不出者通脉四逆湯主之

此陰盛格陽外越也脉見微細欲絶手足逆冷下利清穀迺陰邪充斥上下逼迫眞陽上行外越故身反不惡寒其人面赤色然寒邪入脾則腹痛入胃則乾嘔上逆則咽痛陰邪閉塞陽微不通經隧故利止而脉不出但未現自汗陽脫諸證故以通脉四逆湯通陽返宅俾陽氣通而脉出愈矣

四逆湯此湯加葱九莖名通脉四逆湯

甘草三兩炙　乾薑三兩強人可四兩　附子大者一枚生用

右三味以水三升煮取一升二合去滓分溫再服

其脈卽出者愈○面色赤者加葱九莖腹中痛者去葱加芍藥二兩嘔者加生薑二兩咽痛者去芍藥加桔梗一兩利止脈不出者去桔梗加人參二兩

少陰病吐利手足不逆冷反發熱者不死脈不至者灸少陰七壯

此胃陽未敗而用灸也欲寐而見吐利迺少陰陰寒冲斥上下陽微危極但胃陽未敗所以手足不致逆冷惟胃中眞陽外越故反發熱陰閉經隧故脈不至猶爲喫緊故以艾灸少陰經穴使經通而

陽得返宅脉復卽愈也

少陰病下利脉微濇嘔而汗出必數更衣反少者當溫其上灸之

此陰陽兩虛證也微爲陽微濇爲陰弱而下利脉見微濇廼陰陽不足而受寒邪邪逆於胃則嘔陽虛不能外固陰弱不能內守所以汗出然雖陽虛陰盛而無水濕相併但有氣虛下墜故數更衣而反少陰弱則勤努責也是人平素陰虛陽弱陡傷寒邪所致然陽弱本當用溫而陰虛又不宜溫一藥之中旣欲求陽又欲護陰漫難區別故於頂之

上百會穴中灸之以温其上而升其陽俾陽升而不致下陷則陰邪亦得自散而下利自止故不用温藥而用灸法有如此之迴護也○以上諸條皆少陰陽虛陰盛之治

少陰病脉微沉細但欲臥汗出不煩自欲吐至五六日自利復煩躁不得臥寐者死

脉微沉細但欲臥少陰陽虛脉證護衛之陽將欲離散故汗出而不煩陰寒上逆則自欲吐急當驅陰救陽庶可圖生延至五六日自利煩躁不得臥寐乃陰邪復盛陽從上脫故死

少陰病惡寒身倦而利手足厥冷者不治

惡寒身倦而利手足厥冷若見煩躁迺陽氣欲脫未脫之際還可回其陽希圖萬一此不煩躁是屬純陰之徵縱欲回陽其陽决不能回故曰不治

少陰病吐利煩躁四逆者死

陰盛上逆則吐下迫則利煩則陽欲上脫躁則陰欲下脫而見四逆迺脾腎之陽俱已敗亾故死

少陰病四逆惡寒而身倦脉不至不煩而躁者死

四逆惡寒身倦脉不至而不煩陽神已去證屬純陰而躁則陰魄將離故死

少陰病下利止而頭眩時時自冒者死

下利既止似乎可愈之兆然利時陰基已壞陽無所附脫出胃間獨聚巔頂之上紛紜搖動項刻飄颻蕩散故頭眩自冒者死

少陰病六七日息高者死

邪傳少陰六七日陽氣不復陰寒愈盛拒格微陽上逆不得歸根惟聚胸中喘逆漸致息高氣脫而死葢有六七日陰絕不復陽無所附亦致息高氣喘而死正謂陰氣先絕陽氣後絕而死之義非獨陰寒之一證也

張仲景傷寒六經辨證治法卷七終

張仲景傷寒六經辨證治法卷八

檇李沈明宗目南甫編註

厥陰全篇證治大意

經云六日厥陰受之厥陰脉循陰器絡於肝故煩滿而囊縮是以次序而言也或三五六日卽傳厥陰甚有二三候尚未傳於厥陰所以不可拘定日數而論也仲景推廣其義補出消渴氣上衝心心中疼熱饑而不欲食食則吐蚘下之利不止迺爲木乘土病若邪抑胃陽下降不能升達四肢則厥而下利胃氣復而上升木邪歸上則厥後發熱而

利自止乃爲病退熱後發厥胃受木制廼爲病進木勝則厥多熱少胃勝則厥少熱多所謂厥深者熱亦深厥微者熱亦微厥者必發熱前熱者後必厥第每多兼證而本經自病則爲喉痺乘胃氣逆則嘔水穀下奔則利鬱甚則厥胃陽升則身發熱而利自止胃陽發露能食則爲除中若乘挾少陰腎寒愈盛則爲陽虛寒厥厥所以溫之灸之廼同腎中之陽也但厥證每多屬陽所以仲景轍用三陽治法乃因邪從外入欲引從外而出即譜語當下之證秪用小承氣和其胃氣而他證皆不用下因

病在厥陰而下則徒傷胃氣反致厥厥逆不止而死然篇中風寒互發陰陽虛實不一故列全篇第厥陰一證歷代諸賢闡理欠明當以鄙見反覆詳玩

厥陰之爲病消渴氣上撞心心中疼熱饑而不欲食食則吐蚘下之利不止

此厥陰經邪縱横爲病也經云六日厥陰受之煩滿而囊縮但言表裏上下本經之證賴仲景推廣病情而補乘侮之變也夫風傳厥陰木火熾盛縱横無忌乘吸胃中津液兼耗腎水上渴下消飲水多而小便少謂之消渴但肝氣通心母邪淫子故

氣上撞心心中疼熱抑鬱胃氣不伸則饑不欲食而食則吐蚘然風木盛而胃氣必衰誤下傷胃邪入胃中肆逼水穀下奔則利不止竊擬黄芩湯原治厥陰本病王方湮没至今故予表出而後賢方書但以承氣下法豈非一盲引衆盲相縛入火坑之謂歟

凡厥者陰陽氣不相順接便爲厥厥者手足逆冷者是也

此明致厥之因也陰陽者非厥陰一經陰陽也陰廼厥陰肝也陽廼陽明胃也二經相勝剋賊合爲

陰陽之謂也即經謂陰者眞臟也陽者胃脘之陽也故凡邪氣傳入於肝上逆凌胃但有傷土之能而無疏土之益木勝土虛而不相和木鬱胃陽不達四肢則手足逆冷爲厥謂之陰陽之氣不相順接柰諸家罔識此義而使後人治厥陰經病百無一中相延至今故予擬四逆散主之則理順暢矣

諸四逆厥者不可下之虛家亦然

此見厥禁下也厥廼木乘鬱胃陽明氣降不伸則四逆爲厥攻則徒虛其胃胃氣隨即下脫而死矣虛家乃胃腎陽虛陰寒四布法當救陽爲務而攻

則非卽胃陽下脫便是除中立死故俱嚴戒

厥陰中風脉微浮者爲欲愈不浮爲未愈

此辨欲愈未愈之脉也厥陰經絡在裏雖是中風脉亦不浮若見微浮邪還於表而欲愈脉不見浮邪仍在裏故爲未愈

厥陰病欲解時從丑至卯上

丑寅卯時厥陰經氣自旺故病欲解

厥陰病欲飲水者少少與之愈

木挾火熾乘吸胃中津液則渴故欲飲水但少與之應接胃中津液和而病自愈若縱飲無度胃弱

不消停蓄心下反變下利嘔逆也

傷寒病厥五日熱亦五日設六日當復厥不厥者自愈厥終不過五日以熱五日故知自愈

此土旺則厥熱平半而病自愈也厥陰氣旺抑遏胃陽鬱逆不伸則厥五日此以土數推之胃氣必然復而上升邪氣上升即熱故熱亦五日若肝氣盛六日則當復厥此不厥者迺木土氣和肝不復乘胃不重受邪氣外出所以自愈然木邪乘土則厥五日土旺而無不復之理故謂厥終不過五日以熱五日故知自愈

傷寒發熱四日厥反三日復熱四日厥少熱多其病當愈四日至七日熱不除者必便膿血○傷寒厥四日熱反三日復厥五日其病爲進寒多熱少陽氣退故爲進也

此偏熱多而便膿血也傷寒始病發熱四日邪傳厥陰氣過於胃而厥三日胃陽升而復熱四日三日較四日而熱多一日爲厥少熱多迺胃盛木退而不再來乘土故病當愈但熱多則餘邪伏於厥陰本臟爲熱不除久陷藏血之地故便膿血也○蓋厥陰勝而厥四日土弱不勝熱反三日木再乘

土、復厥五日、廼胃陽氣衰、故爲病進、然厥陰邪盛、爲多、胃陽氣衰爲少、是以木土互言爲寒多熱少、即胃氣退而肝邪進、所謂陽氣退而爲進、非虛寒之謂也、

傷寒、熱少厥微指頭寒、嘿嘿不欲食、煩躁數日、小便利色白者、此熱除也、欲得食、其病爲愈、若厥而嘔、胸脇煩滿者、其後必便血、

此厥微熱微自解之徵也、熱少厥微指頭寒、邪正兩微之候、胃受木制、則嘿嘿不欲食、胃氣復而邪正相爭、故煩躁數日而熱從小便瀉除、故利而色

白迺胃氣和而則欲飲食所以其病爲愈若見厥而嘔胸脇煩滿仍是木邪凌胃熱鬱本臟深連血分後必便血蓋由藏血故也

傷寒一二日至四五日厥者必發熱前熱者後必厥厥深者熱亦深厥微者熱亦微厥應下之而反發汗者必口傷爛赤

此觀外證卽知邪之微甚也一二日或四五日邪傳厥陰凌胃故厥厥胃氣復而邪歸胸膈則熱所謂厥者必發熱熱然始入厥陰謂前熱乘胃爲必厥迺陰陽勝復而無虧欠所謂厥深熱亦深厥微熱亦

微而木受邪微則厥亦微厥微則熱亦微矣然陽邪抑鬱胃氣則厥厥當以苦寒降熱下行謂厥應下之非承氣攻下之謂也若以溫熱發汗致傷津液則熱邪上升而口傷爛赤是互喉痺而言也

傷寒先厥後發熱而利者必自止見厥復利傷寒先厥後發熱下利必自止而反汗出咽中痛者其喉爲痺發熱無汗而利必自止若不止必便膿血便膿血者其喉不痺

此邪逼胃氣不行爲厥利便膿血上行爲咽痛喉痺也邪逼胃陽下陷則厥水穀隨氣下奔故厥而

兼利胃氣復則上升發熱而利自止若再厥必復利矣然胃氣升則先厥後發熱而下利必自止但汗出咽中痛迺風熱有餘上攻而爲喉痺此發熱則當利自止因無汗迺邪雖上升而不外散故利不止然不止則邪仍在下蒸腐血分而便膿血不上攻而爲喉痺矣蓋觀此論不惟傷寒傳變要知四時喉痺下利便膿血皆屬木邪所致又互黃芩白頭翁梔豉甘桔等湯諸義也

傷寒厥而心下悸者宜先治水當用茯苓甘草湯却治其厥不爾水漬入胃必作利也

此厥而停水宜先治也土受木制不能轉輸而水停心下上逆陵心故厥而心下又悸當以茯苓甘草湯補脾瀉水然後治其厥否則水漬入胃必作利而增諸劇矣

傷寒四五日腹中痛若轉氣下趨少腹者此欲自利也

此承上條而言也厥陰寒邪乘脾則腹痛胃虛水濕不分水火相擊而腸鳴下趨少腹欲自利也

病人手足厥冷脈乍緊者邪結在胸中心下滿而煩饑不能食者病在胸中當須吐之宜瓜蒂散

此風寒兩傷脉證也木邪制胃故手足厥冷然緊脉爲寒而乍緊者即風寒互應之脉則知寒邪而挾風也風痰上結於胸寒邪鬱結心下故心下滿而煩痰凝胸膈胃氣受制故饑不能食邪機上向因其高而越之故以瓜蒂散湧吐其邪也

瓜蒂散

瓜蒂熬黄　赤小豆各一分

右二味各別擣篩爲散已合治之取一錢匕以香豉一合用熱湯七合煮作稀糜去滓取汁和散溫頓服之不吐者少少加得快吐乃止諸亡血虛家

不可與瓜蒂散、

傷寒脉滑而厥者、裏有熱也、白虎湯主之、

此熱厥主脉主方也、木邪乘胃則厥、而脉滑爲陽、風化爲熱、爲裏有熱、斯非寒厥之比、故以白虎湯、清金平木而凉風熱、迺救胃家之津液也、

傷寒六七日、大下後、寸脉沉而遲、手足厥冷、下部脉不至、咽喉不利、唾膿血、泄利不止者、爲難治、麻黃升麻湯主之、

誤下邪陷厥陰也、六七日而大下後、寒邪陷入厥陰、胃虛氣滯、故寸脉沉而遲、邪鬱胃氣不升、則手

足厥冷。然厥則下焦氣閉不行。故脉不至。斯非虛寒脉絶之比。即東垣謂下部無脉木鬱是也。邪衝於上。則咽喉不利。痺着喉間。營血故唾膿血。迺發喉痺之謂也。邪逼胃中。水穀下奔。則泄利不止。此迺風寒兩挾。上下俱病。故爲難治。所以湯中白朮茯苓。導濕安中止利。葳蕤天冬黃芩石膏知母。養胃潤肺清金而制風化之熱。當歸養血和肝。兼疏風邪外出。乾薑辛熱。以散入裏之寒。升麻迺提胃氣上行。又助麻桂各半湯。升散在裏風寒。令其汗出而愈。註家謂咽喉不利。唾膿血。迺成肺痿。蠡金匱謂肺痿其人欬口中反有濁唾涎沫者是此但咽喉不利吐膿血豈成肺痿之理耶有不明風寒兩傷而謂錯雜之邪尤屬不經或疑肺癰喉痺庶乎近理

麻黃升麻湯

麻黃二兩半　升麻　當歸各一兩一分　知母

黃芩　萎蕤各十八銖　石膏碎綿裹　白朮

乾薑　茯苓　甘草各六銖

右十四味以水一斗先煮麻黃一二沸去上沫內諸藥煮取三升去滓分溫三服相去如炊三斗米

項令盡汗出愈

傷寒本自寒下醫復吐下之寒格更逆吐下若食入口即吐乾薑黃連黃芩人參湯主之

此胃素虛寒治逆之變也本自寒下謂人平素有胃寒下利之病適值外寒傳裏醫不知此反以苦寒復行吐下寒氣拒格吐下轉增故飲食入口即吐然風寒兩傷所以乾薑温胃而散裏寒人參以救吐下之逆黃芩黃連廼清風化之熱也

乾薑黃連黃芩人參湯

乾薑　黃連　黃芩　人參各三兩

右四味以水六升煮取二升去滓分温再服

傷寒脉遲六七日而反與黄芩湯徹其熱脉遲爲寒今與黄芩湯復除其熱腹中應冷當不能食今反能食此名除中必死

此胃腎陽虚誤治而變除中也遲脉爲寒迺因元陽虚極而厥陰寒逆脾胃腎氣皆寒急當温中散寒尚猶不及而反與黄芩湯復徹其熱不惟無熱可除而反刼元陽敗脱胃中虚冷轉增但胃冷不當能食而反能食者迺胃陽發露反顯有餘能食即燈盡復明之兆胃陽必然除除敗不存故爲除中

必死」夫黃芩湯原治厥陰消渴氣上撞心心中疼熱主方」俗醫不明脈遲胃寒而誤投故變除中今竟一概不用束手待斃悲哉

傷寒始發熱六日厥反九日而利凡厥利者當不能食今反能食者恐爲除中食以索餅不發熱者知胃氣尚在必愈恐暴熱來出而復去也後三日脉之其熱續在者期至旦日夜半愈所以然者本發熱六日厥反九日復發熱三日并前六日亦爲九日與厥相應故期至旦日夜半愈後三日脉之而脉數其熱不罷者此爲熱氣有餘必發癰膿也

此能食爲有胃氣非除中之辨也邪在三陽而及傳厥陰謂始發熱六日及至臨土則厥有九日而利者因土虛五日生數不能復須俟成數十日而復故厥九日也但厥利者胃虛受尅不當能食今反能食恐胃陽發露而爲除中死證故辨食以索餅而不發熱即知胃陽尚能消穀不爲胃陽發露暴熱來出復去除中之候謂病必愈後三日脉之必數則是胃熱續在故期旦日夜半愈所謂厥愈也所以然者見始本發熱六日而厥九日復熱三日共熱九日厥熱相應陰陽平半故期之愈若後

三日脉之而數其厥雖愈迺熱不罷本經風熱有餘勢必循經上衝於喉而發喉痺謂發癰膿也

下利寸脉反浮數尺中自濇者必圊膿血

此下皆互厥而下利也寸脉浮數似乎風邪還出陽分但尺脉自濇餘熱尚留下焦蒸腐營血必圊膿血此與發熱而利必自止若不止必便膿血互明也

下利脉沉弦者下重也脉大者爲未止脉微弱數者爲欲自止雖發熱不死

此辨欲愈未愈之脉也脉沉弦者厥陰邪盛逼迫

胃陽之氣有降無升所以下重但沉弦之中當辨
大爲邪盛而利未止微弱數者邪正兩虛其證屬
陽欲自止矣然下利迺胃氣内陷不當發熱恐其
陰陽上下兩脫之候此見微弱數脉而發熱知是
微邪還表欲解之徵故雖發熱而不死也

下利有微熱而渴脉弱者令自愈○下利脉數而渴
者令自愈設不差必圊膿血以有熱故也○下利脉
數有微熱汗出令自愈設脉緊爲未解

此亦辨欲愈脉也下利微熱而渴其證屬陽邪微
將欲還表所以脉弱迺邪已衰微正氣將復則不

藥而令自愈矣○下利脉數而渴亦屬陽證然非不藥而令自愈此因脉數而渴迺風熱有餘則當清熱解散不可治利爲令自愈設不差熱邪下陷血分必圊膿血謂有熱故也下利脉數微熱更見汗出迺邪已出表利欲自愈若脉緊則寒邪仍在未解可知○以上六條乃指厥而下利便膿血或見實大浮數微弱沉濇弦緊洪長諸脉當分虛實寒熱即知欲愈眞爲察病之微旨也

下利脉反弦發熱身汗者愈

此厥陰風邪乘胃而利也弦爲厥陰風脉木盛乘

胃逼迫水穀下奔則利而見發熱身汗迺邪從表出故愈

熱利下重者白頭翁湯主之

此下四條迺出熱厥下利便膿血諸方也熱厥之利迺風邪傳於厥陰以挾心相之火逼迫胃中水穀津液下奔則厥而下利氣鬱大腸不能上升故下重也所以白頭翁清散熱邪秦皮驅逐肝風而清客熱黃連以退腸胃木挾之火黃檗滋堅腎水而制龍雷合而成方清徹木火之源則熱利止而後重自除矣

白頭翁湯

白頭翁　黃連　黃蘗　秦皮各三兩

右四味以水七升煮取三升去滓溫服一升不愈更服一升

下利欲飲水者以有熱故也白頭翁湯主之

下利而兼欲飲水迺木火熾盛消爍胃中津液故爲有熱當用白頭翁湯淸解厥陰邪熱以救胃中津液也

下利譫語者以有燥屎也宜小承氣湯

厥陰熱乘入胃逼迫水穀下奔則利燥屎搏結邪

逆冲心故發譫語然利而譫語廼利者自利結者自結也第下利者腸胃必虛所以不敢峻攻僅宜小承氣微和腸胃之實輕圓活潑如此之妙斯即厥陰邪轉陽明可爲厥陰陽明故當隨其陽明實處而攻若無譫語詎敢下乎即此謂之厥陰下證蓋非另有下證矣業醫者必當寔明厥陰下證之旨方能治厥陰證也

下利後更煩按之心下濡者爲虛煩也宜梔子豉湯

胃氣復而利止之後木邪上冲心肺所以更煩按之心下濡者廼無痰飲相挾故爲虛煩邪逆於胸

卽當隨其所得而攻之故用梔豉湯湧吐散邪也

傷寒脉微而厥至七八日膚冷其人躁無暫安時者此爲臟厥非蚘厥也蚘厥者其人當自吐蚘今病者靜而復時煩者此爲臟寒蚘上入其膈故煩須臾復止得食而嘔又煩者蚘聞食臭出其人當自吐蚘蚘厥者烏梅圓主之

此辨臟厥與蚘厥也臟厥者迺指腎臟虛寒受邪之厥故謂脉微而厥迺心腎陽虛陰邪傳裏眞陽欲滅故膚冷躁無暫安之時而爲臟厥當用四逆湯及灸關元等法厥不同者陽絕而死矣若蚘厥

者。邇。厥。陰。寒。邪。乘。鬱。於。胃。胃。氣。虛。微。邪。氣。擾。動。蚘。蟲。不。安。則靜而復時煩。爲厥陰之臟受寒擾胃蚘上入膈。故當吐蚘。但胃陽虛而無關腎陽基址未壞。不爲死候。故用烏梅圓。酸苦辛溫寒熱補瀉皆備。而主之。所以又主久利。即亙便膿血之方也。

烏梅圓

烏梅三百箇　乾薑十兩　黃連一兩　桂枝

細辛　人參　黃檗　附子各六兩炮

蜀椒去子　當歸各四兩

右十味。異擣篩。合治之。以苦酒漬烏梅一宿。去核

蒸之五升米下飯熟擣成泥和藥令相得內臼中與蜜杵二千下圓如梧桐子大先食飲服十丸日三服稍加至二十圓禁生冷滑物臭食等

傷寒五六日不結胸腹濡脉虛復厥者不可下此爲亡血下之死

此血虛之厥也腹濡脉虛而不結胸上下表裏是無實證但脉虛廼因平素胃氣不充肝臟血虛受邪復乘胃間而厥衂血虛則腸胃津液素爲不足而縱有邪轉陽明大便結鞕是不可下下則肝胃氣血兩脫故下之死

手足厥寒脉細欲絕者當歸四逆湯主之若其人內有久寒者宜當歸四逆加吳茱萸生薑湯主之

此肝血虛而受邪之治也手足厥寒脉細欲絕迺厥陰陽明氣血皆不足也但厥陰屬肝而藏血邪入當以血爲主治故用桂枝湯去生薑散氣以和營衛充濟肝虛而驅風寒外出加入當歸養血和肝使血足風滅細辛通草疏通心腎之氣即爲瀉肝乘胃之邪而厥自退若內有久寒即寒疝癥瘕之類僅宜加生薑散寒吳茱萸溫肝安伏舊邪不挾新邪上逆爲善此當與上條互參究明耳

當歸四逆湯

當歸　桂枝　芍藥各三兩　細辛
甘草炙　通草各二兩　大棗二十五枚

右七味。以水八升。煮取三升。去滓。温服一升。日三服。

當歸四逆加吳茱萸生薑湯

當歸　芍藥　桂枝　甘草各三兩炙　通草
細辛各二兩　生薑半觔　大棗二十五枚　吳茱萸二升

右九味。以水六升。清酒六升。和煮取五升。去滓。温分五服。一方水酒各四升。

病者手足厥冷言我不結胸小腹滿按之痛者此冷結在膀胱關元也

此陽虛而厥也肝腎陽氣衰微外寒侵入氣滯不行故手足厥冷第無吐利所以病在厥陰上焦無病故言我不結胸而寒入厥陰乙癸同源所以冷邪侵結膀胱之血在於關元之所故小腹滿而按之痛竊擬急用灸法使膀胱氣温而陽回邪退血自散矣

大汗出熱不去內拘急四肢疼又下利厥逆而惡寒者四逆湯主之

此陽脫發厥也木邪入胃衛陽不固則大汗出而熱不去厥陰寒邪反挾腎陰上逆下廹故內拘急四肢疼而下利厥逆然熱厥迺不惡寒而惡寒之厥因腎中眞陽氣虛欲脫急當回陽故宜四逆湯主之

大汗若大下利而厥冷者四逆湯主之

此亦肝腎陽虛也厥陰受寒乘挾腎陰逼胃則厥冷下利然大汗則衛護之陽亦將欲脫故當四逆湯急回陽於無何有之鄉希圖萬一也

傷寒脉促手足厥逆者可灸之

促脉為熱而見手足厥逆迺厥陰寒邪乘溢胷間助其陰寒愈甚拒格胷陽上逆外越而脉踻踶狂走將脫之徵故宜火灸通陽入陰散寒則欲脫之陽庶得攸寧矣

下利脉沉而遲其人面少赤身有微熱下利清穀者必鬱冒汗出而解病人必微厥所以然者其面戴陽下虛故也

此厥陰戴陽證也少陰病下利清穀脉微而厥是屬胷寒乘胃」此厥陰證亦見脉沉而遲下利清穀迺肝受寒邪乘溢胷間胷寒有助逼廹胃胷之陽

上越欲脫故面少赤而身熱外挾表邪則致鬱冒然冒家須得汗出則表邪得解又當辨其人必有微厥則爲戴陽因腎間陽虛所致而爲下虛故也

下利清穀裏寒外熱汗出而厥者通脉四逆湯主之

此互上條出方也裏寒外熱廼腎陰盛極逼廹胃腎之陽項欲上出下脫所以下利清穀汗出而厥故用附子固護腎陽葱薑散寒通脉而使陽返其宅庶有得生故爲通脉四逆湯然上條無汗而有面赤亦宜此方主治

下利清穀不可攻表汗出必脹滿

下利清穀、迺眞陽氣虛、縱有表證、不可發汗、汗則愈傷其陽、則陰邪上逆、而作痞塞脹滿、倘陽從汗散、何法救耶、

下利腹脹滿、身體疼痛者、先温其裏、乃攻其表、温裏宜四逆湯、攻表宜桂枝湯、

肝受寒邪、溢腎上乘於脾胃、故下利而腹脹滿、若表有邪、身體疼痛、置之弗論、務宜四逆湯、先温其裏、以救根蒂之陽、俟陽回利止、而身疼表證不解、則用桂枝湯而退邪、迺互風而言也、

發熱而厥、七日下利者、爲難治、

此風寒兩傷，邪入厥陰也。熱收於內，則厥；邪散於外，則熱。此發熱而厥，迺熱自爲熱，厥自爲厥，風寒血氣兩不相和矣。七日又加下利，此恐陽將上脫，陰將下脫，故爲難治。

門人李蕙問曰：少陰篇中虛寒亾陽之證最多，然少陰迺屬眞陰寒水，而眞陽寄於腎中，寒邪傳於陽虛之體，以陰從陰，助陰愈盛，逼迫眞陽上逆外越欲脫，故寒厥吐利，無所不至。此厥陰風木，其氣屬溫，盛而化火，本無眞陰在內，亦見虛寒之證，其義何也？求師開蕙茅塞。答曰：厥陰而見虛寒證者，迺因腎陽素虧、又値厥陰受寒、子盜於母、助母陰盛、逼迫腎之陽欲脫、故厥陰亦顯陽虛陰盛、種種危候、不可徑作厥陰亾陽之治、而遺少陰之本、所以用四逆湯者、迺救腎中眞陽、非因厥陰虛寒而設、此迺至玄至妙之旨、應彙少陰篇中、但兼厥利嘔逆、厥陰之本證、故編於此、當與厥少二篇叅看、而大義則彰、

嘔家有癰膿、不可治嘔、膿盡則愈、

此邪上衝爲喉痺而嘔也、嘔家而有癰膿者、迺厥陰風邪上逆、結爲喉痺、喉癰潰化膿血、以致嘔吐、

是非木邪凌胃挾痰上逆之嘔故謂不可治嘔當以辛凉開提膿血俾膿盡則嘔自止矣

乾嘔吐涎沫者吳茱萸湯主之

此厥陰寒乘肺胃也邪乘肺胃胃氣不伸所以乾嘔而吐涎沫是非陽虛腎寒上逆之嘔故用人參大棗生薑養胃溫中散寒而止嘔逆吳茱萸能降厥陰之氣並散寒邪今之時流概以吳茱萸治嘔不知治寒耶熱耶

嘔而胸滿者茱萸湯主之

此厥陰寒乘肺胃致嘔也肺胃胸膈氣虛肝木受

邪上逆乘肺則嘔氣逆上而不下則胸滿故以人參專養肺胃而充胸膈之氣薑棗宣通營衛茱萸苦熱善降厥陰寒濁之邪也

乾嘔吐涎沫頭痛者茱萸湯主之

此同上條而頭痛則異也乾嘔者無物而嘔也肝邪以挾少陰腎水入肺爲嘔故乾嘔而吐涎沫此肝受風寒相隨督脉上逆高巔以故頭痛但較前邪逆胸滿稍異此亦用茱萸湯治之迺木邪上乘則一而制肝降濁是同」蓋仲景因厥陰風寒以挾濁陰上逆所以用之今人不察肝胃之分非涉木

邪所致、一槩妄投、反增病劇、是何義歟。

茱萸湯

吳茱萸一升 人參三兩 生薑六兩 大棗十二枚

右四味、以水五升、煮取三升、温服七合、日三服。

嘔而發熱者、小柴胡湯主之。

此當表裏二辨也。厥陰證後、嘔而發熱者、迺臟邪移腑、當用小柴胡、以提表裏之邪、俾從少陽而散。若未見厥利諸證、但見發熱而嘔、迺邪傳少陽本證、又非臟邪移腑之比、雖然如此、辨證亦不出小柴胡主治也。

嘔而脉弱小便復利身有微熱見厥者難治四逆湯主之

此脾胃腎陽陽虛之嘔也厥陰寒邪入胃則嘔但脉弱迺陽虛已露一班若邪熱嘔逆則當小便不利今反利而脉弱迺是胃腎陽虛陰寒上逆以致嘔厥也少陽表風未解故身有微熱但屬陽虛而用四逆補母驅寒則不治嘔而嘔自止此迺風寒並見陽虛裏寒厥則胃陽欲脫故曰難治

關格

脉浮而大浮爲虛大爲實在尺爲關在寸爲格關則

不得小便格則吐逆

浮主營虛大則氣實營衰氣盛故脉浮而大也然營虛衛實之脉在於尺則陰虛火盛於下虛陰不與陽和故爲關關則不得小便也若在寸則爲營虛不與衛和即氣盛於上然氣有餘便是火火炎上升以致食不得入故曰格則吐逆矣

趺陽脉伏而濇伏則吐逆水穀不化濇則食不得入名曰關格

前以寸尺辯衛盛營虛此以趺陽而辯營衰衛弱亦致關格也然關格一症全在胃氣有無若夫營

衛之氣運行則不關不格營衛虛而不行上下陰陽揆隔不得其常而上不能食下不能出則成關格所以診趺陽脉伏乃衛氣衰伏不行胸中大氣不轉水穀入而不化以致吐逆爲格濇則營虛衛滯營閉於下衛不轉運食不得入所以爲關此因營衛俱衰所致關格前云營衛兩邪皆盛而致關格也然素問但言其盛仲景反覆推明脉衰亦病關格補靈素之不足眞爲萬世之師矣

論曰人迎一盛病在少陽二盛病在太陽三盛病在陽明四盛以上爲格陽寸口一盛病在厥陰二

盛病在少陰三盛病在太陰四盛以上爲關陰人迎與寸口俱盛四倍以上爲關格關格之脉羸不能極於天地之精氣則死矣又謂陰氣太盛則陽氣不能榮也故曰關陽氣太盛則陰氣不能榮也故曰格陰陽俱盛不得相榮故曰關格夫陰陽者天地生化之氣也經云地氣不足天氣隨之天氣不足地氣從之要知天地陰陽之氣互相爲用也故在人爲陰陽氣血在天地間即六淫之氣也故地氣上爲雲天氣降爲雨一升一降無不周流人氣亦然陰陽和平身體安和關格何由而致若夫

之氣盛、地之氣虛、而不能升」地之氣盛、天之氣虛、而不能降、人在氣交之中、則隨天地之氣而病矣」故人之七情、自傷其內、遂使陰陽氣血偏勝、津液皆耗、關格由此而始、故曰陰氣太盛、則陽氣虛而不能相榮於陰、卽天氣不降於地、陰中無陽以偶、卽爲死陰、陰氣不轉、孤立於下、陰主靜而潛、所以爲關也」若陽氣太盛、則陰氣虛而不能相榮於陽、卽地氣不升於天、陽中無陰以配、孤陽獨盛於上、陽主動而浮升騰於上、故爲格也」若陰陽俱盛、則陽自爲盛、陰自爲盛、陰陽撲隔、升降不循、陰陽不

得相榮故不得入而不得出謂之關格經謂人迎與寸口俱盛四倍已上爲關格此言諸病陰陽偏極之脉則見病之偏極矣

再按關格起於靈素但言其脉未明其症而仲景傷寒論脉證並出後賢無不尊從但張景岳類經獨言其非也予竊思之仲景景岳各有所見而仲景言症者因關格之脉推廣出之欲使後人觸類旁通之意也靈素示之於脉雖然言其陰陽營衛偏盛偏虛令人見病之偏劇即陰陽否泰關格之病而彰著所以當與合參則得關格之脉與病矣

傷寒六七日不利便發熱而利其人汗出不止者死有陰無陽故也

此下七條皆厥陰死證也陽氣外越則發熱陰氣下脫則下利陰陽相離故發熱而利加之汗出不止膚廓內外之陽盡散豈有得生之理但有厥陰伐胃之氣胃無生長之陽爲有陰無陽故也

傷寒六七日脉微手足厥冷煩躁灸厥陰厥不還者死

脉微厥冷迺內陽衰微肝受寒邪乘入腎間陰寒得助而愈盛上逼眞陽欲脫不寧故作煩躁當灸

厥陰之穴助陽驅陰若厥不還陽氣已盡故死

傷寒發熱下利厥逆躁不得卧者死

陽氣外越則發熱陽不攝陰陰脱則下利而厥躁則陰陽頃脱而不得卧故死

傷寒發熱下利至甚厥不止者死

此風寒兩傷也風則發熱寒則下利寒邪深重内陷於胃不還於表故厥不止而下利至甚迺元陽下脱故死

下利手足厥冷無脉者灸之不温若脉不還反微喘者死

下利厥冷無脉寒盛閉塞經隧陽將欲盡而以火灸希圖接續幾微之陽以使脉復若手足不溫而脉不還反加微喘迺微陽已從上脫故死

下利後脉絕手足厥冷晬時脉還手足溫者生脉不還者死

利止後脉絕厥冷已成純陰無陽之證但無煩躁汗出倘或根蒂之陽未盡故俟晬時即週時一陽來復或幾微之陽自續即脉還手足轉溫則生若脉不還手足不溫陽絕則死

傷寒下利日十餘行脉反實者死

下利日十餘行裏氣虛而下陷脉當微細反見脉實迺邪盛正脫故死

差後勞復

大病差後勞復者、枳實梔子豉湯主之、若有宿食者、加大黃如博棊子大五六枚、

此邪隱太陽胸膈也、勞復卽病愈之後起居作勞、擾動三陽經絡餘邪內伏而發、亦如傷寒初感頭痛發熱、然非外來之邪、迺蓄積餘邪隱伏經絡、因勞而發、故用清漿水空煮、後投梔豉、迺取純熟不欲湧吐、卽欲微汗散邪、枳實以下胃中濁氣、如有宿食、當加大黃、微利上下兩解之法也、

枳實梔子豉湯

枳實三枚炙　梔子十四枚　豉一升

右三味以清漿水七升空煮取四升內枳實梔子煑取二升下豉更煑五六沸去滓分溫再服覆令微似汗

傷寒差已後更發熱者小柴胡湯主之脉浮者以汗解之脉沉實者以下解之

此辨少陽陽明勞復也上條餘邪隱伏太陽胸膈之間故用梔豉發汗此發熱者邪伏少陽又當脉別若浮者邪機外向故以小柴胡湯微汗而解脉沉者迺少陽而兼陽明餘邪在裏故用下解卽大

柴胡之類也」葢差後勞復有三陽三陰隱伏而發此二條不過提太陽少陽脉證而發者欲人比類而驗證也

大病差後從腰已下有水氣者牡蠣澤瀉散主之

此餘邪壅腎致水也但真陽虛而不能攝水脾腎虛寒風寒襲腎而成水腫者廼為陰水當以補陽溫散如金匱麻黃附子湯之類」此因大病差後餘邪未清腎虛氣滯胃邪挾濕下流於腎壅閉胃關水氣泛濫則腰以下腫是為陽水故以澤瀉散之牡蠣鹹寒收陰牡水之正以澤瀉商陸峻逐浮水

下行、海藻葶藶宣通氣血二分之壅、括蔞根蜀漆、以清濕壅氣、分痰熱之標、是非眞陽衰憊、所以用此峻逐耳、

牡蠣澤瀉散

牡蠣熬　澤瀉　蜀漆洗去腥　商陸根熬

葶藶　括蔞根　海藻洗去鹹各等分

右七味、異搗下篩爲散、更入臼中治之、白飲和服方寸匕、小便利、止後服、

大病差後、喜唾、久不了了者、胃上有寒、當以圓藥溫之、宜理中圓、

此寒傷營餘邪在胃也差後喜唾因汗下而傷胃中之陽微寒畱滯上脘甚者卽爲胃反微者津液凝成則爲喜唾故不了了所以參朮甘草益胃和中乾薑以溫胸膈胃脘之氣驅散餘邪斯因中州陽氣不理故名理中耳

理中圓

人參　甘草炙　白朮　乾薑各三兩

右四味搗篩爲末蜜和丸如雞子黃大以沸湯數合和一丸研碎溫服之日三夜二服腹中未熱益至三四丸然不及湯湯法以四物依兩數切用水

八升煮取三升去滓温服一升日三服若臍上築者腎氣動也去朮加桂四兩吐多者去朮加生薑三兩下多者還用朮悸者加茯苓二兩渴欲飲水者加朮一兩半腹中痛者加人參一兩半寒者加乾薑一兩半腹滿者去朮加附子一枚服湯後如食頃飲熱粥一升許微自汗勿發揭衣被

傷寒解後虛羸少氣氣逆欲吐者竹葉石膏湯主之

此風傷衛餘邪積胃也風熱畱積胸胃之間故病雖解而身體則虛羸少氣胃熱上逆則氣逆欲吐故用竹葉石膏能淸膽胃之熱半夏滌飲下逆而

和中氣、人參麥冬甘草粳米、養胃生津、而清肺金之氣、即白虎湯之變方也、

竹葉石膏湯

竹葉二把　石膏　半夏各一觔　人參三兩

甘草二兩炙　粳米半升　麥冬一升

右七味、以水一斗、煮取六升、去滓、內粳米、煮米熟湯成、去米、溫服一升、日三服、

病人脉已解、而日暮微煩、以病新差、人強與穀、脾胃氣尚弱、不能消穀、故令微煩、損穀則愈、

此病後邪去、正氣未復也、病脉俱解、津液氣血較

之平人不過衰弱而已、但病新差、脾胃氣弱、因衛氣日行於陽、夜行於陰、日暮陽衰、不運而强與穀食、脾不能消、氣鬱不舒、故令微煩、則當減損穀食、令其易消、不與氣阻、謂損穀則愈、

陰陽易病

傷寒、陰陽易之爲病、其人身體重、少氣、少腹裏急、或引陰中拘攣、熱上衝胸、頭重不能舉、眼中生花、膝脛拘急者、燒裩散主之、

傷寒解後、餘邪未清、隱伏精髓之中、內鬱爲熱、差後與不病之體交媾、男病傳不病之女、女病傳不

病之男爲陰陽易、如交易之義也、然交媾遺洩熱邪必從陰戶受之、邪氣阻抑足之三陰氣血不行、故身重少氣、邪犯肝腎、則少腹裏急而引陰中拘攣、若挾相火上攻陽分、則頭重不能舉、眼中生花、下流足之三陰經絡、則膝脛拘急、此因陰竅受邪、非似傷寒之邪、而從上受、故非汗吐下能除、又非薑桂附子辛熱所能驅病、然邪從陰竅而入於陰分氣血爲病、故用燒裩散、原係陰濁之物、同氣相求、引邪使從陰竅而出爲順、所謂小便得利、陰頭微腫、卽邪從陰竅出矣、

燒褌散

右取婦人中褌、近陰處、剪燒灰、以水和服方寸七、日三服、小便即利、陰頭微腫則愈、婦人病取男子褌襠燒灰、

張仲景傷寒六經辨證治法卷八終

自序

夫醫之爲道軒岐巳前無文可考惟仰觀天之六氣俯察地之五運正則爲發生邪則爲病生故以五運六氣爲民生疾病之本問答臟腑經絡諸病以成靈素之書張仲景繼闡風傷衛寒傷營爲傷寒論而括燥濕於寒傷營春夏温熱該於風傷衛乃以寒熱陰陽生成之理難容少間詎識後人心光無慧不能鑒察聖賢底蘊惟見彰著於方册者卽唱論效方從而和之隱而

未發者則置之不論矣余嘗以靈素金匱傷寒參讀而稽之六氣秖有傷寒傷濕傷暑而溫熱燥病永隱無傳嗚呼世之臨證者以春夏溫熱病皆作傷寒治之也間有論及溫熱者皆言冬傷於寒春必病溫之一端非關於六氣時令感冒之溫熱病未嘗不掩卷而歎三復輿思是皆未識長沙風傷衛而括溫熱之旨矣故余謹遵少陰少陽之經旨而撰方論二卷即仲景所謂大邪中表之證其小邪中裡諸病已經載於金

匱惟七情內傷未經悉具所以亦述二卷統附於末濙巽後之讀者以外感內傷合參其理即得全體大用故僭證爲醫學之綱統其書名曰醫徵云爾

昔

康熙癸酉中秋後五日檇李沈明宗秋湄氏重題於廣陵客舍

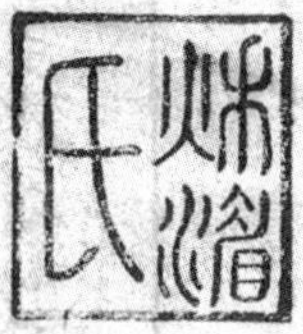

醫徵温熱病目錄

卷一

自利

譫語

懊憹

斑疹

發狂

心悸

戰慄

腹痛

小便不利或數

吐蚘

卷二

終

醫徵温熱病論卷一

檇李沈明宗目南甫著

辨正四時感冒總論

經云今夫熱病者皆傷寒之類也帝以春夏感
冒温熱而問故曰傷寒之類岐伯以秋冬感冒
凉寒而荅故謂人之傷於寒也葢熱病類於傷
寒而傷寒類乎熱病何也因春夏感冒風熱即
顯頭疼身熱故謂傷寒之類而冬月感受寒邪
亦見頭疼身熱故謂則爲病熱但標現似同寒

熱有異。二證角立。誠非一病也。迺聖人以溫熱寒涼互相問答。闡明寒熱二證。表裡虛實之理是同。非熱病卽傷寒。傷寒卽熱病。故謂傷寒之類。寒爲病熱矣。葢傷寒迺冬月太陽司令。氷凍嚴寒。觸冒寒邪。卽身熱惡寒。頭疼腰痛。脊强無汗。脉浮而緊。其邪傷於太陽營分。而本因受寒。故謂傷寒。若頭疼發熱。自汗惡風。脉浮而緩。迺風邪傷於太陽衞分。卽爲中風。若發熱惡寒。身疼頭痛。無汗脉緊。而煩躁者。迺風寒兩傷營衞。

此三證總爲傷寒。惟仲景推廣內經。立此三證爲綱。發明六經表裡陰陽寒熱虛實。脉證標本。傳變諸法。首立麻桂辛甘温熱發表解肌。汗吐下和温治法。一百一十三方。無不周備。正人之傷於寒也。則爲病熱之治矣。○若春月頭疼身熱。而惡風寒。不渴者。迺感風温之邪即病。則爲時氣温病。若在夏月。頭疼身熱。耳聾渾渾焞焞。或發斑疹。乃感時令熱邪即病。而爲熱病。即經謂今夫熱病者。皆傷寒之類也。若在長夏太陽病。關節疼痛而煩。脉沉而細。小便不利。大便反快。名爲濕病。若秋分已後。身熱微微頭疼。灑淅惡寒。即秋時感凉。謂之燥病。亦謂傷寒之類。今之俗醫。不明内經。仲景諸書。以三時感冒槩作傷寒。發表温裏。誤殺天下蒼生。詎不痛哉。殊不知三時感冒。皆入手經。不在足經受病。詳悉正論參考。

三四五六月。感冒君相火邪。爲温熱病論。

火者。六淫之一。但有君相之分。春分已後。君相主氣當權。或隨年司天在泉。客氣加臨。時令温暄。民感温風而病。故爲温熱病也。經云。寒氣時至。其病淋。目瞑目赤。氣鬱於上而熱。此由心包經絡在內。病亦在內也。或大邪中表。卽病頭疼身熱煩躁。瘾疹瘡瘍。唇乾口渴之證。其經應於心包經絡。左手脈洪而盛。若傳心包臟病。則心動譫語煩躁。喜笑不休。爲温病也。若夏至前後。少陽相火主氣。或值少陰少陽。客氣加臨。大邪中表。民病身熱頭疼。自汗斑疹。口渴。耳聾耳鳴。

渾渾焞焞。謂之熱病。內傳心包。則心煩躁亂。譫語煩渴。喜笑不休。心悸跳動。而爲熱病。其經應於手少陽經絡。右手脉盛。或傳手足他經。則當隨其所病之臟而治。乃受時令溫熱之邪爲病也。蓋經謂治病必求其本。必先歲氣。然有其時必有其氣。有其氣必有其病。有其病必有其經絡臟腑受邪。故曰乘春則肝先受之。乘夏則心先受之。乘季夏則脾先受之。乘秋則肺先受之。乘冬則腎先受之。廼指氣運。或時令之一經臟腑受邪爲病。是無移易。以故温熱爲病。是應心主包絡。三焦。而無疑議。當知春夏有感冒卽病之温熱病。非僅冬寒伏隱至春。而發之温熱病也。

春月厥陰司令感風。謂之時令風温論。

立春之後。風木司令。三陽開泰。氣發温暄。微温之風。人感卽病。謂之風温。邪入足少陽厥陰經絡臟腑。證顯惡風身熱頭疼。或往來寒熱。胸脇肋髀而痛。不能轉側。周身骨節疼痛。若小邪感內。證顯惡心嘔吐。胃脘當心而痛。自汗脉弦者。病在足少陽也。當以辛凉輕散。即小柴胡逍遥散之類。若無頭疼。但顯頭目眩暈。脇痛腰疼。不能俯仰。或胸中痛。胃脘當心而痛。饑不能食。鬲噎不通。午後惡寒發熱。嗌乾胸滿。嘔逆者。病在足厥陰。當用加味逍遥散。或香蘇散。散之內以甘寒和解。與冬月伏邪而發風溫不侔。俗醫不識其源。概以傷寒妄治。迺爲屠戮蒼生者矣。

春月感寒正論

夫正二月風木司令時當和煦應無寒邪可擬或值寒氣去而不去或太陽司天寒水客氣加臨時雖在春未值君相火令不可就爲温病風温當驗其證若見頭巔腦痛腰疼脊強惡寒發熱惡心無汗脉浮而緊乃太陽膀胱經絡受寒是爲傷寒當以小劑麻黄湯發表輕則羌活冲和湯主治而初春時令寒温風熱不一最難辨別故表出之

客氣加臨世謂非時感冒論

夫春溫風木。夏熱君相暑火。長夏濕土。秋凉燥金。冬。寒寒水。謂之六淫正氣。若感之而病。各隨其氣而命其名。已明於前。茲闡非處其時而有其氣之病也。蓋春應溫而反寒。夏應熱而反凉。秋應凉而反熱。冬應寒而反溫。卽風寒暑濕燥火之客氣流行。加臨于春夏秋冬六位主氣之上。故與時令有異。毋謂天時不正之氣。混亂經旨之常。卽如太陽寒水。加於盛夏則寒。迺爲感寒。君相加於隆冬則暖。而爲冬溫。但客氣爲病。

則沿街合巷長幼相似。迺天地流行之氣感人爲病。夫客氣加臨。猶若星家飛星。日月合朔進退出入之義也。然一歲之中。天氣必有虛實逆順。人氣亦然。故應之而發病者。非病主氣。卽病客氣。一定之理。而世未明內經天元紀大論第混謂非時感冒。概以傷寒施治。動輒錯矣。當取其風寒暑濕燥火。六淫之客氣。一邪而爲主治。然發表攻裏雖與汗吐下三法相似。但藥有寒熱温凉之異。俗謂瘟疫。更出不經。

兩感

經謂寒傷足之六經。經臟同病。而爲兩感。世咸知之。但人不知手之六經。亦有兩感。故創論之。而補前人之未備。即如相火時令發病。而顯身熱自汗。頭疼。目銳眥連耳後痛。耳鳴渾渾焞焞。肩臑背痛。乃手少陽三焦經絡表病。若見喉痺。臂肘攣急。腋腫。胸脇支滿。心中憺憺大動。面赤目黃。掌熱煩心。心痛。喜笑不休。皆屬厥陰包絡臟證。若始起即表裏同見一二證。即是兩感矣。

如厥論云。手心主少陰厥逆。心痛引喉。身熱死不治。然心痛引喉。乃厥陰臟病。而身熱。則三焦表病。豈非兩感之病乎。以此推之。則手六經之兩感。皆洞悉矣。若始見表證。而有舌胎。或口渴嘔吐。吐血。胸脇滿痛。自利膿血。咳喘氣急。廼內外兩發。胃涸之證。又非兩感矣。

附燥病論

天元紀大論云。天以六爲節。地以五爲制。蓋六乃風寒暑濕燥火爲節。五卽木火土金水爲制。

然天氣主外而一氣司六十日有奇地運主內而一運主七十二日有奇故五運六氣合行而終一歲乃天然不易之道也內經失去長夏傷於濕秋傷於燥所以燥證湮沒至今不明先哲雖有言之皆是內傷津血乾枯之證非謂外感清涼時氣之燥然燥病起於秋分以後小雪以前陽明燥金涼氣主令經云陽明之勝清發於中左胠脇痛溏泄內爲嗌塞外發癩疝大涼肅殺華英改容毛蟲乃殃胸中不便嗌塞而欬據

此經文燥令必有凉氣感人肝木受邪而爲燥也惟近代喻嘉言昂然表出可爲後世蒼生之幸奈以諸氣膹鬱諸痿喘嘔欬不止而出白血死者謂之燥病此乃傷於內者而言誠與外感燥證不相及也更自製清燥救肺湯皆以滋陰清凉之品施于火熱刑金肺氣受熱者宜之若治燥病則以凉投凉必反增病劇殊不知燥氣屬凉謂之次寒病與感寒同類經以寒淫所勝治以甘熱此但燥淫所勝平以苦温乃外用苦

溫辛溫解表與冬月寒令而用麻桂甘熱大汗不同其和中攻裡則一故不立方蓋內經六氣但分陰陽主治以風熱火三氣屬陽同治但藥有辛凉苦寒酸寒之異濕燥寒三氣屬陰同治藥有苦熱苦溫甘熱之不同仲景所以立傷寒溫病二論爲大綱也蓋性理大全謂燥屬次寒奈後賢悉謂屬熱大相徑庭夫如盛夏暑熱薰蒸則人身汗出濈濈肌肉潮潤而不燥也冬月寒凝肅殺而人身乾槁燥冽故深秋燥令氣行

人體肺金應之。肌膚亦燥。乃火令無權。故燥屬凉。前人謂熱。非矣。

附暑證當辨虛實治之

暑證自汗如雨。暴瀉如注。或身熱。或不熱。或惡寒手冷。毫毛聳慄。眩運欲死。或渴或不渴。六脉虛軟微弱。此屬氣虛傷暑。急宜清暑益氣湯主治。一二劑立愈。遲則氣脱而死也。有六脉洪數。或頭痛身熱如燎。頭眩噫氣。腹脹腹痛。惡心嘔吐。心煩氣悶。小便不利而赤。或咳嗽吐血自汗或無汗。皮膚猶如針刺而痛者。皆爲實證。當以黄連香薷飲。六一散。人參白虎湯。選而用之。凡暑病有汗者。宜補宜收。無汗者。宜瀉宜散。若當散者。祇宜香薷一味。爲散暑主藥。不可雜投他藥。散傷元氣。則難救治。故表出之。

附辨正温温毒温瘧風温温疫

夫辨證定名。必從靈素爲本。難經金匱傷寒。諸論爲標。始得名正理順。故素問有五運六氣。五運者。乃以春風夏火。長夏濕土。秋凉冬寒。迺屬地氣而不移者也。六氣者。春木爲風爲温。夏火爲熱。相火大熱爲暑。太陰脾土爲濕。陽明燥金爲凉。太陽寒水爲寒。此爲天氣流行不定。皆致感人爲病。所以先聖依此風火暑濕燥寒六氣。爲立病命名之本。故有温病。風温。熱病。暑病。濕温燥病。傷寒等證是也。葢温病。乃冬傷於寒。至春時温令發病。而命其名。其證有二。一因春氣温令。隨感隨發者。已詳首篇。有冬月獨受寒邪。隱伏骨髓之中。至春陽氣大發。隨其臟腑經絡虚處而發者。即難經謂温病之脉。行在諸經。不知何經之動。治當各隨其經。現證所在而取之。乃括温病之微旨畢矣。若受風邪。至春而發者。即名風温。誤發其汗。其變最巨。仲景謂身如灼熱。劇則驚癇瘈瘲。已明二卷。若受風寒二邪。兩傷營衛。伏隱骨髓。至春發病。更盛更虛。先熱後寒。而爲温瘧。内經彰著有據。不敢再贅一辭。柰叔和謬爲冬傷於寒。更感異氣。而爲温瘧風温。温毒。温疫。混作一團。辭理背謬。故予不得不辨正以便來學。叔和謂脉陰陽俱盛，重感於寒，變爲温瘧者。然脉陰陽俱盛，乃傷寒之正脉，重感於寒，則寒上加寒，寒邪過重，將欲立死之徵，豈反變爲温瘧之輕證者乎。況温瘧經謂風寒藏於骨髓之中，兩傷營衛，至春則陽氣大發，更盛更虚，先熱後寒所致，非重寒而變也。又謂陽脉浮滑，陰脉濡弱，更遇於風，變爲風温者。而陽脉浮滑，乃中風之脉，陰脉濡弱，原氣不充故也。然風已變而轉化爲熱，若更遇風，則風上加風，經謂逢風而如炙如火者。是人當肉爍是也。因何而反變風温。而不變熱耶。又謂陽脉洪數。陰脉實大。更遇温熱。變爲温毒者。而陽脉洪數。陰脉實大。乃表裡陰陽。邪實正虚。病證巳是瀕危。何必更待感温熱。而變温毒。此迺迂而不切矣。又謂陽脉濡弱。陰脉弦緊。更遇温氣。變爲温疫者。然陽脉濡弱。乃陽氣不足。陰脉弦緊。乃陰寒邪盛。救陽尚且不及。而遇温氣。則寒温相反。反變温疫。縱變則當病瘧。豈變温疫之理哉。葢疫乃時令之氣。沿街合巷。長幼男婦。俱見此證。六氣流行所致。皆爲疫病。豈有人人冬傷於寒。陽脉濡弱。陰脉弦緊。至春更遇温氣。而變爲温疫之理乎。是叔和不本内經之旨。畫蛇添足。以使後人。壎篪迭奏。從而和之。紛紜變亂。至今未有定論。則醫道愈遠而愈晦也。故余定春温感冒。即爲温病。感風則爲風温。夏火君相則爲熱病。長夏則爲濕温。秋燥冬寒。各有定名。若冬傷於寒。至春之温病風温。參看前後二卷。詳且畢矣。

[illegible]言溫病疫發昔前後已[illegible]詳且盡矣
[illegible]則為濕溫秋燥傷寒各有定論亦各傳變
為溫病風溫則為風溫夏火[illegible]
[illegible]
[illegible]
[illegible]
[illegible]
[illegible]
[illegible]

惡寒發熱

經云少陰所至爲惡寒戰慄邪感心包絡經經脉在裡熱收于內邪正相搏鬱遏經氣不達於外所以惡寒少項氣達于表卽身發熱但無頭疼而脉微洪廼爲臟病當以柴芎香豉湯煎服探吐以取微汗解表經謂火鬱發之之義也若始不惡寒但顯頭疼或眩暈而身熱自汗出者乃三焦手少陽經病脉當右手浮洪而盛宜以香豉散火湯煎服探吐微汗則解

柴芎香豉湯自製 治三四五月感冒。少陰時令。厥陰心包。而代心君爲病。不頭疼。但身熱。始起微惡寒無汗。或心中憒憒大動。煩躁斑疹等證。疏表之方。

柴胡三錢　生香附二錢　蘇葉有汗去之

豆豉各一錢　川芎　丹皮

防風　獨活各七分　甘草五分炙

右九味。以水二碗。大棗二枚。生薑三片。煎八分溫服。後以指探取吐。微汗出愈。若未吐而不愈服至三四劑自然奏効。

按心包經絡從手走胸入心包故以柴胡香附川芎獨活專入心包而散風熱之邪爲君。丹皮豆豉淸熱散邪爲臣蘇防開腠爲使。

香豉散火湯 自製 治手少陽相火司天或主客之氣夏至前後各一月感冒熱邪爲病身熱頭疼目鋭背連耳後痛或耳鳴耳聾渾渾焞焞自汗肩臑遍身皆痛時行斑疹一切散表之方

柴胡 三錢　防風　生香附 有汗去之

豆豉各一錢五分　地骨皮一錢五分　蒼朮一錢有汗去之

川芎七分　甘草炙五分

右八味。以水二碗。生薑三片。有汗不用煎八分。服藥後。以指探取吐。微汗爲度。如不差。連服三四劑。若汗多。加生黃芪。白芍。白朮。無汗加蘇葉。

頭痛

手少陽之脉。起於手小指次指之端。循臂上入缺盆。布膻中。散絡心包。下膈。偏屬三焦。其支從耳後入耳中。却出至目鋭眥。故邪入少陽。氣壅於上。則頭痛連耳後皆痛。甚則耳鳴。耳聾渾渾焞焞。宜香豉散火湯散邪。病解則止。

眩暈

經云。諸風掉眩。皆屬於肝。因手少陽風火。通于肝木。故身熱自汗。而眩暈也。宜以香豉散火湯。加天麻。若氣虚者。加黄芪治之。

咽痛

經云。少陽所至為喉痺。因風熱之邪。隨經上至咽喉。火氣搏結則痛。靈樞云。三焦是病。爲喉痺腫痛。當以香豉加桔梗。薄荷玄參。甚者。加山豆根。或邪傳少陰腎經。氣逆而痛者。則無熱煩渴。急以滋陰降火。地黃湯。合甘桔湯。或合解毒湯之類。

甘桔湯

甘草　桔梗

右二味水煎服

六味地黃湯

熟地黄四錢　山茱萸　山藥各二錢
牡丹皮　白茯苓　澤瀉各一錢
右水煎服
黄連解毒湯
黄連　黄芩　黄栢　山梔炒
右水煎服

惡風
邪入三焦。在於腠理肌表之間。則毫毛灑淅而惡風。宜以香豉散火湯。倍防風。探吐微汗解表。

蓋温熱之邪。即温熱之風爲病。故經謂風者。百病之始也。

煩躁

經云。少陽所至。爲驚躁瞀眛。但有陰陽之殊。而心熱則煩。腎熱則躁。邪入少陽。脉絡心包。故發煩躁。兼表證者。當以香豉散火湯。加減吐之表證解而煩躁者。宜以解毒湯。或表裏邪熾。三焦大熱煩躁。大渴者。香豉合解毒。或三黄石膏。白虎諸湯選用。煩甚。可加犀角。如熱邪傳腎。水虚火旺上冲。而煩躁者。急宜滋陰。以救腎水爲主。黄連阿膠湯。或黄連解毒。俱合六味地黄湯。加麥冬知栢之類。不似冬月風爲陽煩。寒爲陰躁。而用熱劑。治法逕庭。

白虎湯 加人參即名人參白虎湯

知母 粳米 石膏碎 甘草炙

右以水煮米熟湯成。温服一升。日三服。

三黄石膏湯 治熱病無汗而煩渴小便短少者

黄連 黄芩 黄栢 知母

山梔　石膏　麻黃　甘草

升麻　豆豉

右加薑葱水煎服

黃連阿膠湯

黃連四兩　阿膠三兩　芍藥二兩

黃芩一兩　雞子黃二枚

右五味。以水五升。先煮三物取二升。去滓內膠烊盡。小冷內雞子黃。攪令相得。温服七合。日三服。

自汗

未服表藥而汗自出者。爲表虛邪汗。靈樞曰。手少陽三焦是動。則自汗出。氣所生病也。葢氣者屬陽。陽主開洩。風火侵入。擾亂陰氣。故自汗出。卽陽强不固。陰氣乃絶之義。宜以香豉散火湯。加白朮白芍。急去其邪。甚者。加黃芪。若汗止而表不解。仍用香豉散火湯。探吐退表。活法在人。不可固執。凡治感冒。有汗要使無汗。無汗使其有汗。病卽易解。迺爲大法。不可失此。

舌胎

邪傳半表半裡。胸膈之間。即生白胎。傳裡則黄胎。芒刺乾燥。迺裡熱熾盛之極。隨證治之。若轉黑胎芒刺。或舌上無胎而赤紫乾光者。謂之將瘟舌。皆因水枯。不能上溉於舌。心包火盛。自焚而死之證。敖氏謂舌見紅赤。熱蓄於内也。不問何經。宜用透頂清神散。蓋溫熱病未易傳胃。而無舌胎者多。不可認爲邪未入裡。不用清凉解毒。以致焦頭爛額而死。若見黄白黑胎。不論日之多少。必兼濕土爲病故耳。

透頂清神散

猪牙皂角　細辛　白芷　當歸

右等分爲末。令病者先噙水一口。以藥少許吹鼻內。吐去水。取嚏爲度。未嚏再用藥吹入。凡瘟疫之家。不拘已未患者。皆宜吹之。

可吐

温熱之邪。感入手少陽經絡。則顯身熱頭疼。眩暈自汗。耳鳴耳聾。渾渾焞焞。甚者。躁急發斑。皆宜香豉散火湯。倍梔豉。熱飲以指探吐。使其微汗而解。春夏陽氣在上。因其高而越之。若吐後表證已除。邪在胸膈。心煩懊憹者。宜梔豉湯再吐。其病立愈。氣血虛者。不可吐也。

梔子豉湯

梔子十四枚　香豉一合

右水四升。先煮梔子。取二升半。去滓。內豉。更煮取一升半。分二服。溫進一服。得快吐者。止後服。

不可發汗

手少陽本證，身熱頭疼，自汗出，謂之表虛。是因火邪屬陽，善開腠理，故不可發汗。若誤汗，必有亾陽、津脱、脉代之變。然邪在表，須從表解，宜以香豉散火湯，去蒼蘇，加白朮、白芍、黄芪，實表散邪，使其微微自汗則解。或邪機内向，而無汗煩躁，口渴心悶，則宜辛凉透表，合解毒湯而兼滋陰，使邪從汗而解也。

不可下

熱病起於手經不得速傳足經四五日雖不大便而無所苦但口渴躁煩邪猶在膈慎不可下必欲表邪盡退邪傳陽明胃腑內實而顯腹痛滿悶氣逆口渴狂言譫語大便不通身發潮熱手足腋下汗出諸證則用大柴胡或三承氣選用嘗治熱病表邪巳退煩躁口渴大便不通用黃連解毒湯一二劑即自汗出而大便解矣要知邪熱在上裡氣不和故不大便仲景謂冬月風傷衛陽明胃實汗出譫語者以其燥屎在胃

中。此爲風也。過經乃可下之。下之若蚤。語言必亂。何況熱邪在上。陰衰之候。詎敢下蚤乎。

大柴胡湯

柴胡　黄芩　枳實　芍藥

生薑　半夏　大棗去核　大黄生用或酒洗

右水一斗二升。煮取六升。去滓。再煎三升。温服一升。日三服。

可下

表邪退而邪傳陽明。胃實。腹滿。大便不通。舌胎口渴。譫妄。潮熱。汗多者。乃可下之。只宜大柴胡合解毒湯之類。三承氣。自當臨證斟酌選用。凡治溫熱病而有下證。當以傷寒陽明篇。參酌下之。則無悞也。

小承氣湯

大黃　厚朴　枳實

右水煎服

大承氣湯

大黃　厚朴　枳實　芒硝

右水煎服

調胃承氣湯

大黃　甘草　芒硝

右水煎服

寒熱往來

往來寒熱者，手經不似足經顯而易見，惟顯忽熱，忽不熱，即是往來寒熱之證。王太僕云：熱動復止，倏忽往來，時動時止之義也。當以香豉散火湯倍柴芎治之。然俗見不明，見往來寒熱，有云傷寒變瘧者，或云似瘧非瘧者，不辨何邪入於何經爲病，妄投湯藥，一概訛言，真堪笑破口頰。

口燥舌乾

口燥舌乾者，邪傳胃中，若自汗譫語潮熱等證，津液枯竭，不能上供口舌，當以白虎加人參湯主之。或邪傳腎經，欲寐而無表熱，乃腎水枯竭，不能上供口舌，當以黃連解毒合六味湯，加知栢麥冬花粉之類。或舌生芒刺，大便不通者，當

以大柴胡或承氣之類或汗後口舌乾燥急宜滋養津液爲主若兼瘀血吐血衂血者宜以犀角地黃湯主之

犀角地黃湯

犀角鎊　生地黃　白芍藥　牡丹皮

右水煎去滓入犀角末服之

吐血

火邪入裏內合心包擾亂血分血熱妄行故吐血也治宜犀角地黃湯或黃連解毒主之若見

表邪。必當兼散其表。倍用滋陰凉血。或素有陰虛失血。重感火邪而吐血者。宜以滋陰抑陽爲主。犀角黃連次之。或飲童便爲良。經謂熱病汗不出嘔下血者。死證也。

衄血

少陰所至爲衄衊。邪火傳於肺經。或入陽明。故見衄血。經云。火淫所勝。肺金受邪是也。然溫熱病六七日見衄者。邪從衄出。病欲解矣。若不解者。邇熱邪熾盛。即宜犀角地黃湯。加薄荷山梔麥冬花粉之類。但吐衄後身涼脈小者愈。反大熱脈躁急者死。汗不出者。亦死。

嘔吐

少陽本證爲噫嘔。火邪挾木傳入肺胃氣逆。所以作嘔。乃木火逼氣故也。或挾停痰積飲。亦致嘔吐。皆以香豉湯。加半夏黃連竹茹治之。若表邪已退。宜用二陳湯。加芩連竹茹。虛者六君子湯主之。

二陳湯

陳皮去白 半夏 茯苓 甘草
右加生薑水煎溫服。

六君子湯

人參 白术土炒 茯苓
甘草炙 半夏 陳皮
右加生薑大棗水煎服。

呃

呃者。經謂之噦。延邪傳於胃。而挾積痰壅遏。邪氣上逆於肺。肺不受邪。反還於胃。胃肺二氣搏擊。則爲呃逆。或下焦虛火。上行冲肺亦呃。或表邪未退。驟服寒凉。寒熱抑鬱胃氣。上逆於肺亦呃。或胃中瘀血亦呃。凡見發呃者。病近危證。經云病深者。其聲噦。若胃實而無表證者。當以三承氣選用。大便不鞕。甘草瀉心湯主之。若表邪未退而呃者。當以和中散表。若胃虛者。當用理中湯。虛甚者。加人參。服後脉仍沉細濇弱。手足厥逆者死。若瘀血所致。犀角地黃湯主之。

甘草瀉心湯

甘草四兩炙　黃連一兩　半夏半升

乾薑　黃芩各三兩　大棗十二枚

右六味。以水一斗。煮取六升。去滓再煎。取三升。溫服一升。日三服。

理中湯

人參　白朮　甘草炙　乾薑

右水煎服

胸脇滿

外邪傳入胸中。而與內痰相合。壅塞氣道。則作胸滿非結胸也。但表邪入裡。先入於胸。次入於脇。而後入胃。故先胸滿。或帶表邪。宜香豉湯加枳桔探吐。表微者。宜瓜蒂散吐之。若脇滿。迺屬足少陽。當以小柴胡合小陷胸治之。若汗下後而胸脇滿者。宜以開結散逆為主。

瓜蒂散

瓜蒂 炒黃　赤小豆

右為細末。取一錢。用豉一合。湯七合。煮作稀糜。去滓。取汁和散頓服之。不吐。少少加之。得吐乃止。諸亾血虛家。不可與服。

小柴胡湯

柴胡　黄芩　半夏　人參

甘草　生薑　大棗

右以水一斗二升。煮取六升。去滓。再煎取三升。温服一升。日三服。

小陷胸湯

半夏　黄連　括蔞實

右水六升。先煮括蔞取三升。去滓。内諸藥。煮取二升。分温二服。

自利

外邪傳入於胃。逼迫水穀下奔。則作自利。經云。暴注下迫。皆屬於熱。少陽所至。爲暴注也。若表邪未解。當以香豉湯去豉合五苓天水散。散表止利。輕者只宜香豉去豉湯散邪爲主。或太少陽明三陽合病下利。當參傷寒論黃芩湯白虎湯主治。

天水散

滑石六兩　甘草一兩

右爲末。每服五錢新汲水調服。

五苓散

猪苓　茯苓　澤瀉　白朮　肉桂

右五味爲末。以白飲和服方寸匕。日三服。多飲煖水。汗出愈。

黄芩湯

黄芩三兩　甘草炙

芍藥各二兩　大棗十二枚劈

右四味。以水一斗。煮取三升。去滓。温服一升。日再夜一。

譫語

少陰所至爲譫妄。若在傷寒。爲陽明内實。而温熱病。乃熱邪直傳心與包絡。則煩心譫語。喜笑不休。即難經謂。邪入於心。而爲譫言妄語之義。只宜凉膈散去硝黄。加犀角黄連治之。若大便不通。少用玄明粉潤下。或表邪已退未退之間。宜香豉湯加生地黄犀角之類。俗醫不識。一見

譫語遂作胃實以承氣下之禍不旋踵醫殺之耳

涼膈散

連翹　薄荷　山梔

大黃　芒硝　甘草

右水煎服

懊憹

微邪鬱於胸中欲傳不傳擾亂胸膈心神不安鬱悶極而爲懊憹若表邪未解當以香豉湯倍

梔豉吐之或汗吐下後表邪已解邪入胸中室
痛而懊憹者僅用梔豉湯吐之因其高而越之
也

斑疹

經云少陰所至爲瘍疹身熱故疹屬少陰隱於
皮膚之內少陽所至嚏嘔瘡瘍故斑屬少陽發
於皮膚之上卽時令風火傳於肺胃發於肌肉
皮膚而爲斑疹小兒痳痘亦屬二火所致金匱
謂風强則爲癮疹木火通氣故厥陰風木令旺

亦發斑疹也。若風火時令感冒，頭疼身熱足冷，嘔逆喘嗽，胸煩滿悶，躁熱臥起不安，耳鳴耳聾，渾渾焞焞，昏昧鼻乾，呻吟者，廼風熱內鬱發斑之候，此時令所致者輕，非傷寒陽毒發斑之比。若邪熱勢甚，發熱一二日即出，六七日乃退。其勢緩者，四五日方出，一二日即退。有隨出隨退，有發過一身而又發一身者，有稀疎幾點者，有稠密如麩者。須看斑色，鮮紅者吉，紫赤者險，淡白者危，黑色者死。然治發斑，先以升麻葛根湯

透之。俟斑透。即用消毒犀角飲。或黃連解毒湯
退斑。若元氣虛者。當扶元氣。而兼化斑。愼勿發
汗。汗即斑爛。或使微汗。則斑隨汗散。又不可下。
下則斑毒內陷。證反變劇。若大便燥結。以玄明
粉潤之。或蜜導。猪膽汁。皆可為之。

升麻葛根湯

升麻　乾葛　芍藥　甘草

右水煎服

消毒犀角飲

犀角　牛蒡子　荊芥　防風
甘草　桔梗　薄荷
右水煎服

發狂

熱邪傳胃。胃實邪冲於心。心君不安。故發狂也。陽明篇云。病甚則棄衣而走。登高而歌。妄言罵詈。不避親疎。勢不可遏。須察陽狂陰躁。治則不誤。若始病頭疼身熱而後發狂。脉必洪大有力。目赤脣焦。舌乾口燥。大渴飲水。大便不通。小便黃赤以承氣下之勢輕者加減三黃石膏湯下之無汗而狂者六神通解散主之此傷寒熱邪傳至足陽明胃實謂之正狂也蓋温熱病發狂乃手少陽熱邪傳入心包臟病似狂非狂僅顯狂言譫妄躁亂不寧或喜笑不休經謂心風之狀焦絕善怒嚇是也須察緩急治之勢緩而帶表者宜以柴芎香豉湯探吐則解或合黃連解毒湯或加生地麥冬犀角之類急者以牛黃清心丸或黃連解毒湯加犀角麥冬生地之類此

由手經之邪。居於心包膈上。非足陽明胃實。而用大下也。誤下。則傷胃氣。漸至神昏不語。劇者致死。或有瘀血發狂。當以犀角地黃。或桃仁承氣下之。若邪傳陽明胃實。則當三承氣選用。

六神通解散

麻黃　甘草　黃芩　石膏　滑石

蒼朮　川芎　羌活　細辛

右加薑三片。葱一莖。豆豉一撮。水煎服。

牛黃清心丸　即牛黃丸

桃仁承氣湯

桃仁　桂心　芒硝　甘草　大黄

右水二碗。煎一碗。去滓。内硝沸温服。

心悸

靈樞云。手厥陰是動。則心中憺憺大動。包絡邪盛。故築築大動。恍惚不安而悸也。輕者以涼膈散。加生地玄参丹参之類。以猪心血爲引。或火邪初入心包。心悸而煩躁。表邪未散者。當以柴芎香豉湯。去防風白朮。加生地麥冬。丹参玄参治之。若喜笑不休而動悸者。當以牛黃清心丸。或黃連解毒湯。加犀角治之。或水停心下而悸者。以五苓散治之。或氣虛而悸者。則心不煩亂。口不作渴。當以歸脾湯。加硃砂。實其浮氣之逆

歸脾湯

人參　白朮　茯苓　龍眼肉

酸棗仁　遠志　當歸　木香

甘草　黃芪

右水煎服

戰慄

少陰所至。爲惡寒戰慄。風熱之邪。感入心包。熱收于內。邪正相搏而致也。當以柴芎香豉湯散表爲主。或一候。一六。一七。正氣來復。邪正相爭。送邪外出。則身首皆動。故爲發戰。脉必浮起。不可服藥。但用薑湯。或清粥湯。稍助胃氣。則汗由而解也。慄則鼓頷而禁。乃元陽虛。薄汗吐下後。擾虛陽氣。不能送邪還表。邪正兩虛之候。急以十全大補湯。若不止者。乃爲敗證。必死。

十全大補湯

人參　茯苓　白术　甘草

當歸　熟地黄　白芍　川芎

肉桂　黄芪

右水煎服

腹痛

熱邪傳入大小腸間。邪正相搏。氣不疎通。故作腹痛。當隨見證治之。或黄芩湯加枳朴木香。若帶表邪。香豉湯加木香枳實和之。或邪結宿食燥屎者。臨證斟酌。當以承氣下之。若自利痛甚者死。

小便不利或數

熱邪傳於下焦。熱鬱不散。三焦氣逆。不能決瀆故小便不利。宜以益元。五苓散。而治其實熱。若舌胎黑刺。不大便。而小便不利。迺腎水津液皆竭。急宜大劑六味湯。加麥冬知母。滋陰養水。十中或救一二。若飲水過多。氣逆嘔吐。小便不利。五苓散主之。若肺熱不利者宜黃連解毒湯。加麥冬知母主之。夫小便數者。熱邪傳裡。氣化爲熱。其機下迫。但宜黃連解毒。兼滋其陰。內加滲利之藥。清利其熱。則不數矣。

吐蚘

胃氣素弱。熱邪乘入。擾亂胃氣。不安則蚘隨風熱上湧而吐也。當以理中安蚘湯。加麥冬烏梅。黃連黃柏。先安其蚘。然後治其他病。不似冬月傷寒。胃寒吐蚘。而用大熱之劑。若四肢厥逆。脉沉遲細而吐蚘。急用薑附理中。若厥脉不回必死。

理中安蚘湯

人參　白朮　乾薑

茯苓　烏梅　花椒

右薑水煎服

驚惕脉代

少陰所至爲驚。微邪傳于三焦包絡。邪正兩虛則驚惕脉代。宜以柴芎香豉湯加丹參人參生地茯神。硃砂犀角黃連之類。若汗下後。氣血兩虛者。當以炙甘草湯主之。然溫熱病中。此證最多。當知驚惕脉代者爲虛。不代者爲實。脉代能食者愈。不能食者死。此余獨得之秘。驗過數百餘人。故表出之

炙甘草湯 一名復脉湯

甘草炙　生薑　桂枝　人參

生地黄　阿膠　麥冬　麻子仁

大棗

右九味。以清酒七升。水八升。先煮八味取三

升。去滓。內膠烊盡。温服一升。日三服。

遺溺

火邪逼廹神識不清。膀胱氣虛而熱。故致遺溺。宜以六味地黃湯主之。或肝經風熱者。宜小柴胡加山梔。若脉細無神。乃爲脾肺氣虛。當補肺氣爲主。或三陽合病。遺尿者。人參白虎湯主之。若狂言直視遺尿。乃腎絕死證也。

附大頭傷風

人感天行風濕。即主客合病也。或濕熱。或風濕爲病故頭浮腫謂之大頭傷風腫於鼻額面目掀赤者是屬陽明故壯熱口渴舌燥氣喘咽喉腫痛脉來數大有力當以普濟消毒飲散之若內熱甚者通聖消毒飲而微利之若發於耳之前後上下頭角紅腫者乃屬少陽或往來寒熱口苦咽乾目疼脇滿宜以小柴胡加花粉荆防連翹芩連之類若發於頭項連於巔頂者乃屬太陽當以荆防敗毒散主之若三陽受邪合併頭面前後耳鼻頭大如甕者宜以普濟消毒飲

治之。外敷清凉救苦散。凡治大頭傷風。不可峻攻。攻則邪氣不去。反傷其正。治宜散邪退熱消毒爲主。後以大黄玄明粉疏通便結。此爲良法。然元氣虚者。兼養正氣。勿以一例治之。法貴圓融。不能盡述。

普濟消毒飲

柴胡　黄連　黄芩　玄參

甘草　桔梗　連翹　鼠粘子

升麻　白芷　殭蠶　馬屁勃

板藍根如無用大青或青黛

右水煎服

通聖消毒飲

荆芥　防風　連翹　白芷　甘草

川芎　當歸　薄荷　黄芩　山梔

滑石　桔梗　石膏　芒硝　大黄

麻黄　牛旁子

右水煎服

荆防敗毒散

羌活　獨活　柴胡　前胡　人參
茯苓　川芎　桔梗　甘草　荆芥
防風　薄荷　牛蒡子
右水煎服

醫徵温熱病論卷一終

[illegible] 卷二

[illegible]

[illegible]

[illegible] 人參

醫徵温熱病論卷二

檇李沈明宗目南甫著

冬傷於寒春必病温正論

夫冬寒傷於營分。即病謂之傷寒。感而不發。匿于骨髓之中。至春温令。陽氣上升。邪從內發而病者。謂之温病。仲景謂太陽病。發熱而渴。不惡寒爲温病是也。因邪內發。故始病。先作口渴。舌胎乾燥。心煩。小便黃赤。外顯身熱而不惡寒。邪從內出。隨人臟腑經絡虛處發病。故扁鵲云。温病之脉。行在諸經。不知何經而動。各隨其經所在而取之。或發於三陽。即頭疼身熱。發于三陰。則無頭疼。不似時令感冒。從外至內。必有頭疼惡寒發熱也。然冬寒必從足少陰。或太陽受之。所以隱伏骨髓之中。或肓募空隙之處。鬱久蘊熱。暗耗眞陰。腎水先虧。至春發出。其病最重。百中難救六七。但伏邪發病者少。時行感冒者多。然伏邪內發。先見舌胎乾燥而渴。若外又頭疼發熱惡寒者。廼兼感時令之氣。內外合發。與兩感相似。冣危之候。但兩感邪從外入。而合發則內外兩邪。相合爲病也。葢治伏邪而發温病。風温當用辛凉微汗透表。兼以養陰。顧其津液。清熱調胃。便實者。僅宜疎利。不可大下。恐傷陰氣。致變壞證。當與下條風温叅治。

冬傷於風至春而發爲風温正論

風者。百病之長。四時皆能傷人致病。若冬月感風。卽病者。謂之風傷衛證。若不卽病。伏匿至春。温令而發者。謂之風温。然大綱皆名温病。但有寒傷營風傷衛之異。千古無人識出此義。所以仲景謂太陽病。發熱而渴不惡寒。爲溫病。若發汗已身灼熱者。廼伏風而發。名曰風溫。蓋提明太陽病。發熱而渴。不惡寒是同。但脉陰陽俱浮。自汗出。身重多眠。睡息必鼾。語言難出爲異耳。因風邪在衛。故不可發汗。若誤汗之。則擾傷陽氣。正虛邪實不去。邪反猖獗。故身如灼熱。下傷腎陰。故顯直視。小便不利而失溲。然小便既不利而又失溲。何也。因下傷陰氣。關門失職。而正欲小便反不能便不欲小便。而溺反滴瀝。此皆腎水枯竭。三焦決瀆失偶之徵也。以火熏之。則兩熱相合。陽熱鬱蒸。故發身黃。劇則經絡筋脉無養故抽搐瘈瘲。而如驚癇。廼指風温誤治之變也。然治温病風温。當推難經温病之脉。行在諸經。不知何經而動。各隨其經所在取之而爲治法。夫邪之所湊。其氣必虛。而伏邪始發。乃隨臟腑虛處而發。不能預定。必審邪發何經。則隨何經而治。如發太陽。當以麻杏甘草石膏湯之類。少陽當以小柴胡之類。陽明當以人參白虎之類。少陰則當黃連阿膠湯。猪膚湯之類。厥陰則當四逆散。黃芩湯之類。太陰則當桂枝加芍藥湯之類。故治温病風温。當推倣傷寒表裏之法用藥。所以仲景不出方。卽各當隨其所得而攻之也。

太陽病。發熱而渴。不惡寒者。爲温病。若發汗已。身灼熱者。名曰風温。風温爲病。脉陰陽俱浮。自汗出。身重多眠。睡息必鼾。語言難出。若被下者。

小便不利。直視失溲。若被火者。微發色黃。劇則如驚癇。時瘈瘲。若火熏之。一逆尚引日。再逆促命期。原文

温熱病經旨

經云。有病温者。汗出輒復熱。而脉躁疾。不爲汗衰。狂言不能食。病名爲何。曰。病名陰陽交。交者死也。

夫病外感。而見汗出。則當隨汗而解。此汗出復熱。反致狂言不食。脉更躁疾。乃邪盛正虚

之徵。故病不衰。蓋溫病由冬不藏精。邪伏於腎。至春內發於外。臟邪傳腑。腑臟陰陽營衛。交合爲病。故爲陰陽交。迺陰陽營衛。邪氣交結不分之義也。然欲治其營兼衛。固其外。欲治其衛兼。邪滯於營。陰陽營衛。交鬱猖獗。必致邪正俱敗。所以陰陽交者。死。猶兩感相似。但兩感迺邪從外入。表裡雙傳。而此邪從內出。或太陽與厥陰。相合爲病。或少陰與少陽相傳。故爲陰陽交。此皆出于靈素。當與後條榮未交之旨。合參則明矣。

人所以汗出者。皆生于穀。穀生於精。今邪氣交爭於骨肉。而得汗者。是邪却而精勝也。精勝則當能食。而不復熱。復熱者。邪氣也。汗者。精氣也。今汗出而輒復熱者。是邪勝也。不能食者。精無俾也。病而留者。其壽可立而傾也。且夫熱論曰。汗出而脉尚躁盛者死。今脉不與汗相應。此不勝其病也。其死明矣。狂言者。是失志。失志者死。今見三死。不見一生。雖愈必死也。

飲入於胃。化生精津血液。而爲汗。今邪正交爭而得汗。廼精盛邪衰之徵。應當病解能食而輙復熱者。仍是邪盛於中。擾出津液爲汗。則胃氣已衰。故不能食。而復熱。乃精無俾也病留不去。人之壽命。可以立傾也。見汗出復熱。而脉尙躁疾。廼正虛邪實之徵也。不食者胃絶之徵也。狂言者。腎絶之徵也。見此三者。病雖小愈。必死無生矣。

有病身熱。汗出煩滿。煩滿不爲汗解。此爲何病。

曰汗出而身熱者風也汗出而煩滿不解者厥也病名曰風厥巨陽主氣故先受邪少陰與之爲表裏也得熱則上從之從之則厥也曰治之奈何曰表裏刺之飲之服湯

此指冬月風傷衞氣潛伏于內至春重感熱邪而爲合病也夫身熱汗出表之風也煩滿者內氣厥也舊邪伏於少陰外邪擾引發病故使汗出而邪不出所以煩滿而病不解舊邪發動迺因始入膀胱故謂巨陽主氣而先

醫衡溫熱論　卷二　六

受邪。外邪引動腎氣上逆。則煩滿。廼少陰與太陽爲表裏故耳。但身熱汗出爲表。煩滿而厥爲裏。內外合見。所以表裏刺之。以瀉表裏之邪。飲之服湯。和其裏也。然冬月伏邪在內。抑鬱熱蒸。腎水先枯。招邪入內則逆。故得熱則上從之。所以厥而煩滿也。

肝熱病者。小便先黃。腹痛。多臥。身熱。

以下皆明冬月伏邪。至春發病也。邪伏於裡。熱從內發。則小便先黃。脉抵少腹。故腹痛。經行腹脇之裡。氣鬱於內。故多臥。肝主筋。筋熱則身熱矣。

熱爭則狂言。及驚。脇滿痛。手足躁。不得安臥。

肝病爲本。心胃爲標也。熱入於臟。則邪正相勝爲爭。肝勝於心。故狂言而驚。心病主狂。肝病主驚駭也。肝脈布脇肋。故脇爲滿痛。熱極則生風。淫於四末。故手足躁擾。木邪乘胃。胃不和。則臥不安。

庚辛甚。甲乙大汗。氣逆則庚辛死。

庚辛屬金。肝所畏也。故甚而死。甲乙屬木。肝所王而正氣復也。故汗而愈。尅王餘臟倣此。

其逆則頭痛員員。脉引衝頭也。

肝脉與督脉會於巔。故氣逆於上。則頭痛員員。脉引衝頭也。員員無定貌。前謂氣逆則庚辛死也。餘皆倣此。

心熱病者。先不樂。數日乃熱。

邪伏骨髓。或盲募空隙之處。而發於心。虛受邪。然入心。必先入經爲始。而心者。神明之所出邪氣漸入神漸不安故先有不樂之兆數日迺臨臟則熱也蓋上下諸條皆冬月伏邪至春而發謂之温熱病餘皆倣此。

熱爭則卒心痛煩悶善嘔頭痛面赤無汗。

熱與心氣分爭故卒然心痛而煩悶心火上炎故善嘔頭者精明之府手少陰之脉上出於面故頭痛面赤汗爲心液心熱則液亾故無汗。

脾熱病者先頭重頰痛煩心顏青欲嘔身熱。

脾胃相爲表裏脾病氣必滯。滿。則胃陽不布
也。陽明胃脉循頰車上耳前至額顱。故先頭。
重頰痛。脾脉注心中。故煩心。脾病。則肝木乘
之。故顏上色青。脾胃受邪。則飲食不納。故欲
嘔。太陰陽明主肌肉。因邪盛則身熱。
熱爭。則腰痛。不可用俛仰。腹滿泄。兩頷痛。
腰者。腎之府。熱爭於脾。則土邪乘腎。必注於
腰。故爲腰痛。不可俛仰。太陰之脉。入腹屬脾
絡胃。故腹滿而泄。陽明脉循頤後下廉。出大

迎。故兩頷痛。

肺熱病者。先淅然厥。起毫毛。惡風寒。舌上黃。身熱

肺主皮毛。熱則惡寒。故先淅然。氣不外達。故厥而惡風寒。起毫毛也。肺脈起於中焦。循胃口。肺熱入胃。則胃熱上升。故舌上黃。而身熱。

熱爭。則喘欬痛走胸膺背。不得太息。頭痛不堪。汗出而寒。

熱爭於肺。其變動則爲喘爲欬。肺者。胸中之

臟。背者。胸中之府。故痛走胸膺。及背。氣滯則不得太息也。喘逆在肺。氣不下行。則三陽俱壅於上。故頭痛不甚。熱邪在肺。則皮毛不斂故汗出而寒。

腎熱病者。先腰痛。胻痠。苦渴數飲。身熱。

足少陰之絡。貫腰脊。故先腰痛。其脉循內踝之後。以上腨內。故爲胻痠。又其直者。循喉嚨挾舌本。邪火耗傷腎水。故苦渴數飲。腎與膀胱爲表裏。太陽之脉。從巔下背。抵腰走足。而腎病。則膀胱氣逆。故爲身熱。

熱爭。則項痛而强胻寒且痠。足下熱。不欲言。

熱爭機向於外。氣應於表。則滯太陽經氣。故項痛而强。熱爭機向于裏。則鬱少陰經氣。少陰之脉。斜走足心。上腨内。故爲胻寒且痠。足下熱。邪伏於下。故不欲言。

其逆。則項痛。員員。澹澹然。

員員義見前。澹澹精神短少貌。陰虛無氣之候也。

諸汗者。至其所勝日汗出也。

氣王之日。卽所勝也。王則勝邪。故汗出而病愈。

肝熱病者。左頰先赤。○心熱病者。顏先赤。○脾熱病者。鼻先赤。○肺熱病者。右頰先赤。○腎熱病者。頤先赤。

此言面部五臟之色也。木應東方。故熱先應左頰。心應南方。故顏先赤。脾應中央。故鼻先赤。肺應西方。故右頰先赤。腎水應北。故兩頤先赤。

病雖未發見赤色者。刺之。名曰治未病。

經謂冬傷於寒。春必病温。邪自冬月伏藏。內發於外。雖未見病。而赤色之標。已先見於五部。則爲識病之先兆。急當求其臟。而預治之。所謂治未病也。

熱病先胸脇痛。手足躁。刺足少陽。補足太陰。

足少陽病從外來者。始必寒熱。而熱病邪從內發於足少陽。故先胸脇痛。脾主四肢。而甲木乘之則風淫末疾。故手足躁擾。木强土弱。
所以當瀉足少陽之實。補足太陰之虛。
熱病始手臂痛者。刺手陽明太陰而汗出止
手臂外前廉屬手陽明。內前廉屬太陰。而始
起手臂痛者。當辨在外。刺陽明。在內。刺太陰。
此謂刺手陽明太陰。乃省文也。餘倣此。王氏
曰。手臂痛列缺主之。列缺者。手太陰之絡也。
欲汗出。商陽出之。商陽者。手陽明之井也
熱病。始於頭首者。刺項太陽。而汗出止。

此太陽膀胱。受病於經也。王氏曰。天柱主之。

熱病始於足脛者。刺足陽明而汗出止。

按寒熱病篇曰。足陽明可汗出。當是內庭陷谷二穴。

熱病先身重。骨痛。耳聾。好瞑。刺足少陰。

腎主骨。在竅爲耳。熱邪居之。故爲身重骨痛。耳聾。熱傷真陰。則志氣昏倦。邪正內鬱。故好瞑。仲景曰。少陰之爲病。但欲寐。義與此同。刺足少陰者。王氏曰。據經無正主穴。當補瀉井榮耳。

熱病。先眩冒而熱胸脇滿。刺足少陰少陽。邪伏於腎。病發則傳出少陽膽主骨。所生病。而腎主骨。故傳少陽合病也。頭腦運轉爲眩。腦者。骨之充也。眼目蒙昧。曰冒。瞳子者。骨之精也。皆主於腎。又足少陽之脉。起目內眥循脇裡。故爲此證。當取足少陰少陽而刺之。王氏曰。亦并榮也。

太陽之脉色榮顴骨。熱病也。

此下言脈色死期也。榮發見也。太陽之脈。起於目內眥。太陽之經下結於頄。故太陽熱病者。赤色當榮於顴骨。

榮未交曰。今且得汗。待時而巳。

榮。卽營字。古所通用也。榮未交者。謂未與厥陰脉證爭見。邪猶在衞。未交於榮。其氣不深故曰。今且得汗。可待時而巳也。如肝待甲乙心待丙丁。脾待戊巳。肺待庚辛。腎待壬癸。病必巳矣。蓋營未交。有所未明。故再陳之。若外

感一邪惟在衞分不爲交若入營分而半留衞分營衞俱病則爲交矣即前陰陽交同義也若風寒兩傷營衞又不如是矣

與厥陰脉爭見者死期不過三日

太陽傳於厥陰邪機向裡也太陽不解厥陰又受其邪一陰一陽交合爲病正所謂陰陽交矣蓋以寸口之脉言則太陽之脉浮厥陰之脉弦而細以經病言之則太陽爲頭項痛腰脊强厥陰爲煩滿而囊縮今以太陽熱病

與厥陰脉證爭見者。陰陽交而營衛俱病。三日木之生數已盡。故死也。

其熱病。內連腎。少陽之脉色也。

熱病內連腎者。乃先發於少陽。而後通於腎。則腎經熱病。兼見少陽之脉色。皆是陰陽交也。

少陽之脉色。榮頰前熱。

足少陽之脉。下頰車。故其熱病。赤色當榮於頰。

榮未交曰今且得汗待時而已與少陰脉爭見者死期不過三日

少陽之脉弦少陰之脉沈而數少陽證爲胸脇痛而耳聾少陰證爲口燥舌乾而渴今少陽熱病而與少陰脉證爭見者乃少陽邪通於少陰同病正所謂陰陽交故當三日而死也蓋如上文言太陽與厥陰爭見此少陽與少陰爭見者乃明熱病之邪內伏相隨他臟腑之虛而發或先發太陽而後機反入內侵

於厥陰而爭見或先發少陰而後機出於外侵於少陽而爭見然不定太陽厥陰少陰少陽或少陰太陰或厥陰陽明隨邪之左右陰陽出入互相傳乘變化現證不可不識

熱病不可刺者有九一曰汗不出大顴發赤噦者死

不可刺者以其有死徵也汗不得出陰無力也大顴發赤謂之戴陽面戴陽陰不足也噦者邪犯陽明胃虛甚也本源虧極難免死矣

二曰。泄而腹滿甚。者死。

泄則不當脹滿。況其滿甚。以邪傷太陰脾氣敗也。故死。

三曰。目不明。熱不已者死。

五臟六腑之精氣皆上注於目而爲之精。目不明者。臟腑之精氣竭也。故死。

四曰。老人嬰兒。熱而腹滿者死。

熱而腹滿。邪傷脾臟也。老人嬰兒。尤以脾氣爲本。故犯之者死。

五日。汗不出嘔下血者死。

汗不出者。陽盛陰虧而閉也。再或嘔。而下血。邪滲血分。陰傷尤甚故死

六日。舌本爛。熱不已者死。

心肝脾腎之脈。皆繫於舌本。舌本爛。加之熱不已者。三陰陰絶也。故不免於死。

七日。欬而衄。汗不出。出不至足者死。

欬而且衄。邪在肺經動陰血也。汗不出。或出不至足。尤爲眞陰虧竭故死。

八日髓熱者死。

髓者至陰之精骨之充也邪入最深乃爲髓熱腎氣敗竭故死。

九日熱而痓者死腰折瘈瘲齒噤齘也

痓風强病也凡脊背反張曰腰折肢體抽搐曰瘈瘲牙關不開曰噤切齒曰齘即皆痓之證也此以熱極生風大傷陰血而然旣熱且痓乃爲死證。

醫徵溫熱病論卷二終

醫徵虛勞內傷目錄

卷一

醫徵虛勞內傷卷一

槜李沈明宗目南甫著

膈

經曰三陽結。謂之膈。三陽乃小腸與膀胱也。因七情內傷。氣鬱化火。木火熾盛。消灼津精血液。胃脘枯槁。食不得下。故爲膈也。王太僕云。內格嘔逆。食不得入。是有火也。縱食些微。則胃脘當心而痛。必欲嘔出者。乃氣逆於上。槁在賁門上脘之膈也。或食物可下。至半時而復出者。槁在幽門。中焦膈也。或食下過一時而吐。病在闌門小腸之間。下焦膈也。三者。皆用滋血潤腸湯。人參利膈丸。有咽喉窒塞。水飲可下。食不能下。乃肺虚不能制肝。氣不下降。氣虚之膈也。六君子湯加減主之。蓋膈因鬱怒傷肝。肝火冲逆於胃膈之間。即生痰飲積血食滯所致者多。經有氣爲上膈。蟲爲下膈。廼氣血兩虚。不能充溢胃膈所致。若血瘀者。宜服秦川剪紅丸。治膈之法。培養元氣。潤燥壯水爲本。清熱化痰開鬱順氣爲標。須得病者慎命。自能靜養。可保延年。若縱七情。服藥無益也。

滋血潤腸湯　治血枯。及死血在膈。大便燥結。

當歸三錢　芍藥　生地黄各一錢五分

紅花　桃仁　大黄

枳殼各一錢

右水鍾半。煎七分。入韭汁半酒鍾。食前服。

人參利膈丸　治血少便燥。膈氣之聖藥也。

木香　檳榔各七錢五分　人參

當歸　藿香　甘草

枳實各一兩　大黃　厚朴各二兩

右爲末。水爲丸。桐子大。每服三錢。白湯下。

六君子湯

人參　白术　茯苓各一錢

半夏一錢五分　橘紅　甘草炙各五分

右水二鍾。薑五片。煎一鍾。温服。

秦川剪紅丸　治蟲血成膈氣

雄黃另研　木香各五分　檳榔

三稜　蓬朮　貫仲去毛

乾漆炒烟盡　陳皮各一兩　大黃一兩五錢

右爲末。麵糊丸。桐子大。每服五十丸。米飲下。

噎膈胃反辨

噎病膈氣胃反三證。雖然似是。其實徑庭。不可混治也。夫噎者。咽喉氣閉。水飲可下。食不能下。甚者。口吐痰涎。胸中兩脇作痛。而吐白沫者。不治。大便溏。小便清。因氣虛所致也。膈者。木火氣盛。抑鬱膻中。胃脘乾稿。食不得下。所以飲食下咽。胸膈疼痛。必欲吐盡方安。此屬血虛火盛。小便黃赤。大便堅乾。糞如羊屎者。不治。胃反者。食飲如故。或至半日。遠至一日。朝食暮吐。暮食朝吐。吐出之物。皆是半消。半不消。或吐酸臭。大便或結。小便清白者。乃屬虛寒。或食飲不下。即食些須亦吐。大便不通。或一二十日一便者。因氣血兩虛。而屬熱也。勿概爲噎膈治之。

痿

痿者。猶樹經杲日。葉垂不布。痿弱不振之義也。

俗以陽道不舉而爲痿證屬寒。謬之甚矣。若陽氣虛衰而痿。必現身倦脾瀉。脈沉微弱。手足厥冷之證。與熱痿不同也。然痿因酒色太過濕熱傷腎。陰虛火鬱不宣。所以陽道不舉。非陽虛而痿也。經謂五臟皆因肺熱葉焦。發爲痿躄。故五臟皆致病痿也。蓋天一之源。腎水不足。亢火無制。則刑肺金。金不生水。故成痿證。所以治痿獨取陽明。爲五臟六腑之海。皆賴於胃。變化津液氣血以灌四旁。充溢周身。主潤宗筋。束骨而利機關。故衝任督蹻總會宗筋。合於氣街。而陽明爲之長也。但衝脉爲經脉之海。亦與陽明會合。皆屬於帶。而絡於督。若陽明虛。則衝任督蹻帶脉宗筋。皆失榮養。以致宗筋不能束骨而利機關。衝脉不能滲灌。帶脉不能收引。故足痿不用。然此三者。爲足經之關鍵。故治諸痿。獨取陽明生化營衛之源。而通其俞。調其虛實。和其逆順。筋脉骨肉之痿則已。

大補元煎　治男婦氣血大壞。精神失守。諸痿等證。

人參　山藥各二錢　熟地　當歸

枸杞各三錢　甘草炙　山茱萸各一錢

右水煎服

左歸飲方見二卷

一陰煎　治水虧火盛。故曰一陰。凡腎水眞陰虛損。而脉證多陽虛火發。及陰虛動血。諸痿等證。

熟地三五錢　生地　芍藥　丹參

麥冬　牛膝各二錢　甘草一錢

右水煎服

痢

痢之一證。內經但言腸澼。而無常論。故治法。皆出後人諸方。龐雜。不審虛實。槩以牽牛巴豆硝黃下法。殊不識痢有胃與大小腸。氣血津液。而受風寒暑濕之分也。昔傳白痢屬寒。赤痢屬熱。又云赤從小腸。白從大腸。皆未然也。蓋人身臟腑。各具太極。然氣血乃人一身之太極。而大小腸之氣血。即大小腸之太極也。若邪在小腸氣分。即痢白。血分則痢赤。邪在大腸血分。則痢赤。氣分則痢白。然有青黃赤白黑。乃應五臟之色。豈可一定論之乎。僅宜審定氣血表裏陰陽虛實。風寒暑濕。外感內傷爲主。第痢皆在陽明燥金時令。腸胃津液脂膏。受邪爲病。所以歲氣不可不察。若見表證。先宜解表。表解則痢自止。或未全止。繼用清裏之劑。是無不愈。升陽除濕湯之類。或小邪入於腸胃。而無表證。亦宜升散之中。而帶和裏、不可不曉、若內傷飲食。酒麵生冷所致者。必顯胸膈飽悶。脉緩而不弦。內經曰因而飽食。經脉橫解。腸澼是也。當和脾胃而養氣血。畧行消導。升清降濁。病無不瘳。芍藥湯主之、愼勿病表治裏。病裏治表。顛倒逆施。反致病劇、

芍藥湯　行血調氣。經曰。溲而便膿血。知氣行而血止。行血則便膿自愈。調氣則後重除。

芍藥　當歸　黃芩

黃連各一錢　大黃初起用二錢　桂

木香　甘草各三分　檳榔二錢

右九味。水二盞。煎至一盞。温服。如痢不減。漸

加大黄

升陽除濕湯　治外感瀉痢

蒼术　柴胡　羗活　防風

升麻　神麯　澤瀉　猪苓各八分

甘草炙　陳皮　麥蘗麯各五分

右水二盞。煎一盞。空心服。

泄瀉

泄瀉之病，雖屬脾胃，而有五臟六腑之分。難經謂有胃泄，有脾泄，有大腸泄，有小腸泄，有大瘕泄，名曰後重。胃泄者，飲食不化，色黃。脾泄者，腹脹滿泄注，食即嘔吐逆。大腸泄者，食已窘迫，大便色白，腸鳴切痛。小腸泄者，溲而便膿血，少腹痛。大瘕泄者，裡急後重，數至圊而不能便，莖中痛。蓋有小便清長，大便稀溏，瀉而不甚，乃屬脾腎之氣不固，當以六君子合二神丸治之。若小便黃赤不通，大便如傾，暴注下迫，乃胃腑受邪。

當以健脾。分利水道卽愈。五苓散主之。若風木乘於脾胃。完穀不化。謂之飧泄。當以胃苓湯加風藥治之。有脾濕過盛而瀉。只當滲濕淸熱。五苓散主之。有腎火虛衰。黎明作瀉者。四神丸主之。有過飲傷脾。食積痰飲而瀉者。六君子湯送保和丸。然有寒熱氣血虛實不一。當隨其致病之臟而治之。

四神丸　治脾腎虛寒。大便不實。飲食不思。

肉果麵煨　五味子各二兩　補骨脂四兩

吴茱萸一兩

右爲末。生薑八兩。紅棗一百枚。煮熟取棗肉。去皮和丸。如桐子大。每服三四錢。空心米飲下。去肉果吴茱萸。名二神丸。

五苓散

猪苓　茯苓　澤瀉　白术等分　桂少許

右水煎服

保和丸　治食積酒積

山查二兩　半夏　橘紅

神麯　麥芽　茯苓各一兩

連翹　萊菔子　黄連各五錢

右爲末。薑汁煮糊丸。忌見生水。如桐子大。每服五十丸。熱湯送下。

胃苓湯

蒼术一錢五分　厚朴　陳皮

茯苓　猪苓　澤瀉

白术各一錢　甘草五分　肉桂三分

薑三片。棗二枚。水二鍾。煎八分服。

附大腸下血

經云。結陰者。便血一升。再結二升。三結三升。乃言風寒濕熱結於血分。血不循經。留於腸胃。而爲便血。若感風熱所致者。則血色鮮明而散。故爲腸風。感寒濕者。則血色黯而渾濁。或成血塊若糞前出者。爲近血。出於大腸。糞後出者。爲遠血。乃出於胃。若另作一派。唧唧如篩者。濕熱流於肛門。而生痔瘡之血也。而腸風下血。即經謂久風入中。爲腸風飧泄。然風邪入於氣分。逼迫水穀不待分别而出爲飧泄風邪入於血分而下血則爲腸風但有風濕寒濕分治法當以風從上入必使邪從上出宜以四物湯兼用風藥升散則血自止因濕從下受必使邪從下出須於血藥而兼滲濕則血自止四物湯合升陽除濕湯主之凡治飧泄與便血必用祛風使其微汗則邪散而血泄俱止

癲狂癲癇

難經云癲病始發意不樂直視殭仆三部脉陰

陽俱盛後人言火言痰以及五臟分五畜皆未詳悉惟靈素言之最備經云二陰急爲癇厥即心腎爲病故難經云脉陰陽俱盛也但癇屬心火無權龍雷之火上乘於心忽然神昏眼黑津液化爲痰涎堵塞心竅心君無主陡然仆倒無知手足抽搐痰涎壅盛少頃火歸於下則安妥如故乃心氣血虛諸臟之邪乘虛上篡于心之陰分故發爲癇所以內經謂刺去其血乃瀉其邪也若諸邪入於心之氣分即發爲狂皆主不

明。十二官危之義也。宜用白金丸。生鐵落飲。牛黃丸。治宜補養心脾。培土化痰。逐邪下行。以鎮龍雷相火不得上簒。則心君庶有寧靜之日也。宜用蘇陳續命湯。茶子吐法。

再按狂癎二證。從古未分清楚。皆謂癲狂癲癎。混亂稱名。然名可混。而治不可混。靈素謂或食或不食。喜怒不恒。或畏或不畏。言語錯亂。名爲癲狂。俗謂瘋癲是也。若始生意不樂。引曰啼呼。喘悸。陡然仆地。痰涎湧盛。偃僂。眼反上視。手足搐搦或作畜聲。此爲癲癇。俗謂羊兒瘋是也。

蘇陳續命湯　治癇發仆地悶亂無知。嚼舌吐沫。背反張目上視。手足搐搦。或作六畜聲者。

竹瀝半鍾　薑汁五匙　生地汁半鍾

龍齒　防風　橘紅

蘇葉　桂枝　防巳各一錢

麻黃二錢　附子炮七分　石膏三錢

右水煎服

茶子吐法

癇證宜下宜吐。茶子苦而善能湧吐頑痰。用一升搗爛。煎湯。令病人於無風處飲而行之大吐即止。

白金丸　治憂鬱癲狂

白礬三兩　川鬱金七兩

右爲末。糊丸桐子大。每服溫湯下五六十丸。

生鐵落飲　善下肝氣癲狂等證。

即爐冶間搥下鐵衣鐵屑。或生鐵燒紅焠水煎藥亦可。

牛黃丸　治風癎昏悶抽搐潮熱

傷食

夫人之生命乃以胃氣爲本胃氣充溢必賴飲食資生故飲食入胃泌別糟粕下行而出後陰轉輸津液上行而爲氣血所出所納皆在胃氣冲和變化無窮生生不已循環無端乃爲平人之常經云胃中常盛水穀三斗五升而爲真氣充養臟腑之本也但胃屬陽主司納而具坤靜之德脾屬陰主轉輸而具乾健之陽若飲食過

飽。必傷脾胃。停滯於中。則病噫腐吞酸。痞脹腹滿。發熱體倦。口苦舌乾。氣急便結等證。然治傷食。但行消導則易。須審致病有寒熱虛實不同。或挾外感。或挾氣挾痰。或久病之後。產後虛勞。治各不一也。若因外感。當以解表為主。消食次之。或挾痰氣。當以開痰行氣。而兼消導。寒者溫之。薑桂砂蔻。兼行健脾之類。熱者涼之。枳朮黃連之類。虛者參苓甘朮之類。實者瀉之。蒼朴莪朮大黃之類。血虛者。當歸四物。養血則食自行。

氣虛者。補中益氣。而食自消。久病產後。皆宜溫補。不可專行消導。攻則宿食未消。而元氣頓削。以致變患不測。有因外感風寒。鬱過於表。大氣不轉。胃中宿食不消。邪傳陽明。結爲燥屎。故邪在太陽。不必慮其宿滯。惟先解表。以待表退。大氣一轉。即不行消導。而食自消也。或先傷飲食。內有噯腐吞酸。而後感風寒。必先解表。而帶和中。治則無失。嘗見庸俗。始治表邪。但云有滯。雜投消導。胃氣耗竭。表邪內陷。即成結胸痞氣。或顯三陰危篤之證。斯時欲攻。而胃氣已竭。補則慮邪益盛。束手待斃。多致喘急而死。皆因不究仲景書理。固執成方。妄稱家傳。草菅人命。反詡名哲。不善醫治傷寒。余非欺世妄言。屢見此輩。寒心切痛。不得不表揚。以誡來學。

附病中禁飲食論

經曰。人以胃氣爲本。五臟六腑。精神氣血。皆賴胃氣冲和。則神强氣壯。若損穀食。則衰憊不堪。所以人有疾病。飲食亦有當禁不當禁之殊。非一概禁止。以致胃絶而死也。若勞倦內傷虛勞諸證。是不當禁。而四時感冒。亦有虛實之分。實者當禁。而虛者不可禁也。然當禁。又有表裡風寒之異。邪在太陽當食稀粥。使脾胃氣充。則風寒易解。仲景以桂枝湯。啜熱稀粥。而行藥力。使微汗則解。要知藥入於胃。亦賴胃氣運轉也。至傳胃腑。則粒米不可妄投。若飲食入胃。必助胃邪。即發譫言狂走。卒難制伏。傳於少陽。則胃家無病。亦須稍食。而助胃氣。以禦少陽之邪。不乘於土最要之關可不識之故用小柴胡湯柴芩薑半和解少陽表裏之邪參甘大棗養胃扶虛宣通營衞以使胃氣一轉則表裏病解或傳三陰亦賴胃氣爲主而四時感冒有氣盛壯實者風寒傳裏不必言禁則病者自不欲食矣時輩但見微病不辨虛實外感內傷一概禁止病家亦甘忍餓有病久虛熱饑火炎炎不惟禁食反用消尅致胃氣敗餒頭汗氣喘而死者不知幾幾是懼病後食復之故也葢食復者必先邪傳

陽明胃病愈後。餘邪隱伏胃中。所以稍食即復。若在他經則不然矣。帝問病熱當何禁之。岐伯曰。病熱少愈食肉則復。多食則遺。原謂食肉多食所致。何嘗禁其不食耶。仲景尚謂能食者爲中風。不能食者爲中寒。厥陰篇中。又謂凡厥利者。不當能食。今反能食者。恐爲除中。若食巳索餅。不發熱者。知胃氣尚在。必愈。是正恐其食而不思。豈全禁止不與之食乎。余之愚意。病人能食者。即可少少與之。使胃無乖絕之患。不能食者。莫之强與。故嘗治多人。能食者。與之皆愈。有欲食而俗醫禁止不與者。皆死。謹詳醫案。以告後學。圓變之機。不可不識。

醫徵虛勞内傷卷一終

醫徵虛勞內傷卷二

檇李沈明宗目南甫著

虛勞總論

虛勞之病。皆由五勞六極七情內傷臟腑氣血。先後二天陰陽之氣。故有陰虛陽虛。氣虛血虛。經謂是以夜行。喘出於腎。淫氣病肺。有所墮恐。喘出於肝。淫氣害脾。有所驚恐。喘出於肺。淫氣傷心。度水跌仆。喘出於腎於骨。當是之時。勇者氣行則已。怯者則著而爲病也。又謂飲食飽甚。

汗出於胃。驚而奪精。汗出於心。持重遠行。汗出於腎。疾走恐懼。汗出於肝。搖體勞苦。汗出於脾。春夏秋冬。四時陰陽。生病起於過用。所以其因不一也。蓋男子以脾腎爲生身之本。女子以心脾爲立命之根。因逆七情。勞傷臟腑。氣血或傷於腎。次傳於心。或傷於心。次傳於肺。肺傳於肝。肝傳於脾。脾傳於腎。腎傳至心。以致七傳而死。難經云。一損損於皮毛。皮聚而毛落。二損損於血脉。血脉虛少。不能榮養五臟六腑。三損損於肌肉。則肌肉消瘦。飲食不爲肌膚。四損損於筋。筋緩不能自收持。五損損於骨。骨痿不能起於牀者死。此從上而傳於下也。從下而傳於上者。至皮聚毛落則死。此乃立其大綱。不能盡悉。然有先從肝而起。從肺從脾從腎。是不可定。而治損之法。損其肺者。益其氣。損其心者。調其營衛。損其脾者。調其飲食。適其寒溫。損其肝者。緩其中。損其腎者。益其精。此隨五臟性情所主。而治虛損無越於此也。如始起夜熱。而後欬嗽吐血心悸。即是腎病傳心。若先吐血。而後欬嗽。即心病傳肺也。有身不熱。而無欬嗽吐紅。惟懨懨少氣。體倦痰壅。飲食無味。泄瀉腹脹。自汗等證。前人謂之冷勞。乃傷心肝陽氣之病也。葢治虛勞最難取効。毋用寒凉尅伐。傷其元氣。務宜醫者精良。病者重命。謹慎七情。百中或保其幾。設醫不精明。病者躭迷酒色。七情不釋。縱有神丹。莫能救也。

察虛勞標本

蓋吐血欬嗽痰紅。夜熱。心悸頭眩。飲食不思。四肢困倦。腰疼脇痛。腹痛脹滿。嘔噦心煩。皆是五臟虛勞本證。須審屬於何臟。寒熱虛實因何致損。爲本。現證爲標。爲治病之良法也。如見欬嗽。須求欬嗽之因。必從何經。何因而起。或心相刑金。或脾胃濕熱上溢。或木反侮金。或痰飲泛溢。又當推其五臟六腑傳乘之理。則標本不失。或小邪入裏爲病。與虛勞似是而非。不可不察。其或先見欬嗽。後見脇痛。謂之心火刑金。金傳與木。或先脇痛而後欬嗽。乃爲木挾心相刑金。或先脇痛而後致嘔吐。則爲肝木乘脾。或先腹滿。後見夜熱腰痛泄瀉。乃爲脾邪傳腎。或見夜熱。盜汗遺精。爲陽陷入陰。或自汗驚悸。皆爲腎傳於心。須察傳乘剋侮。探其標本。而先治其本。兼治其標。察病倣此。庶不致悞。

發熱

虛勞發熱一證。與外感不同。如頭疼身熱。骨節疼痛眩暈。而惡寒。左脉浮緊。或弦緩而數。乃六淫外感風寒之證若見左脉平和右脉虚絃緩大或浮弱無力發熱身體微疼自汗倦臥而無頭疼惡寒能食無味口不作渴手心熱而手背不熱東垣謂之脾胃勞倦內傷法宜補中益氣湯主治或心陽素虚値諸勞頓身卽發熱其脉空大無力或沉細而遲身熱自汗發於子後午前交陰卽止惡風怯寒神色虚羸頭身不疼能食無味乃心虚發熱宜歸脾湯主之有日晡潮熱餘時不熱乃屬陽明胃虚必飲食少思身體

倦怠六脉虛微或絃細無力宜補中益氣湯或益氣養榮湯爲主有眞陰虛衰相火熾盛而發熱六脉絃數或虛數無力其熱在於午後子前飲食有味神彩煥發或欬嗽痰紅唇紅顴赤大便燥結小便黃赤此爲虛中假實法宜六味地黃湯或左歸飲主之若病日久飲食少思大便溏泄午後灑淅惡寒少頃發熱謂之陽陷入陰或熱至鷄鳴寅卯時分盜汗出而身凉經謂陽精所降其人夭是也皆以七味湯大補眞陰劑

有得生者。或吐血過多。血脫發熱。口渴心煩微汗。六脈豁大空虛。謂之血虛發熱。宜獨參童便或七味湯。或當歸補血湯主之。有師尼寡婦室女。出嫁愆期。思欲不遂。氣血鬱結。以致寒熱如瘧。朝涼暮熱。飲食不思。欬嗽痰紅。經期不準。或致閉絕。多由鬱火內蒸所致。先宜逍遙散。後宜歸脾湯。地黃丸之類。調之。有鬱熱在內。肌表不熱。內熱骨蒸。或乍寒乍熱。以加味逍遙散治之或小邪入裏。邪鬱臟腑之間。內蒸作熱。消爍真陰。欬嗽痰紅，勢成勞瘵。其脉虛絃沉濇，或短數無神。法宜補血養陰，開鬱清熱，兼以辛凉疏散爲主。

再按：經謂人生有形，不離陰陽。雖具陰陽，治分五態。五態即五臟也。蓋心主血，爲火，屬陽熱；腎主精，爲水，屬陰寒。此二臟爲陰陽之綱領。肝藏血，主風木，爲陽，屬温；肺主氣，爲燥金，屬陰，爲凉。此二臟爲陰陽之道路。脾胃屬濕土，而爲中州，則寒熱温凉皆具，故爲後天，溉灌五臟六腑氣血之源。心包絡三焦。皆屬相火。爲一身之主。但有表裏之分。故治虛勞病。當分陰陽寒熱溫凉營衛偏勝之大綱也。但虛勞皆起於陰虛者多。經謂陽虛則惡寒。陰虛則發熱。晝則陽氣主之。夜則陰氣主之。所以腎爲陰水。相火寄於腎中。合爲陰陽。若腎水一虛。則相火熾盛。至酉戌之時。水虛不能制火。則發熱如燎。至於寅卯則盜汗失精。及至心陽主令。陰火潛伏於内。日内夜外。煎熬不已。苟非壯水之主。以鎮陽光。而烈火安能得息。故當調和營衛。以濟左腎之元陰。若午前發熱。乃屬心陰之虛。腎水不濟。非同一類。或午之前後。皆見發熱。乃心腎俱虛。氣血盡爲不足。則當平補心腎。調和營衛。使陰平陽閉。庶可希圖萬一。然夜間發熱有二。有汗者。乃三焦相火爲病。故後人知用地骨皮。治有汗骨蒸之說。無汗者。屬包絡相火爲病。故用牡丹皮。治無汗之骨蒸。詎知丹皮入心包爲臟。地骨皮入三焦爲腑之義耶。

補中益氣湯

黃芪一錢五分炙　人參　甘艸炙

當歸　白朮各一錢　橘紅五分

升麻　柴胡各三分

右薑三片。棗二枚。水煎服。

歸脾湯

人參　白朮　茯苓

酸棗仁　歸身各一錢　龍眼肉六枚

黃芪炙一錢半　木香　遠志

甘艸炙各五分

右薑三片。水煎服。

益氣養榮湯

生地　黃芪蜜炙　當歸

人參　香附　白术各一錢半

川芎　白芍　貝母

地骨皮各一錢　柴胡　桔梗

甘艸炙　陳皮各五分

右水煎服

六味地黃湯加肉桂即爲七味湯

熟地黃三錢　山茱萸　乾山藥各一錢半

牡丹皮　白茯苓　澤瀉各一錢

右水煎服

左歸飲

熟地三五錢　山藥　枸杞

山萸肉　茯苓各一錢五分　甘艸炙一錢

右水煎服

當歸補血湯　治血虛發熱。面赤煩渴。脉大而虛。

黃芪炙一兩 當歸二錢

右水煎空心服

逍遥散

當歸 芍藥 茯苓

白术 柴胡 甘艸炙各一錢

右水煎服

加味逍遥散即前方加丹皮梔子

惡寒

經云。陽虛則惡寒。乃言其大綱也。然有表陽虛而惡寒者。有心陽虛而惡寒者。有相火虛而惡寒者。有胃陽虛而惡寒者。皆真惡寒也。當用參薑桂附。八味湯丸熱劑。益火之原。以消陰翳。若腎水虧竭。陽氣陷入陰中。則灑淅惡寒。謂之假寒。當用左歸飲或六味湯。大補真陰爲主。

吐血

夫人自有生以後。惟賴營衛陰陽之氣平和。則身無疾病。蓋合而言之。陰陽即營衛。營衛即陰陽。分而言之。陰陽是陰陽。營衛是營衛。然營行脉中。衛行脉外。乃營衛之不可混也。而晝行於陽。夜行於陰。陰陽之常度。不可失也。但陰在内。爲陽之守。陽在外。爲陰之使。則陰陽不可離也。柰人縱行酒色。躭樂七情。以致營衛乖離。陰陽散失。則五臟六腑之氣血。遂有虚實偏勝之病見矣。若偏虚其陰。弱水不能攝制壯火。盡浮於上。血隨氣轉。則傾盆大吐。正陽强不容陰血自絶之義也。須壯水之主。以鎮陽光。俾火得歸源。

其血自止。有心陽不攝。血溢上出。即當培補心脾之氣。而血自止。然失血一證。雖有嘔吐欬咯。誠陰虛火旺則一也。治宜調和中氣。而生營衞。則陰陽固守。庶有寧日。所以金匱治虛勞。僅和營衞。以濟臟腑。而不治其病也。惟有司天運氣。寒水太過。陰盛格陽而吐血。易謂龍戰於野。其血玄黃是也。證現神思昏憒。冷汗如雨。另當甘溫之劑而從治。即八味丸。附子理中湯之類。若少陰所致。吐血衄血。當以鹹寒而逆治。二者不在虛勞之例須叅運氣施治則不失矣蓋內傷吐血治法有二見其勢緩僅以左歸飲滋陰降火或乳金丹調理若其勢重傾盆大吐者乃傷肝腎眞陰木火過旺脾胃氣虛不攝必先顧慮元氣以防氣脫急當破格挽回用人參三四兩煎湯須入童便溫服正有形之血不能速補無形之氣須當急固恐陰血未盡陽氣先脫而死俟其大勢已定再審陰陽虛實調治則萬舉萬當然虛勞失血諸證最忌芩連知栢硝黃苦寒

傷胃。以致食少。嘔噦泄瀉。手足面腫。氣逆痰湧。與死爲隣。縱有仙丹。亦莫能起。更忌辛熱傷陰。今之俗輩。偏執內傷。必於温補。而使陽生陰長。肆用乾薑桂附。大辛大熱。助陽刼陰。漸致精血枯涸。陽無所附。火焰上焦。肺金受爍。肌膚乾燥。大肉枯槁。欬喘脣焦。刺無寧止。音啞聲嘶而死。悲夫。蓋因不明陽生陰長之義。內經但言平人無病。陰陽化生之理。不以病論。況今病已成陽盛陰消。豈可再益其陽。抱薪救火耶。夫虛勞內傷。迺傷臟腑精氣。經謂以甘藥調之。故大寒大熱。皆不可用。惟宜甘平。微寒微温之品。則臟腑得受其濟。否則爍灼眞陰。豈免絕人長命也哉

乳金丹方。

用無病壯實少年婦人。濃白乳汁八兩。以薄銀碗一隻重湯煮。再以竹筯一條劈開一頭。夾上號沉香一塊。線扎不住手攪。以乳乾爲度。衆手丸如桐子大。早晚滾水送下三四錢。人參湯送下更妙。按此丹。迺營衛之形質。而

無寒熱陰陽之偏。大補營衛氣血。故治男婦虛勞百損。氣血兩虧。反本還元之上品。不可忽之。

唾血

唾血者。鮮血隨唾而出。本於腎經。或見紫黑色者。乃肺熱氣壅。血瘀内積。不能下降故也。須以六味地黃湯。加茜根。并順氣降火之藥。或左歸飲。加茜草童便。

經云。暴怒則氣逆。甚則嘔血。因肝腎陰虛。相火不寧。血熱妄行。脾胃氣虛不鎮。而致嘔血。或先吐血。而後吐痰。若欬嗽頻者。即是陰虛火盛。痰火不降。俱宜乳金丹。六味左歸之類。若先見欬嗽吐痰。而後見血。此是心經積熱。以生地黃六味湯。加減治之。有暴吐紫黑血塊者。乃勞傷瘀血。凝結胸中。吐出爲妙。一味茜根膏主之

茜根膏　茜草一味。濃煎熬膏。白滾湯化下三四錢。

咳血

咳血者咳出痰内有血是也。出於肺經。由痰盛心火煎熬肺金所致。百合固金湯主之。

百合固金湯　治肺傷咽痛。喘咳痰血。

百合　麥冬　細甘艸　芍藥

懷生地　懷熟地　玄參　桔梗

貝母　當歸

右水煎服

咯血

因咯痰而痰血齊出。謂之咯血。是出腎經。咯痰帶出血絲。亦主於腎。或咳甚而有血。乃出肺經若痰內有泡點疙瘩。謂之血屑。悉出腎經。六味湯。左歸飲主之。又有痰涎雜血而出。專主於脾由脾濕鬱住心火成熱。熱濕化而爲痰也。蓋痰涎爲脾之液。以脾畏血。痰混中宮。血不運行。隨火上逆而出。二陳湯。加散血藥主之。

二陳湯

半夏　茯苓各二錢　甘艸　陳皮各一錢

右薑三片。水煎溫服。

衄血

衄血者。血從鼻竅而出也。若在運氣。時火刑金爲病者輕。七情酒色所傷。陰虛者重。或腎火亢淫。逆於手足陽明。經氣逆而不能達於肌表。直冲清道。則血由鼻竅而出。汩汩然。如湧泉不止也。或出肺經。當以脉辨。皆以百草霜研。水塗鼻孔。或龍骨研散。吹入鼻中。先止其血。後以凉血降火滋陰。卽止。宜以生地六味湯。去山萸。加山梔主之。

小便血

金匱謂。熱在下焦。則尿血。令人淋閉不通。葢由酒色傷陰。陰絡傷。則血下滲。陰虛不能制伏心火。心與小腸爲表裏。臟腑皆熱。錯經妄行。故尿血也。有濕熱盛而下流於腎。致傷腎水。不能制火所致。皆宜六味湯主之。或因悲哀太甚。心下崩而溲血者。以養心脾爲主。然尿血而痛者爲血淋。不痛者爲尿血。皆宜清熱養陰爲主。若痛而不通者。先以辰砂益元散。加茯苓。生地牛膝。

通利之後。再以滋陰調理則愈。

辰砂益元散

滑石　甘草　辰砂

右爲散。每服三錢。

咳嗽

經謂。諸陽氣浮。無所依從。故嘔咳上氣喘也。所以虛勞咳嗽。皆由陰虛陽盛。氣有餘便是火。火性上炎。勢必刑金。肝木以挾心相二火上逆。反侮肺金。故咳聲無度。腎水虛衰。氣無所依。則朝輕暮重。至於黃昏。金氣不能歸納腎間。夜咳愈甚。即肺痿是也。但肺爲嬌臟。咳傷肺募。則痰中見血。火蒸津液。化爲痰涎。痰火交結。咳逆無休。肺陰日衰。以致音啞聲斷。則不治矣。其始病之時。急宜順氣化痰。調養脾胃。而生營衞。滋潤肺金。以生腎水。俾心火有制。不刑於肺。金水相生。陰火退伏。則不止咳。而咳自止矣。

汗

經云。汗乃心之液。但凡汗出。無有不從心液而來也。或受六淫之邪而致。或五臟六腑之氣有餘而化火。奏入於心。則爲自汗盜汗。但分陰陽不同。難經謂五邪入心爲汗。惟腎寒凌心者最急。若裏寒外熱。表虛不能固密。心氣外泄。則爲自汗。當以芪附湯。養育心氣。固表斂之。有濕陰氣盛。陽虛自汗者。宜滲濕固表。培補心脾爲主。盜汗者。乃心腎陰虛。相火擾陰外出。故睡則汗出也。若心竅出者。謂之心汗。乃心氣自虛。心液隨陽外走。而爲汗也。頭汗者。乃胃中濕熱內蒸或胃虛脫汗。不可不辨。凡治諸汗。皆宜養心液。固表氣爲主。

芪附湯

黄芪　附子炮等分

右每服四錢。水煎服。

盗汗

夫營者。血也。衛者。氣也。衛氣晝日行陽。夜行於陰。晝則衛氣主之。夜則營氣主之。然行陰行陽。權衡皆在於衛。故行於陽則寤。行於陰則寐。而衛氣盛。則營氣虛。營氣偏虛。則衛氣入陰。陰實陽虛。陽擾陰中。衛氣不固。内熱薰蒸。津液外越。經云。陽加於陰。謂之汗也。但寤則衛還於表。陰中無陽攪擾。陰始得寧。津液不越。衛氣外固。故汗自收。若外感。當以當歸六黄湯。陰虛當以六味湯。或左歸飲。滋陰歛陽。勿使衛陽之氣陷擾於陰爲主。

當歸六黄湯　治盗汗之聖藥

當歸　生地黄　熟地黄　黄栢

黃芩　黃連各一錢　黃耆二錢

右水二鍾。煎一鍾。臨臥服。

虛煩

心血虛而火旺。肝氣壅逆。心氣悶鬱。則爲虛煩。或腎水不足。心火無制。相火上逆。亦作煩也。皆當散鬱清心。順氣濟水爲主。或五臟氣盛上逆於心。亦作躁煩。當察運氣治之。不失其旨。蓋虛勞之虛煩。不出陰虛陽盛。故當以地黃湯。或左歸飲。壯水之主。以鎮陽光。或金匱酸棗湯參用亦可。

怔忡

怔忡。健忘。心悸。驚悸。皆心神氣血不足。或痰火。腎水陵心不一也。夫怔忡者。乃心中恍惚頭面蒸熱。心怯神虛。眩暈昏冒。因心包血虛火動所致。經云包絡是病則憺憺大動是也。當以歸脾湯。或天王補心丸主之。若寒水時令。腎氣陵於心包而怔忡者。茯苓補心湯。歸脾湯。俱加肉桂。或腎虛火旺而怔忡者。當以六味地黃湯主之。

健忘者，善忘也。心無所苦，但作事有始無終，意欲言而忽然忘却，乃由心脾血氣不足，當以歸脾湯主之。或痰阻心包所致者，當用二陳湯主之。心悸者，驀然心神搖動，自覺心虛神怯，乃因氣血皆虛，火浮不寧所致，當以歸脾湯，或天王補心丸主之。若在感冒病中，痰飲水停心下，而悸者，當以二陳合五苓散主之。或因作事失儀，而致心悸怔忡者，亦由心脾不足，只宜補養心脾，清火，兼開痰鬱。歸脾湯、茯苓補心湯、天王補心丸選用。驚悸者。忽而驚惕。心神不安。經謂肝虛如人將捕之。當以天王補心丸。硃砂安神丸主之。

天王補心丹　治心血不足。神志不寧。津液枯竭。健忘怔忡。大便不利。口舌生瘡等證。

人參　茯苓　玄參　丹參

遠志　桔梗各五錢　五味子　當歸

麥冬　天冬　栢子仁　棗仁各一兩

生地四兩

右爲末。煉蜜丸如椒目大。食後白滾湯下三四錢。

茯苓補心湯

生地三錢 當歸 白芍

茯苓各一錢 川芎七分

右水煎服

硃砂安神丸 治憂愁思慮傷心。驚悸善忘。夜臥不安。

黃連酒洗六錢 甘草炙 當歸

生地各二錢五分　硃砂五錢為衣

右為末。米糊丸。

不寐

經云。厥氣客於五臟六腑。則衛氣獨衛其外。行於陽。不得入於陰。行於陽。則陽氣盛。陽氣盛。則陽蹻陷。不得入於陰。陰虛故目不瞑。調其虛實以通其道。而去其邪。飲以半夏湯一劑。陰陽已通。其臥立至。此因外邪客於臟腑衛分。氣盛而不入於陰。所以不寐。當祛其邪。則陰陽和而自愈。內經半夏湯主之。然有心血不足。而不寐者。當以安神丸養心血。或肝經血虛氣滯。則當疏肝養血。金匱酸棗湯。或痰壅胸膈氣逆於上。當理積痰。二陳湯主之。或病後陰血不足。當滋陰養血。六味湯主之。或年高陽衰不能入陰。則當補陽抑陰。參附湯。或歸脾湯主之。病由不一。須審陰陽虛實治之。

酸棗湯

酸棗仁　甘草　知母

茯苓　川芎

右五味。水煎溫服。

參附湯

人參五錢　附子二錢

右薑水煎服

內經半夏湯　治衞盛。夜不得寐。

秫米一升即小米之糯者　半夏五合

右用千里水八升。揚之萬遍。取清五升。煮沸入前藥煮一升半。每服一杯。日三服。以知爲度病新發者。覆杯卽臥。汗出則已。久者。三服而已。

眩運

經曰。諸風掉眩。皆屬於肝。廼肝膽氣虛。六淫感入。卽爲眩暈。故云眴蒙掉尤。目瞑耳聾。過在足少陽厥陰。以外感而言也。蓋人之五臟。分屬金木水火土。而內心動念。風火隨生。雖無外風侵入。因肝膽血虛氣盛上逆。則爲虛風眩暈。廼厥陰之脉。連目系。上出額。與督脉會於巔頂。經謂厥成爲巔疾是也。宜以四物湯。加甘菊山茱天麻治之。或痰格胸中。陽氣不能下降。反逆上升而眩暈者。宜以二陳湯。加牛膝天麻。有腎中眞陽虛。而濁陰上逆眩暈者。最惡之候。不比他證之緩。惟宜參附。朮附湯。直達陽氣歸源爲主。或中氣虛而眩暈者。當用補中益氣之治。有司天運氣。肝木太過不及。皆致眩暈。而肝虛者。當以逍遙散。加黃芪山藥甘菊。實者。加羌活天麻治之。

四物湯

川芎一錢　芍藥二錢　當歸　熟地黃各三錢

右水煎服

术附湯　治風虛頭重眩苦極。不知食味。煖肌補中。益精氣。

白术　甘草炙，各一兩　附子炮，一枚

右剉每服五錢七。薑五片棗一枚。水盞半。煎七分去滓溫服。

喘

經云。諸痿喘嘔皆屬於上。而肺主氣。氣逆則喘。肺位最高。故曰皆屬於上也。夫喘病。或因膈上有痰。或胃中飲食。或水邪泛溢身腫而肺氣不布致喘。或外感風寒。皆爲實喘。各隨現證易治。而虛勞不足。作喘難治。若內傷或病後作喘。六脉如平。汗出髮潤如油。而不流者。乃燈盡火焰之兆。必死。或腎虛氣不歸源而喘急。用參附湯。或金匱腎氣丸。納氣歸源。一二服不愈者。死證也。

金匱腎氣丸　治脾腎俱虛。痰氣喘急。

熟地　茯苓各四兩　山茱萸　山藥各二兩

澤瀉　牡丹皮　附子炮　肉桂各一兩

右蜜丸桐子大。每服三四錢。空心白湯下。

麻木

經謂不痛不仁者。乃麻木合言之也。蓋麻因肺氣鬱滯。經謂臂厥。或暴感風濕而致者。宜散邪實表則愈。有氣虛而麻者。宜補中益氣湯主之。或血液枯澁虛火而作麻者。法宜益氣養榮爲主或痰居中宮。氣滞不行於四肢而麻。實者宜吐。虛者。當以二陳湯。合補中益氣爲主。或榮虛而風寒濕三氣乘之。周身走痛而麻木者。即痺證也。治宜先汗後補。大率治麻。則宜補中益氣湯。加桂枝。或小建中湯。加参芪之類。蓋木者。爲死血。宜活血。破血。養血。潤燥爲主。若胃家積痰而木者。或吐。或下。或消。皆可。但宜審明何因而治則不誤。

小建中湯

桂枝　甘草炙　生薑各三兩

芍藥六兩　大棗十二枚　膠飴一升

右六味。以水七升。煮取三升。去滓。內膠飴。更上微火消解。溫服一升。日三服。

夢遺

靈樞淫邪發夢篇謂。厥氣客於陰器。則夢接內。而陰器者。泄精之竅也。足太陰陽明少陰厥陰。與衝任督脈。皆會於此。可知非一經一臟之病矣。蓋因夢交而精遺者。謂之夢遺。不因夢而精自遺者。謂之滑精。乃腎關不固。脾濕下流腎中故也。然夢遺無有不從相火而致。因心君一動。相火隨之。則成夢境。而氣搖精洩。故宜安心神。清相火為主。或中氣虛而下陷。使精不寧而遺者。必有四肢困倦。飲食不健。脾胃脈弱。當用補中益氣湯。或心腎不交。不能收攝腎水而遺者。必現心神不安。驚悸而脈洪大。當用桂枝加龍骨牡蠣湯。或補心丸。歸脾湯主之。或脾胃濕熱下流腎中。相火不安。擾精溢下而遺者。脈必緩大有力當以平胃散加清熱滲濕之藥若水失火持虛寒而遺者脉沉遲軟或弱當用八味湯丸主之或桂枝加龍牡湯若房勞火旺水虧不能制火擾精而遺者脉必弦數洪大法宜左歸丸六味地黃湯加蓮鬚五味子有鰥居獨宿精滿而遺者此非爲病不須服藥然遺病多端治法不越安神清火滋補養元歛精爲主當參金匱桂枝加龍骨牡蠣湯論則備

桂枝加龍牡湯

桂枝　芍藥　生薑　龍骨

牡蠣各三兩　甘草二兩　大棗十二枚

右七味、以水七升、煮取三升、分溫三服。

平胃散

蒼术　厚朴　陳皮　甘草各一錢五分

右水煎服

左歸丸

熟地八兩　山藥　枸杞

山茱　兎絲子製　鹿膠炒珠

龜膠炒珠無火者不用各四兩

右先將熟地蒸爛杵膏。加煉蜜丸如桐子大。

每食前用滾湯。或淡鹽湯。送下百餘丸。

濁淋

經云。水液渾濁。皆屬於熱。乃胃中濕熱流於胞胱則濁。然不痛者。謂之濁。赤者濕熱在於血分。白者在於氣分也。治濁之法。但宜平胃滲濕清熱。兼補腎水爲主。淋者亦屬濕熱。但欲尿而不能出。脹急痛甚。不欲尿而點滴淋瀝。乃陰虛氣滯。火閉不通。亦宜清熱養陰。俾水盛則火退。而便自通利。或痰滯胸中。肺氣不得升降爲淋。當以消痰爲主。若淋久必有瘀血凝滯。故云小腸有氣則小便脹。小腸有血則小便淋。小腸有熱。則小便痛。赤而痛者。謂之血淋。不痛者。謂之尿血。又有精淋從精竅中流出。乃因色慾過度。關竅失閤。須當大補真陰。兼補中氣。須得修心養性。可保全愈。不戒色慾。此證必死。若精淋氣滯。熱蒸如石。爲砂淋。如麵糊者爲膏淋。以通利爲主。若小便濇。恒有餘瀝不盡。此屬氣虛。法當溫補八味丸。補中益氣之類。凡治五淋。但宜養陰清熱滲濕。分利小便為主。然虛者宜補。實者宜瀉。寒熱各異。臨證辨別。

秘結

秘結之證。有陰結陽結。血虛氣虛。風秘脾約。老人津枯。腎水虛衰。陽衰虛閉。種種不同。經云。北方黑色。入通於腎。開竅於二陰。藏精於腎。而腎司開闔。為胃之關。關門不利。則大便不通。蓋肺熱不能生水。腎水虛衰。而大便不通者。有肺與大腸相爲表裏。肺熱則大腸亦熱。津液不潤於腸。乾濇而秘結也。當分氣分血分而治。因肺熱氣分而秘結者。宜以清肺熱。滋水養血潤腸。卽花粉芩連麥冬阿膠麻仁枳殼木香之屬。或腎經血分精枯。自結而秘者。僅宜滋陰。大補腎水。兼養血潤腸。卽六味八味湯丸。加蓯蓉麻仁桃仁之類。若客氣小邪。中裏風熱。秘結者。隨其腑令。去其風熱則愈。或陽虛氣滯而秘者。法當溫補。即八味湯丸。或半硫丸。參芪桂附肉蓯蓉之屬。或素來脾約。麻仁丸主之。

麻仁丸

麻仁二兩另研　杏仁五兩五錢　枳實

厚朴　芍藥各八兩　大黃一觔

右爲末。蜜丸如桐子大。白滾湯下。

半硫丸　治老人虛人冷秘。

半夏爲細末　硫黃研極細用柳木槌子殺過

以生薑自然汁。同熬。入乾蒸餅末攪和勻。入

臼內杵數百下。丸如桐子大。每服十五丸至二十丸。溫酒或薑湯下。婦人醋湯下。空心服

脫肛

脫肛者。因病中血氣虧損所致者多。宜益氣養榮湯。有中氣虛而下陷者。用補中益氣湯主之。有去血過多。火盛而脫出者。宜用六味地黃湯。加人參升麻。有濕熱留滯腸中。痢久不愈而脫者。先以猪苓湯滲濕。後以補中益氣湯。或產後去血過多。大腸血燥而脫者。宜當歸補血湯。或

腎水虛衰者。六味湯之類。有腎中陰陽皆虛。數至圊而不能大便。努力脫出者。宜八味湯丸主之。因內痔而脫者。非湯丸之所療也。凡治脫肛。毋論虛實寒熱。皆用升提藥為主。

小便不通

夫因感冒病中而小便不通。當以本病參治不贅。茲無他病。忽然小便不通。小腹急痛脹滿。狀如覆碗。令人嘔逆。飲食不進。及至大便亦閉。似成關格。此腎與膀胱氣病。乃為至急之候。蓋腎主開闔爲胃之關膀胱爲津液之府氣化則能出矣若腎水乾枯三焦氣鬱不能決瀆而不通者當以大劑地黃湯加牛膝主之若膀胱氣虛及三焦火衰不能運化者急以八味湯丸使機關開闔得愈服至二三劑而仍不通反增嘔逆痰喘不食者死有中氣虛而下陷不通者當以補中益氣湯主之若中宮氣鬱不得升降而不通者宜以升提或探吐即通有服附子乾薑熱藥太過肺陰受爍氣不下達而不通者當以黃

連解毒湯。加花粉麥冬治之。有男婦飲食如故煩熱不得臥。而反倚息。此名轉胞不得溺。胞系了戾。當以腎氣丸。但利小便則愈。

黄連解毒湯

黄連　黄芩　黄栢　梔子等分

右水煎服

醫徹虛勞內傷卷二終

跋

蕙稔見　夫子診證濟世嘗懷未足慮醫之正學久湮紕繆日多是以弗憚苦心取仲景書於應酬之暇乘晧月以叅詳或篝燈以殘漏提誨　蕙等而兼閱註述撰有溫熱病論虛勞內傷天元樞法傷寒辭潔坤儀髓要客牕偶談治證神機雜病等書一百餘卷統曰醫徵誠軒岐之正學濟世之津梁也茲先以仲景傷寒金匱溫熱內傷四書屬　蕙等校讐付梓　蕙弗獲以無能辭受而讀其所註益非頓明心地澈透軒岐之理者莫能及也即如註金匱之治未病發明時令

之虛實陽病陰病之十八即以六淫營衛而分之陰壽辨非虛寒百合邪流藏腑婦人諸病皆爲血海受邪一源而出傷寒之病機流伏以厥陰之木邪臨土而厥互明六經之生尅與夫創發內經之溫熱病論此皆仲景以後諸賢未能道者吾　夫子悉啟其秘眞爲造物以生人其有益於後世不淺豈僅爲軒岐仲景之功臣而已哉孔子春秋成游夏不能贊一辭吾　師詮成　蕙亦奚敢贅言但以身任錄正故述梗概以與同志者黽勉而深造焉

廣陵門生李蕙拜跋

醫徵女科附翼金匱

檇李沈明宗目南著

調經

夫男女者咸稟天地之氣而生然天地之氣有太過不及故人生之後氣血亦有偏勝不能俱足也至於病則內傷外感男女皆同唯有胞門血海受邪與調經胎前產後而女子則異所以另列而爲女科但調經之法專以理氣補養心脾爲主胎孕常以脾腎雙固兼以淸熱順氣爲

先。產後務必大補。或氣或血。兼之去舊生新。若血海虛而受邪。病態無窮。或補或瀉。是非一定之法。已經明于金匱。茲以經期胎產。不因外邪所致者。而補闕之。經云。女子二七而天癸至。衝任脉盛滿。月事以時下。故有子。是謂大槩之常。或有未及二七而經先行者。或已至二七而經未行者。此乃人之稟氣太過不及也。然天癸至而一月一行。則爲無病。或一月過期而行。或不及一月而行者。或數月而一行者。或閉而不行者。或崩漏不止者。此皆失其常候。豈可不以藥食而調之耶。所以調之之法。須要辨別熱者寒之。寒者熱之。虛者補之。實者瀉之。滯則行之。滑則固之。陷者舉之。以平為期。隨證治之。無不取効。經云。二陽之病發心脾。女子不月。夫二陽者。陽明胃也。乃為水穀之海。生長氣血之源。脾則統攝於周身。流行臟腑經隧。而應月信。或因七情過傷心脾。則脾胃氣鬱不化。諸臟無濟血氣日衰。遂有血枯經閉。血少色淡。而過期不行。或數月一行之病矣有房勞太過或惱怒致傷肝腎因肝藏血乃通衝任而爲血海然肝傷則衝任之血不滿經期即有遲早枯閉血氣妄行之病褚氏云女子經未行而强合傷動衝任氣血他日有難明之疾故女子天癸未至或月事適來未斷之時不可縱慾恐致衝任不固血氣不守爲崩爲漏病千變態有因身軀肥壯而脂膏充滿内挾痰涎壅滯惡氣不發風雨不節亦至過期而行數月一行爲崩爲帶經閉無子之病

也。

不及期而經行

如經水先期。餘無他疾。責其血盛有熱。宜以四物湯。加麥冬知母骨皮細甘草治之。

四物湯方

生地三錢　歸身一錢五分　川芎七分

白芍一錢　水煎空心服

或因怒而經水先期者。乃傷衝任。當責血氣俱熱。宜四物湯。加芩連香附柴胡甘草。

如形瘦。餘無他疾而先期者。責其血熱。四物湯加芩連甘草。

如形瘦。素多疾病而先期者。責其有熱而傷衝任。當以四物湯。隨本病加減治之。

六味丸。治婦人衝任內傷。及腎虛血少。血枯血閉等證。方見後

如誤服辛熱煖宮之藥。而先期者。責其伏火。四物湯。加知柏木通甘草。

過期而經行

素無他疾。而經過期者。責其血虛。八珍湯主之。

熟地三錢　當歸　白芍

人參　白朮　甘艸炙

白茯苓各一錢　川芎六分　生薑三片

大棗三枚　食前煎服

性情急躁。而經過期者。責其氣逆血少。八珍湯加香附青皮。食前煎服。

形瘦素無他疾。而經過期者。責其氣血俱不足。十全大補湯主之。

熟地二錢　黃芪　人參
茯苓　白术　當歸
白芍各一錢　川芎六分　肉桂
甘艸炙各五分　生薑三片　大棗三枚
食前服

形瘦食少。而經過期者。責其脾胃虛弱。氣血衰少。異攻散加芎歸主之。如脈遲。或沉細無力。屬陽虛。當以參附理中湯主之。

人參　白术　茯苓

歸身各一錢　甘草炙　陳皮

川芎各五分　生薑三片　大棗三枚

食前服。兼服六味丸。

肥人飲食過多。而經過期者。責其軀脂逼塞。濕痰壅滯也。宜二陳湯加減主之。如脈遲沉弱無力。亦爲虛寒。當以溫劑。

半夏二錢　當歸　白茯

橘紅　香附各一錢　川芎六分

生薑三片　空心服。兼服蒼莎丸

素有疾病。而經過期者。責其脾胃虛損。氣血大虛也。當隨其本病而調治之。

一月經再行

性躁多氣者。責其傷肝。以動衝任之血也。四物湯。加條芩人參甘艸柴胡香附。

數月而經一行

瘦人責其脾胃虛弱。氣血俱虛。用十全大補湯主之。

肥人責其多痰。而兼氣虛。用香砂六君子湯。加蒼术川芎枳殼主之。

半夏一錢五分　白术　茯苓

陳皮　砂仁　蒼术

枳殼各一錢　川芎　甘艸各五分

空心服。兼服蒼莎導痰丸爲妙。

蒼莎導痰丸

製香附二兩　蒼术　甘艸

枳殼　南星各一兩　陳皮

白茯苓　半夏各一兩半

取生薑自然汁。蒸餅爲丸。白湯下。

經期或前或後不一證治

其證氣亂。悉從虛治。用加減八珍湯主之。

熟地三錢　人參　白芍

白朮　丹參　香附

甘艸炙　歸身各一錢半　川芎七分

薑棗引。水煎食前服。

經行腹痛

凡經將行。腹腰作痛。此氣滯血實也。以四物湯加减治之。

香附　歸身各二錢　赤芍　川芎

丹皮　玄胡各一錢　木香五分

水煎將好。入桃仁十四粒去皮尖爲泥。滚一

二沸。食前服　瘦人有火者。加芩連各一錢。

肥人有痰者。加蒼殼半夏各一錢。

經水之後。腹中作痛者。責其血虚氣滯。八珍湯

加木香香附主之

經水多少

有因經水未盡。敗血停積。流入四肢。令人浮腫。此爲血分。不可作水氣治之。但調其經。則腫自消。調經湯主之。

歸身一錢五分　赤芍　紅花

延胡　丹皮各一錢　桃仁十四粒

甘草　肉桂　細辛

乾薑各五分　水煎食前服

瘦人經水來少者。責其血虛。四物湯加減治之。

熟地　生地各三錢　歸身　香附各二錢

人參　白芍各一錢　川芎　甘艸炙各五分

薑棗引食前服

肥人經水來少者。責其痰壅氣滯。二陳湯加芎歸滑石枳殼香附治之。

經水太多者。不問肥瘦。皆責其熱。宜四物湯加芩連知栢甘艸治之。

經水色紫色淡

經水色紫者。血熱也。四物湯加香附黃連丹皮甘艸。經水色淡者。氣血虛也。八珍湯主之。

經閉不行

不因他病。而經閉不行。乃陰虛血弱。火盛水虧。不可以毒藥通經。宜常服栢子仁丸。並澤蘭湯有胞宫而受外邪所致者。當參金匱諸法。

熟地 牛膝各二兩 栢子仁 卷栢

澤蘭 續斷各一兩 煉蜜丸

澤蘭湯

澤蘭 歸身 芍藥各二錢

甘艸七分 食前服

若憂愁思慮怒氣傷肝氣鬱血滯而經不行者法當養血開鬱而經自行若用補劑則氣得補而愈滯血亦凝聚愈不行矣或因軀脂聚痰塞滯而經不行者二陳湯有因脾胃虛損而經不行者用補中益氣湯主之

人參　黃芪　白朮　歸身

白芍各一錢　陳皮　甘艸　柴胡

升麻各五分　薑棗煎服

有因氣鬱血閉不行用開鬱二陳湯主之

半夏　香附　蒼朮各二錢

青皮　檳榔　木香

白茯苓各八分　陳皮　甘艸各四分

薑引煎服。更服四製香附丸以經行爲度。

四製香附丸　此婦人常服之藥也

香附半觔分四處用鹽醋酒童便各浸三日　天台烏藥半觔

二味共爲末醋糊爲丸白湯下

有經閉不行。骨蒸作熱。脉虛者。增減八物柴胡湯主之。

生地　麥冬各二錢　茯苓
歸身　白芍　知母
柴胡　骨皮各一錢　甘艸五分

如無汗加丹皮。水煎食前服。凡婦人血虛有熱者可服之。如熱甚服之不平。加乾薑一錢炒枯神效。

有經閉不行。發熱咽燥唇乾形盛脉實者。宜四物凉膈散主之。

歸身　生地各二錢　赤芍

黄芩　黄連　山梔

連翹　桔梗各一錢　薄荷葉七分

甘艸五分　淡竹葉二十片　水煎食前服

崩漏

婦人崩病，皆因肝木盛而中氣不足，脾不能統血歸經，積於胞宫，血熱妄行，故爲崩病，崩久則成漏下不止。治宜先止其血，急治其標，後補脾胃之氣，兼清木火之熱，或補氣以止血。未有不痊者。而止血之劑，宜以四物湯加炒荆芥、甘艸。

調十灰散主之。若脉見沉遲無力。屬虛寒者。當以理中。或十全大補主之。

十灰散

藕節　蓮房　艾葉　棕皮　大薊

小薊　栢葉　乾薑　丹皮　血餘

各等分爲細末。每服三錢。不善吞者。用醋煮糯米糊爲丸。

血止後。宜服清熱之劑。用凉血地黄丸。四物湯加生地阿膠。艾葉條芩人參白术之類。

血止不來。裏熱已除。宜加味補中益氣湯。去升柴。加熟地白芍茯苓。如血滯腹痛。再加香附青皮木香。

如崩久成漏。連年不休者。此胞宮氣虛不能攝血也。宜用加味補中益氣湯。兼服鹿角霜丸。收斂爲主。

鹿角霜煅　栢子仁去油　歸身

茯神　龍骨煅研水飛　阿膠蛤粉炒成珠

續斷酒炒　山藥各二兩　川芎

香附便製　甘艸炙各一兩

共爲細末打糊爲丸每服五十丸溫酒送下

崩乃衝任之氣虛損不能約制經血治宜大補氣血養其脾胃微加清肝心火之藥補陰瀉陽則經自止有經血妄行或吐血咯血口鼻內出血腥氣者謂之倒經當以四物凉膈散加生韭自然汁服之

白帶

帶下之病婦人皆有但輕重不同赤者濕熱在

於血分。而兼虛治。白者濕熱在於氣分。而兼虛兼痰。大概以補脾胃。滲濕熱。兼用升提。或淡滲。要知瘦人多火。肥人多濕。赤帶用四物湯。加芩連升麻。丹皮赤石脂之類。白者用六君子湯。加升柴椿根皮芩連之類。

帶久不止虛寒者。專以補氣血為主。宜十全大補湯。或加陳皮半夏炮薑附子。及服補宮丸以固下元之脫。

鹿角霜　茯苓　白芍

山藥　白朮各三兩　赤石脂

牡蠣　龍骨　炮薑各二兩

共爲末。醋爲丸。空心米湯下。

胎前門

胎屬十二經所養

經曰。手少陰脉動甚者。姙子也。蓋手少陰心脉也。心主血脉故也。又腎爲胞門子戸。尺中腎脉按之不絶。當姙子也。又曰。婦人姙娠一月。足厥陰脉養之。二月。足少陽脉養之。三月。手厥陰脉養之。四月手少陽脉養之。五月足太陰脉養之。六月足陽明脉養之。七月手太陰脉養之。八月手陽明脉養之。九月足少陰脉養之。十月足太陽脉養之。是以諸經各養三十日也。若夫至期當養之經虛實不調，則胎孕不安，甚則下血而胎墮矣。因手足十二經氣血盈虧不同，如手足厥陰太陽少氣多血，手足太陰少陰少血多氣，手足少陽氣多血少，手足陽明氣盛血多。安胎之法，各當按此經脉氣血多少而調之，庶無胎

墮之患其或感冒風寒而生別病亦宜按法而保之

逐月養胎法

妊娠一月陰陽初合名爲胎胚足厥陰肝經之氣血養胎其經血多氣少當補其氣而爲廕胎之本但當安靜寢息勿令驚恐縱慾食宜精潔酸美甘甜毋食腥羶苦辣而招外邪若着寒則痛着熱則驚用力則腰疼腹滿胞急宜服烏雌鷄湯補胎湯以後凡屬廕胎之經當戒針灸

烏雌鷄湯

烏雌鷄一隻，治如食法 芍藥 人參

白朮各三兩 茯苓 阿膠各二兩

吳茱萸一兩 麥冬五合 甘艸

生薑各一兩

右以水一斗二升煮鷄汁。取六升。去鷄下藥煎取三升。內酒三升。並膠烊盡。取三升。每服一升。日三。

補胎湯 若曾傷一月胎者。當預服此。

地黃　白朮　生薑各四兩
細辛　防風各一兩若無外邪當去此二味
烏梅肉二兩　大麥　吳茱萸各一合
水七升。煮取二升半。分三服。先食服。寒多者倍細辛茱萸。熱多渴者去之。加瓜蔞根二兩。若有所思。加栢子人參。

二月名爲胎膏。其時胎成于胞裏。足少陽養胎。其經氣多血少。當補其血。而爲臟胎之本。膽合於肝共榮於血。是謂胎藏。乃陰陽居經之候。不可驚動房慾勞頓忌食羶腥辛熱若有寒則胎損不成有熱則萎悴怯弱有風則手足搖動心滿臍下脹滿腰背强痛當服艾葉湯若曾傷二月胎者當服黃連湯以養之

艾葉湯

阿膠　人參各三兩　艾葉　丹參

當歸　麻黃各二兩無寒當去之　甘艸四兩

生薑六兩　大棗十二枚

以酒三升水一斗煮減半去滓內膠煎取三

升。分三服。

黃連湯

生地五兩　生薑三兩　黃連

人參各一兩　吳茱萸五合

一方用阿膠　一方用當歸半兩。以酢漿七升。煮取三升。分四服。日三夜一。十日一修合。

若頗覺不安。加烏梅一升。水煎不用漿。

三月之時。血不流通。形像始化。未有定體。見物而變。乃手厥陰心主包絡養胎。而屬相火。此經血多氣少。當補其氣。不可縱慾悲哀。觸冒寒冷。其脉滑疾。重按則散者。胎已三月。夫手心主者。脉中精神。內連于心。能混神形。故當頻見王公大人。富貴福壽端莊正直聰明俊秀之人。並玩詩書金玉珍美之物。是應外像而內感也。不可見傴僂侏儒。形醜貌惡殘疾之輩。及猿猴死屍穢惡之類。宜食鯉魚雄鷄大麥牛肉佳果酸菹。毋食薑兎龜鼈無鱗自死之物。時常佩帶弓矢珠璣金玉雄黃等件。毋懷刀繩異物。坐毋邪席。

立毋偏倚。行毋邪徑。目毋邪色。口毋邪言。心毋邪念。臥毋偃側。毋輕喜怒。毋妄思慮。自然子女賢良聰俊。才貌過人。如着寒則大便青。有熱則小便赤。若卒然驚恐憂愁嗔恚。傷動筋脉。則遶臍痛。或腰背痛。苟有所犯。即服烏雄鷄湯。曾於三月墮胎者。服茯神湯以保之。

雄鷄湯

雄鷄一隻治如食法　白芍　人參

茯苓　甘草　阿膠各二兩　麥冬五合

黃芩　白术　生薑各一兩

右以水一斗三升。煮鷄臧半。出鷄內藥煮取半。內清酒三升。并膠煎取三升。分三服。一日令盡。一方用當歸川芎各二兩。不用黃芩生薑。

茯神湯

茯神　丹參　龍骨各二兩

人參　當歸　阿膠

甘艸各一兩　大棗二十一枚劈　赤小豆二十粒

右以酢漿一斗。煮取三升。分四服先日服七日後服一劑。腰痛者。加桑寄生二兩。

四月始受水精。以成血脉。手少陽脉養胎。內屬三焦相火。其經氣多血少。當養其血三焦之府。內寄于腎。以養精氣。不可勞頓。宜靜形體。調和飲食是謂盛榮。以通耳目。而行經絡。其左脉疾者爲男。右脉疾者爲女左右俱疾當生二男。若有寒。則心中欲嘔飽滿不食。有熱則小便頻數如淋。若臍下急。頸項强痛。寒熱驚悸。腰痛腹痛。

往來不定。或胎氣上逼心胸煩悶者。宜服菊花湯。調中湯以和之。

菊花鷄子大一枚　半夏四兩　甘艸

當歸　麻黃無外邪去之　阿膠各二兩

人參一兩五錢　麥冬一升　生薑五兩　大棗十二枚

右以水八升。煮減半。內清酒三升。并阿膠煎取三升。分三服。溫臥當汗。若汗多。以粉粉之。避風寒四五日。

調中湯

白朮　枳實　李根白皮

厚朴　柴胡各三兩　白芍　生薑各四兩

當歸一兩五錢　川芎　續斷　甘艸各一兩

烏梅一升

水一斗。煮取三升。分四服。日三夜一。

五月始受火精。以成其氣。足太陰脉養胎。內屬於脾。其經氣多血少。當養其血。而脾養肉。不可妄思。及饑飽感冒卑濕。益脾主四肢。五月之時兒四肢皆成。按其脉重取之不散。但疾而不滑者。五月胎也。若脉數者。必向懷。脉緊者。必胸阻。脉遲者。必腹滿喘急。脉浮者。必水氣作腫。若有熱。則頭眩心亂欲嘔。有寒則腹痛小便難。若寒熱并作。則胎動無常。或損仆腹痛。有此者。宜阿膠湯。又必早卧晏起。衣被潔淨。飲食調和五味。是謂養氣以定五臟也。

阿膠湯

阿膠四兩 當歸 芍藥 甘艸

黄芩各二兩 人參一兩 麥冬一升 吳茱萸七合

旋覆花二合　生薑六兩

右以水九升。煮藥減半。內清酒三升。并膠微火煎取三升半。分四服。日三夜一。先食服。

安中湯

甘艸　白芍各三兩　當歸

川芎　熟地　人參各二兩

黃芩一兩　麥冬　五味子

大麻仁五合　生薑六兩　大棗二十五枚

右以水七升。清酒五升。煮取三升半。分四服。

日三夜一。七日復服一劑。
六月始受金精。以成其筋。足陽明脉養胎。內屬於胃。其經氣血俱多。當清氣血之熱。胃爲五臟六腑之源。合於脾。以養肉。不得雜食。益胃主口目。六月之時。小兒口目俱成。必欲些微勞動。毋得靜處。宜縱觀郊野山林犬馬。以變腠膂紉筋。以養其爪。以勞其臂膂。若胎動不安。寒熱往來。腹痛身腫。驚怖。血下狀如淋瀝。手足煩熱者。麥門冬湯。若曾墮損者。柴胡湯。

麥門冬湯

麥冬一升　阿膠四兩　地黄三兩　人參

甘艸　黄芩各二兩　生薑六兩　大棗十五枚

右以水七升，煮減半，內清酒二升，并膠煎取

三升，分三服，中間進糜粥。

柴胡湯

地黄五兩　柴胡四兩　白芍　白朮

川芎　麥冬　甘艸各二兩　肉蓯蓉一兩

生薑六兩　大棗三十枚

右以水一斗煮取三升分四服日三夜一中間進糜粥勿食生冷及堅硬之物七日更服一劑

七月始受木精以成其骨手太陰脉養胎內屬於肺其經氣多血少當養其血以養皮毛不可憂鬱及叫呼觸冒煩躁蓋肺主皮毛七月之時皮毛已成此月之脉實大牢強者生細小微弱者死宜勞身動股屈伸居處不宜安靜忌食寒冷多食秔稻以密腠理是謂養骨牢齒若暴下

惡水多者。其胎必墮。謂之非時孤漿頭下也。宜葱白湯。若曾墮損。宜預服杏仁湯。

葱白（十四莖）　黃芪　當歸　甘艸（各三兩）

阿膠（四兩）　人參（一兩五錢）　黃芩（一兩）　麥冬

半夏（各一升）　生薑（八兩）　旋覆花（二合）

右以水二斗。煮減半。內清酒三升。及膠。煎取四升。每服一升。日三夜一。溫臥當汗出。若不出者。加麻黃二兩。煮服如前法。若秋後勿強責汗。

杏仁湯

杏仁　甘艸　鍾乳

乾薑各二兩　紫菀一兩　麥冬

吳茱萸各一升　粳米五合　五味子三合

右以水八升。煮取三升半。分四服。日三夜一

中間進食。七日服一劑。

八月始受土精。以成膚革。手陽明脉養胎。內屬大腸。其經氣血俱多。當清熱順其氣血。而合肺以養氣。毋食燥熱之物。以致氣澁。葢大腸主九

竅。八月之時。九竅俱成。脈實大弦緊者生男。細微弱者生女。亦不祿。當和心靜息。無使氣極。以密腠理。而光澤顏色。若忽冒風寒。則身體疼痛。乍寒乍熱。胎動不安。或頭眩遶臍痛。小便白濁。或漏下。顏色不定。腰背冷痛。目視不了。宜芍藥湯。若曾墮胎者。葵子湯。

芍藥湯

芍藥　生薑各四兩　人參　白朮

當歸　甘艸各三兩　厚朴二兩　薤白切一升

右以水五升。清酒四升。合煮取三升。分三服。

葵子湯

葵子二升 芍藥四兩 白朮 柴胡各三兩

厚朴 甘艸各二兩 生薑六兩 大棗二十枚

右以水九升。煮取三升。分三服。凡十日一劑。

九月始受石精。以成皮毛。六腑百節俱備。足少陰脉養胎。內屬于腎。其經氣多血少。當養其血。以養骨髓。不可懷恐及房勞觸冒生冷。益腎主骨。九月之時。兒續縷皆成。宜食醇醴甘甜緩帶

自持以待其生謂之養毛髮添才力若卒見下利腹滿急脹胎氣上冲腰背不可轉側短氣滿悶宜半夏湯若曾墮胎者宜猪腎湯

半夏湯

半夏　麥冬　吳茱萸　當歸

阿膠各三兩　乾薑一兩　大棗十二枚

右以水九升煮取三升去滓內白蜜八合微火上溫分四服

猪腎湯

猪腎一具 白朮四兩 茯苓 乾薑

地黃 桑寄生 川芎各三兩 附子中者一枚

大豆三合 麥冬一升

右以水一斗。煮腎令熟。去腎。內諸藥煎取三升半。分四服。十日服一劑。

余按以上逐月保胎前賢所設古方。是因風寒外邪而立。故用麻黃細辛防風吳茱等藥。若果外邪。則用之無害。或秪因廕胎經絡氣血多少不足而見證。則宜遠避諸方。另當培

補氣血爲主。因先賢古方。余故不敢苴易。存
爲後學法竅。讀者詳之。
十月五臟六腑。關節人神皆備。納天地氣於丹
田。自當正產。是月足太陽脉養胎。內屬于膀胱。
其經血多氣少。當養其氣。而膀胱以合腎。太陽
爲諸陽主氣。故使兒脉續縷皆成。六腑通暢。與
母分氣。神氣各全。候辰而生。宜預備滑胎方法。
如達生散。枳殼散。芎歸湯。皆可備用。
惡阻

惡阻乃姙娠之常病。受胎一二月。足厥陰少陽蔭胎。肝木不暇疎轉脾土。土氣不能自運。所以食少嘔吐。輕則不治自愈。重則須以藥調。安其嘔吐爲主。肥人乃兼有痰。二陳湯加砂仁薑棗烏梅爲引。加白术猶妙。虛者當以香砂六君子加竹茹。瘦人屬熱兼痰。加減六君子湯主之

人參　白术　麥冬各錢五分

竹茹一錢　厚朴　甘艸各五分

薑引。食前服。

若惡阻嘔逆。頭眩體倦。用參橘散。未應。用六君子湯。

胎動不安

脾胃素弱。氣血素衰。不能養廕於胎。不論月數多少。宜常服安胎飲。當隨每月廕胎之經加減

生地二錢　條芩　白术　人參

當歸　杜仲　續斷　白芍各一錢

甘艸　砂仁各五分　薑棗引。食前服。

若頓仆胎動。腹痛下血。用膠艾湯。未應。用八珍

湯加膠艾

膠艾湯

乾地黄六兩　芍藥四兩　艾葉

當歸各三兩　芎藭　甘艸　阿膠各二兩

右七味以水五升清酒三升合煮取三升去滓內膠令消盡溫服一升日三服不差更作

因房事觸動而不安者用四物湯去川芎加砂仁阿膠竹茹甘艸水煎服忌房事免墮

因怒動肝經氣逆胎氣不安者加味逍遙散主

之。

因憂悲傷動肺氣者。加黄芩阿膠蘇葉五味子。

因恐傷其腎者。加杜仲續斷熟地黄。

因思慮久不解傷其脾者。加人參香附。

因喜傷其心者。另當歸脾湯主之。

如因跌仆動胎者。用安胎和氣飲主之。

安胎和氣飲方

歸身　白芍　條芩　白朮

蘇葉各一錢　砂仁　甘艸各五分

薑棗引食前服。

凡胎動不安而見血者。用上安胎飲。俱加阿膠。

胎漏

胎漏者。姙娠而下血也。葢婦人之血。上爲乳汁。下爲經水。一遇有孕。乳汁漸少。而經水不行。聚于子宮。養廕其胎。今復漏下。乃因木旺土衰。氣血兩虛。胞中有熱。下元不固所致。法當以加減八珍湯主之。用四君以補氣。四物以養血。芩梔以清熱。膠艾以止血。仲續以固下元之虛。則血

自止而胎自安

加減八珍湯

熟地二錢　人參　白朮　茯苓

甘艸炙　當歸　白芍　條芩

阿膠各一錢　薑棗引。空心服。

下血不止，名胎漏。血虛用二黃散。血去多用八珍湯。未應用補中益氣湯。

胎動胎漏皆下血。但胎動有腹痛，而胎漏則無腹痛爲異。故胎動宜行氣，胎漏宜清熱。

妊婦咳嗽

妊婦或肺經傷風，鼻塞聲重，或流清涕者，宜參蘇飲發散之。

人參　蘇葉　茯苓　枳殼

桔梗　前胡各八分　陳皮　甘草各四分

薑引，食後服，以微汗爲度。

不因傷風而久咳不已，謂之子咳。因胎壅氣逆，火升而咳，咳亂其氣，恐致墮胎，當以人參阿膠飲主之。

麥冬二錢　人參　白朮　茯苓
黃芩　枳殼　知母　阿膠
桔梗各一錢　甘草三分　水煎食後服。

天冬寧肺飲

紫菀　天冬　桔梗　桑皮
杏仁　竹茹各一錢　甘草五分
水煎臨服加熟蜜一匙

姙婦瘧疾

凡孕婦病瘧愼勿輕用截藥恐致損胎柴胡知

母湯主之。

柴胡一錢五分　人參　黄芩　知母

白朮各一錢　當歸二錢　甘草五分

薑棗引水煎服。

子腫

孕婦體膚面目浮腫者，胎壅氣逆，水即泛濫，謂之子腫。因肺氣廕胎不暇，氣滯所致，當以六君子湯加桑皮主之。

白朮　半夏　人參　桑皮

茯苓各一錢　甘艸炙　廣皮各七分　大棗二枚

水煎去滓。加水磨木香濃汁三匙。

凡孕婦腹大有水氣。而腿脚腫。亦名水氣。因胎壓脾氣。不能運行所致。當以鯉魚湯主之。

白朮　茯苓　歸身

白芍各一錢　陳皮五分　鯉魚一尾

不拘大小。破洗。白水煮熟。去魚。取汁二盞。生薑五片。入藥煎八分。空心服。以平爲度。又方加人參澤瀉。

子氣

凡孕婦自六七月以來。兩足腫大。行步艱難。脚指間有黃水出。此名子氣。懷子者多有之。但輕者不必服藥。分娩之後。其腫自消。如甚者茯苓湯主之。或四君子補中益氣。皆可主之。

茯苓湯方

人參　白朮　茯苓　香附

木瓜各一錢　蘇葉　烏藥　陳皮

甘草各五分　生薑引。水煎。空心服。

子滿

孕婦至七八月。其胎長大。脹滿逼迫子戶。坐臥不安。謂之子滿。束胎飲主之。

條芩　白朮　枳殼　蘇葉

大腹皮　砂仁各一錢　甘艸五分

水煎空心服

或胎作脹。或脹而痛。此是脾胃氣虛。不能承載。用安胎飲。加升麻白朮。不應用補中益氣湯。

子淋

孕婦小便時澁痛者。謂之子淋。胞宮有火所致。

加味地黃湯主之。

生地三錢　麥冬二錢　人參　條芩

木通　甘艸稍　赤芍各一錢

竹葉燈心爲引。水煎空心服。

若臍腹作脹。以致小便淋悶。此乃脾胃氣虛胞壓尿脬。用四物加二陳參朮。空心服。後探吐藥出氣定。又服又吐。數次必安。

若小便澁少。或成淋瀝。名子淋。用安營散。不應兼服八珍湯。腿足轉筋而小便不利。急用八味湯。緩則不救矣。

安營散

當歸　燈艸　甘艸各五錢　麥冬

通艸　滑石　人參　細辛各二錢

右爲細末。每服二錢。煎麥冬湯調下。

子煩

姙婦心驚膽怯。煩悶不安。名子煩。用竹葉湯。未應。血虛佐以四物。氣虛佐以四君子。

大全云姙娠苦煩悶者以三四月受厥陰胞絡火氣養胎若母心驚膽寒多有煩悶名曰子煩夫子煩者是肺臟虛而熱乘於胸則令心煩或停痰積飲在于胸膈之間或衝於心亦令煩也若熱而煩者當清熱而已若有痰飲而煩者嘔吐涎沫惡聞食氣煩躁不安則當化痰爲主大凡姙娠之人煩躁或嘔吐涎沫劇則胎動不安均爲子煩也

竹葉湯

茯苓三錢　麥冬　防風　黄芩各二錢
竹葉十片　水煎服

子懸

姙娠心腹脹滿。由腹內素有寒氣。致令停飲。重因觸冷發動。與氣相爭。故令心腹脹滿也。若胎氣上攻。心腹脹滿作痛。名子懸。用紫蘇飲。飲食不甘。兼服四君子湯。內熱晡熱。兼服逍遙散。若脉遲軟無力。屬相火虛寒者。八味湯丸主之

紫蘇飲方

蘇葉二錢 大腹皮 川芎 白芍

橘紅 當歸各一錢 人參 甘艸各五分

生薑三片 葱白七寸 水煎服

胎氣上逼

姙娠調理失宜，或七情鬱怒，以致氣逆，多有上逼之證。若氣逆氣實而脹逼者，宜解肝煎。若胃寒氣實而逼者，宜和胃飲。若胃火兼滯者，宜枳殼湯。若脾虛兼滯者，宜紫蘇飲。如脾虚而氣不行者。宜四君子湯。甚者八珍湯。若脾氣虚而兼寒者。宜五君子煎。若脾腎虚寒不行者。宜理陰煎。若脾腎氣虚兼火者。宜逍遥散。或加黄芩枳殼砂仁。若胎死腹中。冷氣上逼。嘔惡面青者。急用平胃散一兩。酒水各半煎汁。投朴硝五錢。熱服之。或用朴硝一兩。以童便調服。則逐而下矣

一方　治胎氣上逼。熱痛下血。或煩悶困篤。用葱二十莖。水煮濃飲之。胎未死即安。胎已死即

下。未効再服。若胎動煩躁。唇口青黑。手足厥冷。

須用當歸湯。

當歸湯方

當歸　人參各一兩半　阿膠一兩炒　甘艸炙一兩

每服八錢。加連鬚葱白一莖。水煎温服。

解肝煎

陳皮　半夏　厚仆　茯苓各一錢五分

蘇葉　白芍各一錢　砂仁七分　生薑三片

右水煎服

和胃飲

乾薑炮二錢　陳皮　厚朴各一錢五分　甘草炙一錢

水煎服

枳殼湯

枳殼麩炒　黃芩各五錢　白朮一兩

水煎食前溫服

紫蘇飲方見子懸

五君子煎

人參　白朮　茯苓　炮薑各二錢

甘艸炙一錢 水煎服

理陰煎

熟地五錢 當歸三錢 甘艸炙 乾薑炒黃各二錢

或加肉桂二錢 水煎熱服

子癇

妊娠足厥陰虛而受風。內火外風相搏。發則口噤。手足抽搐。冒昧不識人。須臾自醒。良久復作。謂之子癇。一名子冒。甚則反張。

若項强筋攣語濇。乃痰盛外風而挾內火。當用羚羊角散。

羚羊角鎊一錢　獨活　酸棗仁炒

五加皮　防風　當歸　川芎

茯神　杏仁各八分　木香　甘艸各四分

生薑引。水煎服。有痰加膽星半夏。

子瘖

孕婦不語。非病也。間有如此者。不須服藥。臨產月但服保生丸。四物湯之類。產下便得語。亦自然之理。非藥之功也。醫家不說與人臨月則與尋常之藥。產後能語。則以爲醫之功。豈其功也哉。黃帝問曰。人有重身。九月而瘖。此爲何也。岐伯對曰。胞之絡脈絶也。帝曰。何以言之。岐伯曰。胞絡者。繫於腎。少陰之脈貫腎繫舌本。故不能言。帝曰。治之奈何。岐伯曰。無治也。當十月復。

子痛

金匱云。婦人懷胎。腹中諸疾痛。當歸芍藥散主之。脈經曰。婦人有胎腹痛。其人不安。若胎病不動。欲知生死。令人摸之。如覆杯者則男。如肘頸參差起者女也。冷者爲死。溫者爲生。

腹中不時作痛。或小腹重墜。名胎痛。用地黄當歸湯。未應加參术陳皮。或因脾氣虚。用四君子加歸地。中氣虚用補中益氣湯。

熟地二兩　當歸一兩　水煎去滓頓服

吐血衄血咳唾血

姙娠吐血。皆由臟腑有傷。凡憂思驚怒皆傷臟腑。氣逆於上。血隨而溢。心胸滿悶。久而不已。心悶甚者死。姙娠病此。多致墮胎。

若肝經怒火。先用小柴胡加山梔生地。次用前藥合四物。後用加味逍遙散。肝經風熱。防風子芩丸。心經有熱。硃砂安神丸。心氣不足。補心湯。思慮傷心。妙香散。胃經有熱。犀角地黃湯。膏粱積熱。加味清胃散。鬱結傷脾。加味歸脾湯。肺經有火。黃芩清肺飲。

硃砂安神丸

黃連一錢五分　硃砂一錢　甘艸炙五分

右為末。湯浸蒸餅為丸。如小米大。每服十五丸。食後津液嚥下。

防風黄芩丸

條芩炒焦　防風各等分

右爲末。酒糊爲丸如桐子大。每服三五十丸。

食遠米飲。或溫酒送下。

逍遥散

當歸　芍藥　白术　茯苓

甘艸炙各一錢　柴胡　加丹皮　山梔各五分

即爲加味逍遥散。右水煎服。

歸脾湯

人參　黄芪　白术　茯苓

當歸　龍眼肉　遠志　棗仁各一錢

木香　甘艸炙各五分

右剉加生薑三片。大棗一枚水煎服。本方加柴胡山梔。爲加味歸脾湯。

二黄散

生地黄　熟地黄各等分

右爲細末。每服二錢。煎白术枳殼湯。調食前

服

補心湯

熟地黃一兩五錢　當歸　芍藥各一兩

人參　茯苓　前胡

半夏　川芎各七錢五分　陳皮

枳殼　桔梗　乾薑

甘艸各五錢

右每服四錢。加薑棗煎服。

妙香散

茯苓　山藥　茯神　黄芪

遠志各一兩　人參　甘艸　桔梗各五錢

辰砂三錢　木香二錢五分　麝香一錢

右爲末。每服二錢。溫酒調服。

知母丸

知母不拘多少爲細末。煉蜜丸如鷄頭實大。

溫酒嚼下。日三服。

加味清胃散

生地　黄連　當歸　升麻各二錢

丹皮一錢五分　石膏三錢　右水煎服

犀角地黄湯

生地黄一兩五錢　白芍一兩　丹皮　犀角各二錢半

右每服五錢。水煎服。

黄芩清肺飲

杏仁　貝母　茯苓　黄芩各一錢

甘艸　五味子　橘紅各五分

右加生薑水煎。食遠服。

心痛

姙娠心痛。乃風邪痰飲交結。若傷心之正經。乃爲眞心痛。旦發夕死。夕發旦死。此傷心之支絡。則乍安乍作。或下入子臟。則胎動而血下。若飲食所傷。用平胃散。加枳殼山查。若因錯雜諸邪。當審其因而治之。

心腹痛

姙娠心腹痛者。或由宿有冷痛。或新觸風寒。皆由臟虛而致邪正相擊而并於氣。隨氣上下。上衝於心。則心痛。下攻於腹。則腹痛。故令心腹痛也。姙娠而痛者。邪正二氣交攻於內。若不時差者。其痛衝擊胞絡。必致動胎。甚則胎墮也。又云姙娠心腹疼痛。多是風寒濕冷痰飲。與臟氣相擊。故令腹痛攻衝不已。則致胎動也。

若顛仆胎傷。下血腹痛。用佛手散。未應用八珍湯。送知母丸。（方見前）

小腹痛

姙娠小腹痛者。由胞絡虛。風寒相搏。痛甚亦令胎動也。

若因風寒所搏。用紫蘇飲加生薑。氣血虛。用八珍湯。脾氣虛。用六君子湯。中氣虛。用補中益氣湯。若腹脹痛。用安胎飲加升麻白朮。不應兼補中益氣湯。

腰腹連腎痛

腎主腰腹。因勞傷損動。其經虛則風冷乘之。故腰痛。冷氣乘虛入腹則腹痛。故令腰腹相引而痛。其痛不止。多動胎氣。婦人腎以繫胞。妊娠而腰痛。甚者。則胎墮也。

若因外邪所傷。用獨活寄生湯。勞傷元氣。用八珍湯。加杜仲砂仁阿膠艾葉。脾腎不足。以前藥加白朮補骨脂。氣血鬱滯。用紫蘇飲。加桔梗枳殼。肝火所動。用小柴胡湯。加白朮枳殼山梔。肝脾鬱結。用歸脾湯。加柴胡枳殼。

小便不通

孕婦小便不通。迺小腸有熱傳於胞。故不通耳。若兼心肺氣滯。則致喘急。陳無擇曰。姙娠胎滿逼胞。多致小便不利。若心腎氣虛。清濁相干。則爲諸淋。若胞系了戾。小便不通。名曰轉胞。若胎滿尿出。則曰遺尿。若熱而不通者。全生茯苓散治之。

赤茯苓　冬葵子　等分　水煎服

遺尿

孕婦遺尿不禁。或爲頻數。此是肝火血熱。用加味逍遙散。

若脬中有熱。宜用前湯。若脾肺氣虛。宜用補中益氣湯。加益智。若肝腎陰虛。宜用六味丸。

尿血

孕婦勞傷經絡。有熱在內。熱乘於血。血得熱。則流溢滲入于脬。故令尿血也。或因勞役所傷。或過食煎炒。小便帶血。亦是血得熱而流入於胞中。宜清膀胱。當用加味逍遙散

腹哭鐘鳴

產寶方　治小兒腹中哭。及孕婦腹內鐘鳴。

用空房下鼠穴中土一塊。令孕婦噙之即止。

或為末入麝香少許。酒調下二錢立愈。　一

方用黄連濃煎汁。母常呷之即止。

傷食

孕婦傷食。腹滿惡心呑酸。不喜食者。六君子湯加穀芽砂仁主之。

頭疼

孕婦不因外感風寒。常苦頭疼者。此血虚也。加味芎歸湯主之。

當歸二錢　黄芩　白朮

細茶各一錢　川芎七分　水煎服

臟燥

孕婦忽然無故悲哭。狀如神靈所作。因子宮血少。謂之臟燥。甘麥大棗湯主之。

甘艸五錢　小麥五合　大棗六枚

水煎溫服再服竹茹湯。

竹茹湯　治孕婦心虛驚恐。臟燥悲泣。

麥冬二錢　人參　茯神

山梔　竹茹各一錢　甘艸五分

薑棗爲引。食後服。

臨產須知

妊婦至八九月。形盛胎肥腹大坐卧不安。防其難產。宜服瘦胎丸。

枳殼　白术　當歸各錢五分　甘艸五分

煉蜜爲丸。空心白湯下。

如孕婦本怯。不可服瘦胎丸。當以達生散主之。

人參　白芍　當歸　茯苓

陳皮　大腹皮　紫蘇　枳殼

砂仁各一錢　甘艸五分

葱白一莖水煎食前服。

孕婦以氣血爲本，血盛則懷胎，以氣爲輔，氣行則血行，氣滯則血滯。富貴之家，保重太過，任其坐臥，以致氣壅不舒，血滯而難產，當服達生散去人參、白朮，加香附、烏藥。

孕婦臨產，自覺兒身移轉，頭已向下，胞漿流出，腰腹痛甚，此正產也。若兒身未轉，胞漿未破，腹中雖然陣痛，或作或止，亦欲正產，不可努力。若用力太過，母氣已乏，及至產時，而無氣送下，則成難產。宜服催生湯丸。或用獨參湯爲妙。

少婦初生。身體纖弱。子戶緊窄。當胞漿已破。兒欲下奔之時。產母不能忍痛。身轉傾側。兩足不開。子不得出。遂成難產。又有中年之婦。生育太多。氣血虛弱。胞破漿出。子宮乾澁。亦成難產。淹延數日。如此之證。其母得生者少。蓋非人力之可爲。或用十全大補湯。間有得生者。

保胎催生橫生難產神方　此藥當預備。若二三日前。腹內覺動不安者。當服一二劑即安。

或難產至七八日。連服三四劑。則子母雙全。如腹內不安。有欲產光景。卽煎服下。倘服後仍覺不安。再服。雖多服無害。若服過一劑之後。腹內卽安。反覺不產。則中止勿服。俟動作時再服。

當歸　川芎各錢五分　兔餅一錢四分　白芍
蘄艾各錢二分　川貝母一錢　嫩黃芪八分　厚朴七分
荆芥穗六分　枳殼　羌活　甘艸各五分
生薑三片。水二碗。煎八分。不拘時服。

又方若一二日不生者。只用加減五苓散主之。

猪苓　澤瀉　肉桂　白术

木通　車前子　枳殼　檳榔

甘艸　滑石　燈心引水煎服

又方二三日。强能飲食者。此胞漿乾澁也。用加味四物湯主之。

歸尾　川芎　白芍　生地

官桂　玄胡　枳殼　香附各一錢

長流水煎去渣磨木香檳榔濃汁五匙入藥

服。

如二三日不產。而胎死腹中。何以驗之。但觀孕婦唇舌俱紅者。子母無恙。唇青舌紅。母死子生。唇紅舌青。母活子死。唇舌俱青。子母俱死。奪命丹主之。

蛇退 全者一條新瓦焙存性　金銀箔 各七張

母丁香 五錢另研　男子亂髮 燒灰一錢

蚕退 燒灰一錢　千里馬 七個燒灰即艸鞋鼻

黑鉛 一錢五分

先以鐵器鎔化鉛。入水銀急炒成砂子。傾出另研。于淨室修合。勿令婦人雞犬見之。各研爲末。和勻。以牙猪心血爲丸。如桐子大。每服二丸。長流水送下。如昏悶者。研爛灌下。

產婦合用之物。如催生湯丸。止暈藥物。須要預備。如乾漆渣。或破漆器臨產燒之。使產婦聞其氣味。庶無血暈。又取好醋一二觔盛盆內。以剛炭燒紅。入醋內。放于房中床前。轉運數次。使產婦常聞醋氣。則無血暈之患。產下須服生化湯一二劑爲妙。氣虛者。人參理中湯。

無論春夏秋冬。皆宜閉其戶牖。毋使產婦冒風。設一犯之。其患最巨。若盛暑之時。當置井水大盆於房中。以解鬱蒸之氣。但須遠離帳幃。毋使產母身受水涼之氣。若在隆冬嚴寒之時。必於房內燃火。勿使受寒。受則難治。

產後

有平日氣虛不能歛束。下元不固。致令產時。其腸先出。盤露於外。子隨後生。此謂盤腸生。子與胞衣下來之後令母仰臥坐婆托起其腸然後輕輕送入推而上之即令產母收足夾定穀道緊閉自收上也或以蓖麻子四十九粒去殼研爛敷在頭頂中間待腸收盡急宜去之欲免後次苦楚者宜於無孕之時多服地黃丸加五味子官桂以固下元之關鍵永無後患

問曰產子氣絕而不啼者何也曰子欲下時其母護痛其身傴僂傾倒兩足不開兒當產門被母夾住氣不得伸下時悶絕故不啼也謂之寤

生欲救之法急令穩婆輕用手法取下胞衣勿斷臍帶先取小鍋入水燒熱以胞放於鍋中頻洗令煖氣透入兒腹須臾回生而啼聲出矣慎毋愴卒割斷臍帶以致不救有以金鐘或磬鏡在兒耳邊搥之即啼有以猫近兒耳邊令猫叫即啼

凡產婦子已生下其胎衣即來或少留片時而來者此其常也倘有胎衣不來急用五苓散下胎衣甚快若因產母力乏元氣已虛不能轉運

或血少產戶乾澁。或子出宮虛。胎衣吸貼而不下者。急補氣血爲主。或倉卒無藥可尋。路上破草鞋一隻。以綿繩縛定草鞋。近於陰處緝定臍帶。然後斷臍。產母任其坐臥。胎衣自下。或有過旬日而爛下者。若不斷臍。使子氣返入胞中。以致脹大反不能出矣。此唯坐婆神手善取者爲妙。

新產之婦。昏暈卒倒。不省人事。口噤氣冷。謂之血暈。此乃惡候。蓋因元氣大虛。血隨虛火上奔。

皆由不用燒漆烟。及醋炭等法所致。其患有二。如去血過多。卒然眩倒者。乃氣血兩虛。急以人參二三兩煎湯。入童便半杯。灌入即醒。若瘀血未去而上逆者。急用韭汁嚴醋和勻灌之。以待其醒。後用清魂散。

人參三錢　澤蘭　當歸

荊芥炒各二錢　川芎七分　甘艸五分

水酒二盞。煎去渣。入童便服。

如去血少者。乃惡露未盡。必然腹痛昏眩。亦待醒用黑神散主之。

生蒲黄二錢 黑豆 當歸 赤芍

熟地各錢五分 炮薑 肉桂 甘艸炙各五分

水酒二盞。煎去渣。入童便服。

產後惡露未盡。敗血流入肝經。肝開竅于目。故見黑花。而諸風掉眩。皆屬于肝。故爲眩暈。即前瘀血所致之血暈也。當用清魂散。加丹皮一錢。服法同前。

產後敗血流入肝經。則作脇痛。因肝之脉循脇

故也宜分虛實治之如痛而不可按者乃瘀血所致宜去其血當歸瀉肝湯主之

歸尾　川芎　枳殼　香附

青皮　紅花各一錢　桃仁十四粒研如泥

水煎去渣入好酒一盞服

如脇下痛喜人按之其氣攻動脇骨狀如奔豚者此乃去血過多肝血虛而氣逆痛當以生化湯去桃仁加人參吳茱萸主之

歸身四錢　川芎　炮薑　人參

甘草炙一錢　吳茱萸六分　薑棗水煎服。

產後不語者，因產虛弱，敗血停滯上焦，神志不寧，或顛狂昏亂，舌乃心之苗，故神昏舌强而不語也。七珍湯主之

生地三錢　當歸　人參各錢五分　紅花

丹參各一錢　石菖蒲　川芎　細辛

獨活各七分　辰砂五分

水煎去渣，調辰砂末，食後服。

有言語不清，含糊蹇澁，別無他苦者，蓋因心主

血。血去太多。心之氣血虛弱。而舌乃心之苗。其血不能上榮於舌。故令舌倦而語言不出也。歸脾湯主之。或加味生脉散亦主之。

人參　歸身　麥冬各二錢

石菖蒲　甘艸各六分　五味子九粒研

用猪心以竹刀刮開。水二盞。煮熟去心。入藥煎服。

產後乍見鬼神者。因產去血過多。然肝藏魂。血室空虛。神魂不寧。故心神恍惚。睡臥不安。語言失度。如見鬼狀。茯神湯主之。

茯神　栢子仁　人參　牛膝

歸身各二錢　遠志肉　甘艸炙　桂心各七分

猪心一個。水三盞。煎盞半。去猪心。入藥煎七分。調辰砂末一錢。服。

如心下脹滿煩躁昏亂。如見鬼神。此乃敗血停滯上干于心。心不受觸所致。芎歸瀉心湯主之。

川芎　歸尾　延胡　丹皮

桂心　生蒲黃　五靈脂各一錢五分

水煎去渣調靈脂末食後服。

產後心痛者乃因心主血血去過多其人受寒虛寒擊搏血凝則心之脉絡不通故心痛也當以獨活細辛湯去寒俾血脉行經絡通而心痛自止若誤以敗血攻之則反虛其正傳爲真心痛而死有心血虛而他臟氣逆于心則痛當細辨何臟之氣上逆于心卽隨其邪逆治之

獨活細辛湯方

歸身三錢　獨活　赤芍各一錢　乾薑

桂心　甘草炙　小茴　細辛各八分

水煎熱服

產後腹脹嘔吐惡心者，乃因敗血流入脾胃，脾受之，則不能運化精微，而成腹脹；胃受之，則不能容納水穀，而成嘔逆惡心。若以尋常之法，則反增其病，宜抵聖湯主之。

半夏　延胡各二錢　陳皮　赤芍

澤蘭　人參各一錢　甘草　炮薑各五分

桃仁十四粒，研　薑引，水煎熱服。

亦有傷食而腹脹者。以脉證辨之。因瘀血者。則脉弱澁。不惡食。而嘔多血腥氣也。因於食者。則脉弦滑惡食。而嘔多食臭。當以加味平胃散主之。

蒼朮　厚朴　陳皮　香附

人參　麥芽　神麯各一錢　甘草

乾薑各五分　水煎服

產後中氣不足。飲食不能消化。濁氣上冲。故以舌乾燥渴。心下痞悶也。香砂六君子湯主之。

若其人臟腑陽氣素虛積冷。胸腹脹悶。嘔吐惡心。飲食減少。今因新產氣血暴虛。以致飲食難化。吴茱萸湯主之。

吴茱萸　炮薑　白术　半夏

甘艸炙　人參　茯苓　桂心各一錢

白蔻研末　陳皮各五分

虛甚加附子七分。薑引水煎服。

若胞衣未下。惡露未來。肚腹脹大。綳急如鼓。嘔吐黄水。多帶腥臭。加喘者死。

產後有惡露上攻流入肺經而成咳嗽。其證胸腹脹悶。宜服蘇木散主之。

蘇木三錢　桃仁十四粒研　肉桂

貝母　白茯苓　人參

杏仁各一錢　水煎食後服。

又有產後衛虛。皮毛不充。腠理不密。風寒襲入。則成咳嗽。其證發熱惡寒。鼻塞聲重。或多噴涕。痰涎湧甚。旋覆花湯主之。

旋覆花　半夏　桂枝　紫菀

前胡　荆芥　白芷　甘艸炙

茯苓　杏仁各一錢　無汗加蘇葉。

薑棗引。水煎食後服。

如咳嗽不止。涕涶稠粘者。加味甘桔湯主之。

甘艸五分　桔梗　貝母　紫苑

前胡　旋覆花　枳殼　茯苓

五味子各一錢　水煎食後服。

產後喉中氣急喘促者。因產去血過多。榮血暴

竭。衛氣無主。上逆胸中。故令喘也。此乃孤陽絕

陰最爲難治。急取鞋底炙熱。於小腹上熨之。再進奪命丹主之。

熟附子　丹皮　乾漆查各一兩

共爲末。用醋一觔。大黃一兩。同熬成膏。和藥爲丸。如桐子大。每服五十丸。熱酒送下。

又產後血入肺經。面赤發喘欲死者。參蘇飲主之。

人參一兩　蘇木五錢

水二盞。煎一盞。調參末服之。隨症加減。難以盡述。

產後腰痛者。女子腰腎。胞脉所繫。去血過多。則胞脉虛。虛則腎氣亦虛。故腰痛也。其痛隱隱喜人按摩者。宜服仲續地黃湯主之。

熟地　當歸　杜仲　續斷各三錢

獨活　桂心各七分　薑引水煎空心服。

有敗血流入腰腎。阻塞氣血不行而腰痛者。其證脹痛如刺。時作時止。手不可近。復元通氣散主之。

歸身　川芎　小茴
破故紙　延胡　丹皮
牛膝　桂心各一錢　桃仁十四粒研

水煎去滓。內乳香沒藥木香末空心服。

產後遍身疼痛者。因產骨節開張。衞氣衰弱。經絡氣滯。血亦凝滯。骨節不利。筋脉不舒。故腰背不能轉側。手足不能屈伸而痛。勿作風寒輕用汗劑。宜定痛散主之。

歸身三錢　桂心　牛膝　黃芪

獨活各一錢 甘草五分 生薑 韭花

甚者。加附子。水煎熱服。

新產氣虛。久坐多語。運動傷力。遂致頭疼昏眩。四肢疼痛。寒熱自汗。名曰蓐勞。勿作傷寒誤投汗劑。宜以當歸建中湯主之。茯苓散亦主之。

當歸建中湯

白芍炒二錢 桂枝 當歸 甘草炙各一錢

炮薑六分 飴糖二錢 薑棗各三煎服。

茯苓散

當歸　熟地各二錢　茯苓　黃芪炙
甘草炙各一錢　桂心　川芎各七分
加牙豬腰子一對去脂膜薑棗引水煎服或常以豬腰子去脂膜細切用鹽酒拌勻少時以粘米三合煮粥候熟加葱椒和服助之

產後腹痛者乃因中氣虛弱不能行運其血血氣凝滯惡露不來或來而未暢隨其所止之地無不成病敗血留滯於腹故爲腹痛乍作乍止其痛如刺手不可近黑神散主之

又有產後氣。血虛而風寒從陰戶入於胞宮。或內傷冷物。以致腹痛。得手按摩。及熱物熨之畧止。是也。當歸建中湯主之。

產後小腹痛者。乃因胞胎所繫。經血所聚之處。新產惡露不去。或去未盡。留滯少腹。故時時刺痛。此乃瘀血也。黑神散主之。

有產後胞宮。血氣未充。風寒乘虛。自從子門客入。變患千端。詳于金匱。或留小腹而爲寒疝作痛。但不作脹。且無形塊。當以金鈴子散主之。

川練子　當歸各二錢　小茴　破故紙
桂心各錢五分　生薑三片　大棗三枚
水煎去渣。入磨木香汁十匙。食前服。
產後腹中有塊。時時上下。而痛不可忍。此惡露與子宮血氣不和。謂之兒枕痛。以歸索湯主之。
歸身　川芎各三錢　延胡　蒲黃
五靈脂　紅花各一錢　炮薑　桂心各五分
水酒各一杯。煎去渣。食前服。
羊肉湯　治上腹痛小腹痛。兒枕痛之神方也

兼治虛羸。

精羊肉四兩　當歸一兩　川芎　生薑各四錢

水十鍾煎二鍾去渣。分二服。

產後頭痛者。乃去血過多。陰血已虧。陽氣失偶。故爲頭痛。蓋諸陽之經。上會於頭。而厥陰上會於巔。但補其血。使氣從而和之。則痛自止。勿作風寒悞治。芎歸湯主之。

當歸八錢　川芎二錢　炮薑　甘艸炙各一錢

水煎食後服。

又有敗血流入子宮。連及厥陰上貫巓頂作痛。黑神散主之。

產後發熱者。因去血過多。血虛則熱。其證心胸煩滿。呼吸短氣。唇焦不渴。飲食如故。頭痛悶亂。與大病後虛煩相似。不可作傷寒治之。當以生化湯。若大便不實。以人參當歸湯主之。

生化湯

當歸八錢　川芎四錢　甘艸炙二錢　炮薑五分

桃仁七粒去皮尖研　生薑三片　黑棗二枚

水煎熱服。

人參當歸湯

當歸四錢 熟地二錢 人參 白朮

白芍各一錢 肉桂七分 大棗三枚

水二盞煎。去渣。溫服。熱甚加炮薑五分。

產後乍寒乍熱者由敗血凝滯胞宮。相連肝膽經脈。則寒熱交作。必顯腹痛滿悶則宜去瘀。而和營衛即解。當以黑神散。或卷荷散亦主之

卷荷散方

生地　荷葉　紅花
歸尾　蒲黄　丹皮各一錢
水煎去渣，加童便一杯，食前服。
有產後血氣虚損，營衛不和，所以陰虚則陽盛
故熱，陽虚則陰盛故寒，陰陽俱虚，更盛更虚，故
作寒乍熱，當以八珍湯主之。
熟地　歸身各二錢　白术　茯苓
人參　白芍各一錢　川芎　炮薑各五分
棗引水煎服，汗多加黄芪，無汗加柴胡。

問曰。產後寒熱與眞瘧。何以別之。曰似瘧者。寒不凜凜。熱不蒸蒸。發作無時。口不渴。頭不疼。乃正氣虛而無邪故也。眞瘧者。寒則烈火不能禦。熱則氷水不能解。身疼口渴。煩苦頓悶。發作有時。一日一發。或隔日而發。此正氣虛而營衛二分。風寒兩受。更盛更虛而別之。

有胎前病瘧。產後而愈。若不愈者。最難調理。只以補中扶正爲主。俾氣血盛。則邪自退。愼勿妄截。以貽後害。柴胡芎歸湯主之。

柴胡一錢五分　半夏　人參　甘艸
歸身　川芎　桂枝各一錢　乾薑五分
生薑三片　大棗三枚
水煎去渣。未發時服。

產後汗出不止者。乃因營行脉中。衛行脉外。衛氣不足。腠理不密。故汗出也。急宜芪附理中湯救之。否則氣脫而死。若風邪乘虛襲入。當以黃芪理中湯主之。

人參三錢　黃芪三錢　白朮　附子

甘艸（炙各一錢） 炮薑五分 棗二枚 水一鍾煎服。

如汗出而眩暈者。此名胃汗虛極也。芪附理中湯。倍人參黃芪甘艸。如風邪乘之。或熱悶倒。口眼喎斜。手足攣曲。角弓反張者。此爲血虛致痙。急用如聖飲主之。

桂枝 防風 熟地（各二錢） 白芍

黃芪 當歸 甘艸（炙各一錢）

水煎灌之。此亦危證。不治者多。

產後中風者。因正氣暴虛。肌腠盡開。風邪乘虛感入則不省人事。口眼歪斜。手足攣曲。愈風湯主之。

羌活　防風　歸身

川芎　白芷　桂枝

黃芪　天麻　秦艽各一錢

薑棗引。水煎熱服。或荆芥一味。炒黑爲末。調服最妙。

又曰。諸風掉眩。皆屬于肝。肝爲血海。而通胞宮。去血過多。血氣暴虛。而內不能養臟腑。外不能養筋脈。以致氣少汗出。眩暈卒倒。手足瘈瘲。此肝血虛而生風。爲內風也。以當歸建中湯內加人參黃芪熟附子。如痰迷心竅神識不清恍惚昏眩者。以琥珀壽星丸。人參湯送下。

琥珀壽星丸方

南星 一觔 掘地作坑。用炭火於坑內燒紅。去炭掃淨。用好酒五觔淬之。將南星趁熱放坑內。以瓦盆蓋之。將黃泥封固。經一宿取出焙乾爲末。加入琥珀硃砂。猪心血和均。以生薑自然汁煮麪糊爲丸。硃砂爲衣。人參湯送下。日三。

產後傷寒。乃因血氣俱虛。風寒易入。蓋風傷于衛。寒則傷營。故成傷寒也。當以補中益氣湯。重加麻黃。輕加蘇葉。

黃芪　人參　歸身　廣皮

升麻　柴胡　甘艸

薑棗引水煎服。

有汗曰傷風。加桂枝防風。無汗曰傷寒。加麻黃或紫蘇。寒熱往來。加柴胡。頭疼加藁本細辛。遍身痛加羌活蒼朮。但熱無寒。加柴胡乾葛。發熱而渴。加麥冬知母淡竹葉。此傷寒中風之大綱。當參本門。

產後泄瀉者。因中氣虛損。風寒感入。或內傷飲食。以致疼痛泄瀉。當以理中湯主之。

白朮　乾薑　甘草　人參

茯苓　澤瀉　砂仁

如瀉不止加肉果。或加附子。或水爲丸。米湯送下。

產後痢疾者。蓋痢有外感內傷之分。但赤爲邪在血分。白爲邪在氣分。或因飲食停滯傷于中氣所致。若飲食過傷者。其證腹中脹痛。裏急窘迫。身不熱而口渴。六脉數實者。宜以小承氣湯主之。

枳實　厚朴各二錢　大黃一錢

檳榔　甘草各五分　生薑三片

水煎熱服。以快爲度。中病即已。後以異攻散和之。

人參　白朮　甘草各一錢　陳皮

茯苓各五分　赤者加當歸白芍各一錢。

薑棗煎服。

右脉證見虛痢者。亦以補氣血爲本。當歸芍藥湯主之。

歸身　白芍　白朮　白茯苓

人參　枳殼各一錢　乾薑　木香

甘草各五分　水煎食前服。

有產後惡露不下。敗血流于大腸而痢鮮血。腹中刺痛。裡不急。後不重。只以枳殼荊芥。水煎服神効。

產後大便秘澁者。因產血虛而不潤。糟粕壅滯不行。故大便不通。乃血虛而秘也。不可誤用下劑。反傷正氣。當以潤燥湯主之。

肉蓯蓉　歸尾　牛膝

生地　枳殼　大麻仁各一錢五分

水二鍾煎一鍾。空心服。

產後小便不通。乃膀胱爲州都之官。氣化則能出矣。因產氣虛不能通調下達。故小便不通。勿作淋秘而用滲利之藥。當以補中益氣湯主之。或因血虛氣滯者。當以加減地黃湯主之。

熟地　山萸肉　丹皮　細甘草

山藥　當歸　麥冬　白茯苓各一錢

車前子一錢　澤瀉六分　水煎食前服。

有惡露不來。敗血流於水竇。小便不通。其證小腹脹滿刺痛。乍寒乍熱。煩悶不安。加味五苓散主之。

豬苓　澤瀉　白朮

牛膝　白茯苓各一錢　桃仁十四粒研

肉桂　紅花各五分　水煎空心服。

產後淋者。因血去多。則生內熱。陰虧陽盛而氣滯。故成淋而澁痛也。加味導赤散主之。

生地　熟地各四錢　甘艸稍　牛膝

麥冬　當歸各二錢　桂心四分

水煎空心服。

產後尿血而小腹痛者。乃因敗血流入膀胱。宜用小薊湯主之。

歸尾　小薊根　紅花　赤芍

延胡　牛膝　琥珀各一錢　甘草稍五分

水煎食前服。

產後遺尿不禁者。因產後氣血虛弱。氣不能固。故水泉不止而遺下。經云。下者舉之。脫者澁之。以升麻調元湯。合桑螵蛸散主之。

人參　黃芪各二錢　甘草

益智仁　升麻各一錢
薑棗引。水煎去渣。和服桑螵蛸散。
桑螵蛸散
眞桑螵蛸　白龍骨　牡蠣
各等分。研細末。每服三錢。又有穩婆以手㥀
損尿胞破者。以致小便不禁。宜用參术湯主
之。
人參　白术各二錢　甘艸　陳皮各六分
用猪胞洗淨。煎水入藥煎。食前服。

產後浮腫者。乃眞氣不足。敗血流入經絡。阻其經氣。血滯不行。腐化爲水。故令四肢浮腫。乍寒乍熱。勿作水氣治之。但服調經湯。使氣血流行。其腫自消也。

歸身　丹皮　陳皮　赤芍

白茯苓　細辛　附子　乾薑各一錢

甘草五分　薑引水煎服。

有產後虛弱。腠理不密。外受風濕。面目虛浮。四肢腫甚者。當以桂附六君子湯主之。

桂枝二錢 白术 茯苓各錢五分 廣皮八分

附子 人參各一錢 半夏二錢 甘艸炙一錢

薑引水煎服。

產後惡露不止者。因產損傷衝任。氣血虛憊。舊血未盡。新血未歛。相并而下。日久不止。漸成虛勞。當大補氣血。使舊血得行。新血得生。不可發用固澁之劑。宜十全大補湯。如小腹刺痛。以四物湯加玄胡索蒲黃炮薑主之。

產後惡露不下者。此證有二。或因脾胃素弱。中

氣本虛敗血亦少元氣虛乏不能送血歸下其證乍痛乍止其痛不甚宜以八物湯主之

熟地二錢 人參 白朮 白茯苓

香附 赤芍 延胡 歸身各一錢

川芎六分 薑棗引水煎食前服

或子宮素冷停滯不行者其證小腹脹滿刺痛無時以黑神散主之

產後暴崩者因產損傷衝任氣血未復或恣情慾傷動衝任鼓動相火所致先以四物湯倍芎

歸再加人參。大劑服之。扶其正氣。然後隨其所傷加減調治。有因服辛熱太過所致。本方加白术茯苓甘艸黃連。因於房事者。加黃芪甘艸阿膠。因用止澁太早者。加香附桃仁。如崩久不止。本方調服十灰散。益血崩本非輕病。產婦得之。是謂重虛毋忽。

產後畜血而成血瘕者。因產之時。惡露不來。或來而未盡。產婦畏藥。不行消散。敗血停留。遇寒則結聚成塊。依附胞宮左右。妨礙月水。阻絕生機。當以丸藥漸磨。用消塊丸主之。

熟地　桂心　香附　吴茱萸

丹皮　當歸　山稜　莪朮

木香　五靈脂　鼈甲　桃仁

破故紙　延胡索各等分

共爲末蜜丸。每服三四錢。食前陳皮白朮湯下。

產後子宮脱出者。其人氣血素虚。產時努力太過以致脱出。日久不能收上。當以補中益氣湯

主之。方見前

外用浴法。以荆芥穗藿香葉臭椿根等分煎湯。不拘時洗之。有待產婦仰面臥。以枕頭枕于婦人腰内。片時即上。永不復發。

產後玉門不斂者。女子初產。身體柔弱。門戶窄小。臨生不快。乃致折裂。浸淫潰爛。日久不斂。宜服十全大補湯。外用敷藥。

敷藥方

爛蚌蛤　柏末　白芨

白龍骨　訶子皮

先以紫蘇葉煎湯洗之。拭乾。後以此藥敷之。

產後乳汁不行而痛者。初產之婦。乳房初長。乳脉未行。經絡未通。設產多之婦。氣血虛衰。乳汁短少。并用四物湯主之。

人參　川芎　赤芍　生地

桔梗　甘艸　麥冬　白芷

水煎食後服。

如初生乳汁不行。身體壯熱。胸膈脹悶。頭目昏

眩。前方去生地麥冬人參。加木通滑石白蒺藜

當歸。更煮猪蹄湯兼服。

醫徵女科附翼金匱終

醫徹女科

客牕偶談敘

余友　沈目南先生註金匱要畧。傷寒論。並著溫熱病論。虛勞内傷。女科病論。共名之曰醫徵。余既爲之序矣。兹更以客牕偶談一篇示余。展讀玩味。誠爲醫宗扼要。救時流之弊。謂之醫醫可也。怪夫今之業斯藝家。除藉口自肥者。不足論。其間亦有潛心究證。奈何邊見執持。不因病而立方。因方以成其方也。夫方之未立。其體則圓。因圓之有稜。乃遂成其爲方。方之名義。庶乎得矣。學者當求其所以爲稜。必先體其所圓。則無邊見執持之患。此篇濬有裨於來學。余因勗其梓以附醫徵之後。若求其全義者。則有全書在焉。

古歙同學弟吳人駒靈穉氏拜譔

客牕偶談 附醫徵

檇李沈明宗目南甫著

門人問曰。世人皆以十二經絡。五臟六腑現證。爲治法準繩。先生以爲然否。曰。此以人身臟腑言之則是。但人之一呼一吸。貫通天地之氣。若未與天地人相參。則不足以爲良工。使以膚見礙於胸中。臨證豈免虛虛實實之誤。爾輩青年逈逈意氣雄雄。務以群書博覽。淺究軒岐仲景與天地人三才合化。則神機在我。法眼天開。用之無窮至于無方可執無法可憑千蹊萬徑總屬自己權衡圓融變化纔是仁術子若疑團未破試以三才合化言之不惟臟腑而已然醫學不明人身臟腑應乎天時地理五運六氣則不知五臟有太過不及陰陽有升降五行有相生相尅反生反尅顛倒施治之妙用也即如子午少陰君火司天屬熱土運濕氣太過陽明燥凉在泉初氣厥陰風木二氣少陰火熱三氣少陽相火四氣太陰主濕五氣陽明主凉六氣太陽

主寒。是爲主氣。若初見太陽。二見厥陰。三見少陰。四見太陰。五見少陽。六見陽明。乃爲客氣加臨。而風寒暑濕燥火不一。故天元紀大論謂厥陰所至。爲裏急支痛緛戾脇痛嘔泄。少陰所至。爲瘍疹身熱。爲驚惡寒戰慄譫妄衄衊悲笑。太陰所至。爲積飲痞膈。爲畜飲中滿霍亂吐下。爲重胕腫。少陽所至。爲嚏嘔瘡瘍驚躁瞀昧暴病。爲喉痺耳鳴嘔涌。爲暴注瞤瘛暴死。陽明所至。爲浮虛。爲鼽尻陰股膝髀腨胻足病。爲脇痛皴揭。鼽嚏」。太陽所至爲屈伸不利。腰痛。爲寢汗。痓。爲流泄禁止。此乃六氣見病之常也。運有歲木太過。風氣流行。脾土受邪。民病飧泄食減。體重煩寃。腸鳴腹支滿。上應歲星」。歲火太過。炎暑流行。肺金受邪。民病瘧。少氣欬喘。血溢血泄注下。嗌燥耳聾。中熱肩背熱。上應熒惑星」。歲土太過。雨濕流行。腎水受邪。民病腹痛。清厥意不樂。體重煩寃。上應鎮星」。鎮音填 歲金太過。燥氣流行。肝木受邪。民病兩脇下少腹痛。目赤痛。眥瘍。耳無所聞肅殺而甚則體重煩寃胸痛引背兩脇滿且痛引少腹上應太白星歲水太過寒氣流行邪害心火民病身熱煩心躁悸陰厥上下中寒譫妄心痛寒氣早至上應辰星歲木不及燥乃大行生氣失應草木晚榮民病中清胠脇痛少腹痛腸鳴溏泄凉雨時至上應太白星歲火不及寒乃大行民病胸中痛脇支滿兩脇痛膺背肩胛間及兩臂內痛鬱冒朦昧心痛暴瘖胸腹大脇下與腰背相引而痛甚則屈不能伸髖

髀如別上應熒惑辰星歲土不及風乃大行民病飧泄霍亂體重腹痛筋骨繇腹肌肉瞤酸善怒藏氣舉事蟄虫蚤附咸病寒中上應歲星鎮星歲金不及炎火乃行民病肩背瞀重鼽嚏血便注下收氣乃後上應太白星歲水不及濕乃大行民病腹滿身重濡泄寒瘍流水腰股痛發膕腨股膝不便煩冤足痿清厥脚下痛甚則胕腫藏氣不政腎氣不衡上應辰星此乃六氣五運太過不及所至必有之病須以二十四氣節

候占之早晏如立春初候東風解凍二候蟄虫始振三候魚陟負氷餘皆倣此若時至而物不應謂之來氣不及時未至而物先應謂之來氣有餘故謂在天爲玄在人爲道在地爲化化生五味道生智玄生神神在天爲風在地爲木在天爲熱在地爲火在天爲濕在地爲土在天爲燥在地爲金在天爲寒在地爲水在天爲氣在地成形形氣相感而化生萬物是爲六元而治病必當明此太過不及以應人身臟腑經絡受

邪現證則爲醫師把柄若混然不辨而以寒熱溫凉燥濕皆謂傷寒則全失經旨矣故仲景謂六淫之邪入於經絡皆見頭痛項腰脊臂脚掣痛謂之陽病十八若入臟腑卽顯欬上氣喘噦咽腸鳴脹滿心痛拘急謂之陰病十八若在內傷陽盛則陰病陰盛則陽病氣盛則血病血盛則氣病至理相隨纖毫不爽故昔賢以良相比良醫而相以燮理陰陽治天下醫以燮理陰陽治一身然相操生殺之權醫秉安危之任務必

燮理陰陽則調和遍體否則動羅百損氣血乖違天人長命故欲求醫學之明須合三才則能燮理陰陽醫事迺畢非惟經絡臟腑而已

客曰冬至四十五日陽氣微上陰氣微下夏至四十五日陰氣微上陽氣微下陰陽有時與脉爲期願子釋之

蓋聞洪荒未判黑白混爲一體名曰無極無極動而太極生太極生兩儀而分四象八卦至於六十四卦成三百八十四爻變以至無窮無極

之變化皆歸一而已矣夫太極動而清濁分清濁既分則清氣上升而爲天日月星辰麗乎中風寒暑濕燥火行於内濁氣下降而成地則江山土石成於地木火土金水化於中陰陽行役於其間謂萬物之外六合之内天地之應而冬至四十五日陽氣微上陰氣微下此陰陽上下者乃指地面爲界也然冬至居于坎子而陽生爲來歲之綱陰極而主退乃一線陽機蠢動於九泉爲一陽生於羣陰之下而主進即易之復

卦也。羣陰用事。月行北陸。高懸中天。日行南陸。低近於海岳。故嚴寒冰雪。發于子丑兩月。而陽氣微上。候冬至四十五日者。乃指立春節也。當以復卦觀之。冬至。則一陽初動於五陰之下。漸次而升。所以老陽數九。九日方升一位。則當五九四十五日。陽氣始出於地界。而陽用事。陽氣從東漸出於地。陰氣從西漸入於地。所謂陽氣微上。陰氣微下。至於春分。則陰陽平半。溫暄始行。漸至熱極。至夏至。而陰姤矣。卽彼春之暖爲夏之暑也。然夏至居於離午。爲今歲之半。陽極而主退。乃一線之陰。微動於九泉。爲一陰生於亢陽之下。而主進。卽易之姤卦也。純陽用事。日行北陸。高麗中天。月行南陸。低近海岳。大熱炎暑。爍石流金。發于未申兩月。而陰氣微上。俟四十五日立秋者。何耶。蓋一陰初姤五陽之下。以從老陽九數而退一位。則當五九四十五日。陰氣用事。乃陽氣從西漸入於地。陰氣從東漸出於地。謂陰氣微上。陽氣微下矣。蓋復卦從陽而進姤卦從陽而退不從陰數而退者乃陰隨陽轉尊陽而不尊陰也至于秋分則陰陽平半金風始動微凉生而至寒極至冬至而陽復即彼秋之忿爲冬之怒也當以太極觀之而黑白中分頭尖尾大可見冬至陰退而陽進夏至陽退而陰進陰陽出入循環無端乃陰根乎陽陽根乎陰陰陽相抱而不離故陰陽日月行乎天地之間則天人同化所以夏至應離火在人應心而主熱坎水內潛則井水寒而脉應浮如魚之

遊在波。泛泛乎萬物之有餘。冬至則應坎水。在人合腎而主寒。離火內潛。則井水煖。脉應沉而下膚。蟄蟲周密。乃陰陽進退。規矩權衡。故謂陰陽有時。與脉爲期。而司天運氣。太過不及。倣此類推。卽知陰陽升降進退。而察症治病。則纖毫不爽也。

客問。地氣上爲雲。天氣下爲雨。雨出地氣。雲出天氣。願子釋之。

易曰。大哉乾元。萬物資始。至哉坤元。萬物資生。

乃順承天。蓋天地者。萬物之首也。雲雨者。天地所統之物也。升降者。天地陰陽之性用也。然天有蒼天。丹天。素天。玄天。黅天。之五氣而應木火土金水之五運。運行於地。六氣環周於天也。夫天之氣。地之運。陰陽升降。即具在其中矣。是故天氣從高而降。萬物應之。則化生無窮。地氣從下而起。晴空得之。則白雲瀰岫。日麗穹蒼。此乃天地交泰。陰陽升降之恒。然天有太過。有不及。否泰之變。隨時而應。故天氣不足。則鬱而不伸。

地氣從之。濁陰加於天上。即地氣上爲雲矣。因地氣升。則水亦隨之於上。故經謂太陰司天。水則上從。黑氣反用。雲奔雨府。然地濁之陰既加於天。則天清之陰。必有勝復而降。水隨天氣化爲滂沱。寒雨數至。即天氣下爲雨也。蓋水居湖海。誠同地濁上升於天。必隨天氣下降。故爲雨出地氣。而雲騰霄漢。霧滿圜區。實因天氣不足。地氣上從而化。故爲雲出天氣也。蓋三才同化。而人應之。即飲食入胃。上輸於脾。脾氣散精。上輸於肺。即地氣上而爲雲也。通調水道。下輸膀胱。乃天氣下爲雨矣。若應乎病。即濁氣在上。則生䐜脹。淸氣在下。則生飱泄。從此悟治民病。則移凶換吉。轉否爲泰。無不易易耳。

客問。今治四時傷寒者。一二日之間。太陽表證皆以九味羌活。香蘇十神。次以柴葛解肌。五六日間。輒以小柴和。凉膈和之。口稱是遵仲景之法。竊有疑焉。願子釋之。予駁曰。此問前人未之有也。自仲景以下。發明傷寒諸書甚廣。皆不明六經傳變屬寒屬熱槩以雜湯調治四時豈仲景之旨乎夫六經之旨惟長沙一人而已後賢未達其奧不知四時有四時之經六氣有六氣之證四時有四時之治若以冬月傷寒之法混治四時六氣以四時六氣湯法混治冬月傷寒乃違仲景之法何爲法遵仲景耶葢四時之病務明六氣爲綱十二經爲緯次窺傳變治始有功經謂無失天信謹察病機四時爲宜而四時傷寒不過混稱其名誠有風寒暑濕燥火六氣

之別。豈可一槩謂之傷寒乎。如夏秋經絡在手。春冬經絡在足。俗醫不分經有手足。邪有寒熱。以方法顛倒逆施。誅伐無過。豈不致微者篤。而篤者死耶。經謂人之傷於寒也。則爲病熱。熱雖甚不死者。乃冬月足經之論。仲景有麻桂承氣等湯。法度森森。今人反謂古方難用。置之不論。致病危篤而死。嗚呼。傷寒有發。而且變爲無法。何況春夏溫熱。先賢未經闡法。能免後人聵聵者乎。即如河間發明熱病。欲用苦寒而病情經絡。仍然不離冬月傷寒足經立論。是亦不足向矣。葢春夏感冒。皆由君相火令。經屬手少陰少陽。秋冬寒涼之令。經屬足三陰三陽。以此觀之。是有天地兩分。詎可漫然不察乎。昔賢著傷寒方書甚多。悉屬依樣葫蘆不少。以温熱之病。亦謂傷寒。惟仲景條例。雖爲傷寒立論。誠該四時表裏陰陽虛實。無所不明。所以讀仲景書。能治傷寒。即能治温熱。但後人不能明其微旨。槩謂傷寒。非惟不能圓融變化。是猶舟子不識風帆動懼覆溺也。更欲究明素難靈樞。要皆感冒六淫傳變之法。但有時令主客之分。而主氣春夏爲溫熱。秋冬爲寒凉。次以客氣緯之。若時氣入臟。卽當隨時令治之。則風寒暑濕燥火之邪。治始有歸矣。客曰。如是之辨。六淫之邪。誠各有歸。然六淫之邪。必由太陽而入。豈可舍太陽而從他經治乎。答曰。有子一問。治四時感冒。更益彰著。但初感之邪。是從太陽皮毛而入。人咸知之。但不知邪入太陽。遂有當令經絡臟腑應接其邪而病。故不可竟攻太陽。如冬月正傷寒。而無他經應接。秪在膀胱本經。所以羈留三五七日。經氣復而即解。若氣未復。或傳陰傳陽。是未可定。因其司令故也。設在春月。風邪入於太陽。肝即應接而去。所以不病太陽。而病厥陰。故但發熱目眩。嘔吐胸脇脹滿。胃脘當心而痛。少腹拘急脉弦。若初夏君火心包應接而病。遂顯身熱頭眩。或疼或不疼。甚則煩躁譫言。喜笑不休。或發癮疹。手厥陰等證。若夏時相火應接。微覺惡風。頭眩微疼。發熱自汗。甚則心煩斑疹。右手脉大。三焦手少陽爲病。乃爲溫熱病也。若在長夏則脾土應之。在秋則肺金應之。冬時嚴寒感入太陽。膀胱本經自病。故惡寒發熱頭疼。腰脊強痛。無汗脉浮而緊。所以仲景立麻桂諸湯。示人治傷寒表裏陰陽。發表解肌諸法。而爲規矩。以此推治溫熱病。則無過差。但用藥有甘熱辛凉之別也。

客曰。風寒之邪。是屬陰陽矣。然不識寒邪入於皮膚經絡血脉肌肉之中。亦可變爲熱乎。請求明之曰。此理早巳顯著於靈素仲景諸書。奈人不察耳。蓋風傷衞證。原因陽氣開洩。以陽從陽故顯發熱自汗脉緩。若寒傷榮證。肌竅閉塞。身熱無汗脉緊。此病風寒之常也。然或傷寒自汗淋漓者。此非邪氣之變。乃人身陽虚之變證也而邪之本性則風爲陽邪。善行數變。是不待言。寒爲陰邪。氷凝氣血。何能變耶。使寒能變熱。則當肌體自如。何致在表則發熱惡寒。身體疼痛在裏則有胸滿腹痛下利諸病乎。要知寒邪感入人身經絡，鬱遏肌表之陽，則爲惡寒身熱；抑鬱臟腑之陽，則爲狂言讝語，胸滿腹脹。狀雖似變而實不變也。奈昧者不明，認寒變熱，豈不謬乎。試觀仲景治風寒兩傷，於麻黄湯中加石膏，爲大青龍湯，寒熱並用者，取麻黄去寒，石膏去風。用梔子乾薑湯治身熱不去微煩者，以乾薑治入胸中之寒，梔子吐去標化之熱。觀此義，則外感風寒不變，可了然矣。即如冬寒藏於骨髓鬱過臟腑之氣。而隨春升陽氣外發。則爲溫熱病。若寒變爲熱。其寒蚤已消釋。更有何邪。至春發爲溫熱病乎。夫寒邪始入三陽。過鬱正氣。故顯心煩口渴。若遇其人胃陽素虧。寒邪傳入陰經。以陰從陰。陰邪彌盛。陽證退而陡顯手足厥冷下利自汗。虛寒之陰證。可見在陽不變。故傳陰經。即顯陰證。使在三陽已變爲熱。豈有入陰而復變爲寒乎。俗謂陽證變陰而死者。蓋因不明斯理也。

辨天地六氣標本

天元紀大論曰在天爲玄玄生神而神卽風熱濕燥寒之氣故謂神在天爲風在地爲木以下四句失一神字也在天爲熱在地爲火在天爲濕在地爲土在天爲燥在地爲金在天爲寒在地爲水此乃以在天之氣爲本在地化生木火土金水在人應之於手足三陰三陽而爲標但標之裏卽爲中氣故六微旨大論云少陽之上火氣治之火氣在天屬陽爲本少陽在地爲標

標本同爲陽故從火之本治此明治熱以寒也即手少陽與厥陰爲表裏故取手厥陰在中而爲中氣陽明之上燥氣治之此明治凉以温也燥氣在天屬陰爲本陽明在地爲標而陽明與太陰爲表裏本陰標陽不同故取手太陰凉爲中氣而治也太陽之上寒氣治之此明治寒以熱也寒氣在天屬陰爲本太陽在地屬陽爲標與足少陰爲表裏中見少陰爲中氣標本不同或從本寒或從標陽之治也厥陰之上風氣治

之此明治溫以凉也風氣在天屬陽爲本厥陰在地屬陰爲標標本不同故取足少陽溫爲中氣而治也少陰之上熱氣治之此明治熱以寒也熱氣在天屬陽爲本少陰在地陰氣爲標標本不同治則或從標陰或從本熱中見手太陽爲中氣也太陰之上濕氣治之此明治濕以溫也濕陰在天爲本太陰在地屬陰爲標標本皆同治則從濕爲本而取足陽明爲中氣也然取中氣者因寒熱陰陽不同所以捨天之本捨地

之標。取中見之氣爲治。故治手陽明。乃燥氣在天爲本。陽明在地爲標。本燥標陽。無可定治。而取天之下。地之上。中氣手太陰之凉氣。而治足厥陰。風氣在天爲本。厥陰在地爲標。風與陰。標本不同。無可定治。故取中氣足少陽之温氣。主治。昔人註內經。論及標本者。皆以手陽明之燥。反取足太陰之濕。足厥陰之風。反取手少陽之火。然手足司令不同。豈爲上中下三合。若標本不明。治證則失。故引本經而證之。

客曰四時傷寒嘗有陽證陰脉而死者何也曰病發於表頭疼身熱脉浮而緊爲陽證陽脉若見沉弱而遲即爲陽證陰脉此因陽虚內眞寒而外假熱治當從脉不從證經謂脉證相反是也仲景謂病發熱頭痛脉反沉若不差身體疼痛當救其裏宜四逆湯又少陰病始得之反發熱脉沉者以麻黃附子細辛湯人皆知之今之俗流見脉浮小細軟亦爲陽證陰脉妄投薑附其中大有差別矣蓋浮小細軟乃爲陽中之陰

非眞陽虛而脉見微弱沉遲之比。因素稟血氣不足，故脉似陰。若果是陰證，脉必沉遲，當以薑桂附子，是無疑議。但浮小細軟，脉不沉遲，是屬營虛，則當補養營血爲主。仲景謂榮氣不足，不可發汗，先用建中，後用發表；東垣用補中益氣加散表之藥是也。奈何俗醫不察陰陽之別，一槪混稱陽證陰脉，大劑薑桂附子，助陽刼陰，而脉愈細，河間所謂竭絕殘陰而死者，不知凡幾。嗟乎！道聽塗說，偏用熱藥之流，悟耶否耶。

客謂王太僕云龍火得濕而焰遇水而燔不知其性以水折之適足以光燄詣天物窮方止識其性者反常之理以火逐之則燔灼自消焰火撲滅余見方士遵之或有愈者有病變蜂起而死者何耶願子釋之答曰前賢以虛陽上泛是比諸病甚者外現假象而言故當從治之法然虛者得其益若實者臟腑重添烈火不死何待葢外感證如仲景謂下利清穀裏寒外熱手足逆冷脉微欲絶身反不惡寒其人面赤色乃腎

中真陽虛而陰盛寒邪傳入腎中以陰從陰逼其微陽上越內真寒而外假熱故用通脉四逆熱劑而從治必見手足逆冷脉沉遲細爲的若二三日心中煩不得卧者乃腎中陰虛風邪傳入腎中以陽從陽陽實之證故用黄連阿膠寒劑救陰而逆治必見脉沉而數手足熱而燥渴爲的然皆龍火爲病惟分虛實爲主也若內傷腎陽脾腎俱虛而作水腫水泛爲痰諸證亦必脉沉遲細手足微冷則當熱劑補陽故王太僕

謂益火之源以消陰翳若腎中真陰虛極水不攝火火無所歸即現喉爛聲嘶欬逆喘急雖亦龍火上焰與虛陽上浮不同此因水枯陰竭陽失陰而浮者非補陰何以收散亾之氣故有壯水之主以鎮陽光之別然外感陽盛風熱爲病必當知栢芩連而瀉實火陽虛陰盛寒逼陽浮是當薑附以火逐之是無餘議若內傷陽盛陰虛即當地黃枸杞補陰而配陽若陽虛陰盛是當補陽而消陰翳此四法亘古無移况素問六

氣。君相同治皆以鹹冷。虛則反之。當用溫熱從治矣。葢凡五臟皆有從治。非獨龍火爲然。經旨明如日月。今人混用薑附。居然名家。詎知悞人不淺。盍遵其經。及守仲景諸法乎。秪因王氏立言欠明虛實爲訓。惟曰火逐。以使後人買櫝還珠。不辨脉證眞假虛實妄治。是以因藥而死者居多矣。嘗見脉浮數大。無前脉證亦認陽虛。妄治而死者。更不知幾幾也。余謂龍火惟分虛實之治。是無過差。則醫之能事畢矣。客曰善。

客曰：人犯房勞而感風寒，謂之陰證傷寒，徑投薑附，得無疑乎？答曰：舉世類皆謂之，予獨不然。經云：水火者，陰陽之徵兆也。天地賴此水火陰陽，即能生長收藏，化生萬物。人體賴此充身澤毛，虛邪賊風，皆不能害。然陰陽即水火，寄於兩腎，但左腎屬陰，主寒水；右腎屬陽，主熱水。而右腎且通膀胱，一爲生發之源，一爲閉藏之主。水火兩平，氣血榮衛皆和，不惟無病，而且身體强健，壽算遐齡。若醉以入房，以欲竭其精，以耗散其眞使不虧於火即虧於水陰陽偏盛血氣乖離矣若虧於火者卒遇嚴寒凛冽之氣乘虛感入腎間即病四肢厥冷畏寒發熱腹疼泄利面赤戴陽躁急心煩脈微沉遲無力或豁大空虛浮數按之不鼓此因陽虛受寒陰寒瀰盛必須薑附四逆救陽爲主者人皆識之然有不傷於陽而傷於陰者一遇虛邪賊風感入腎間即病身熱似火燎口渴躁煩經謂是人陰氣虛陽氣盛少水不能制盛火而陽獨治逢風而如炙如

火者是也必以大劑六味地黄湯先滋其陰以俾眞陰不絶然後疎表始爲合法醫不明此僅聽病人口藉遂爲陽虚陰證亂投薑附熱劑耗竭眞陰致使陽狂躁亂而死者不知幾幾矣及遇眞陽虚而發熱内眞寒而外假熱者反投苦寒遂致四肢厥冷陽脱而死亦不知幾幾也業醫者當深察之

客曰骨蒸内熱皆屬相火是否曰雖屬相火必達淵源則可若不識起病之源但知以牡丹地

骨分治有汗無汗之骨蒸隔靴搔癢竟若天淵要知相火之旺必因腎水虛衰失水浸灌骨髓空虛火陷骨中則蒸熱不已但其源有二若心包相火以挾肝氣入骨蒸熱則無汗若手少陽相火入骨蒸熱其機開洩外發則當有汗即脉經謂之陽陷入陰精血弱是也世用牡丹皮者氣味辛凉色赤清發手足厥陰之火而地骨皮味甘氣寒皮能走表乃平少陽之火後人不明經絡而用養陰退陽惟以牡丹皮治無汗地骨

皮治有汗車載斗量全無一効是皆昧其調和營衞生心血養腎水以制陽光之旨但賴二味清熱并用苦寒不惟無益反取敗矣

客曰東垣脾胃論云飲食不節則胃病形體勞役則脾病胃病短氣精神少怯而生大熱顯火上行獨燎其面脾病則四肢怠惰嗜臥不收大便泄瀉據此則當補脾胃是無疑乎曰東垣因虛立論果當補之但脾虛補脾胃虛補胃人咸知之然脾胃既虛必因母氣失廕又當補其母

蓋因脾土相火生之。胃土心火生之。故胃虛則當補心。而生戊土。若脾虛。當補腎中真陽。而生已土。所以有補脾不如補腎之說。若腎水不足。又當補後天脾胃營血。有形之質。以濟腎水。故有補腎不如補脾之說。後人不解。內有土生水。水生土。互濟之妙。但說補脾不如補腎。補腎不如補脾。徒讀其書。泛然用藥。故不効也。東垣但以虛言。不可槩論。倘遇小邪入裏。邪氣壅逆爲病。又當瀉之。慎毋膠柱鼓瑟。

客曰情志虛勞之病治法頗多終無一效者何也子可明之曰此說甚繁聊舉大綱以求教政夫情志虛勞之病乃非外邪所致皆從自心勞傷血氣而得經謂非鍼藥之可療必先反已而去其情欲然後求人之藥草庶能愈病昔神農製藥不過驅邪補虛瀉實豈能挽回人之情欲也哉世人皆由不知七損八益之道四時調神之法荒淫酒色違逆天時病從內生也夫六合之內萬物之外一切塵緣皆從自心起見故我

心。生。則天地萬物皆生。我心滅。則天地萬物皆滅。道德經云。無名爲天地之始。有名爲萬物之母。人與天地相叅。所以天之生地之化。人之運用。正天得一以清。地得一以寧。人得一以靈。三才互相并化於其間也。夫人稟天地陰陽剛柔之氣而生。若得剛柔相濟中和之氣者。爲人聰明忠孝。寬緩和平。情欲不能牽縛。喜怒妄念。而不自生。若稟陰陽偏勝殺厲之氣者。爲人愚頑怪僻。强暴奸凶嗜慾不節。觸處皆成荆棘。大地盡屬無明。但人得偏氣而生者多，所以罔識立命之根，自生顛倒，心生喜怒，以致臟腑應而成病。苟能守意如誠，諸妄現前，自能化爲清凉之境，即此爲靜，則生陰鎮攝陽光，調和五臟，病安從來？是故動靜起居，在乎心用。心清則火降，血氣安寧；心動則火起，擾亂氣血。必使心神氣血和作一團，無欠無餘，自然而然，則心廣體胖。若以恬憺虛無視爲怪僻，邪侈房慾喜怒反爲日用尋常之事，致傷臟腑而成尫羸之軀。古人謂喜起於心心臟應之怒起於心肝臟應之憂起於心肺臟應之思起於心脾臟應之恐起於心腎臟應之至於恚勞動靜無不由心而起所以各應臟腑氣血而受其病也夫心爲一身之主包含天地內統五行無爲而治日應萬機不偏不倚寂然不動感而遂通故楞嚴經云性體眞空性空眞體地水火風隨心動處而生一加穿鑿則身受傷故至聖謂致中和天地位焉萬物育焉乃體用皆同動靜一如爲修身立命之正

法眼藏。若違斯理。無有不成病者。即如天氣正。則人民皆安。生育萬物。天氣不正。人民皆病。災荒饑饉。無所不至。所以在人心正。則臟腑安和。氣血宣流。心不正。則無明頓起。氣血乖離。傾吐咳嗽之疾。接踵而至。洞神經云。寵辱不驚。肝木自寧。運靜以敬。心火自定。調息寡言。肺金自全。飲食有節。脾土不泄。恬憺無慾。腎水自足。詩謂關雎樂而不淫。哀而不傷。事不過節。則無疾病。故得斯病者。貴在怡情逸性。善惡雙消。則能保全身命。設將已病。委托醫師。認爲消災釋病。仗諸草木。奉爲復元之品。情慾不屏。迷戀酒色。病日傾危。此乃自趨死徑。何關醫無良法也。若爲醫者。必告至明至理。使病者身心降服。賓主相投。洽始有功。設病者。我慢輕心。自不勉力降伏身心。病勢增危。以致不救。奈何。或醫者。不明至理。亂投藥食。佞口餙人。希冀僥倖。徼圖財利。苟且應命。不加勸慰。惟有逢迎遷就病者。以致危殆。此貪倖無耻之流。莫逃乎罪也。予觀情志虛勞之病。經歷三十餘年。百中難保其一。痛切憂心。夢寐之間。神思恍悟聖人之教。千言萬語。諄諄致囑。修身却病良方。皆出自心。不從他得。經云。恬淡虛無。真氣從之。精神內守。病安從來。爲無爲之事。樂恬淡之能。從欲快志於虛無之守。則壽命無窮。與天地終。余少得斯疾。而慮修聖賢之教。清心寡慾。調養性情。謝絕世緣。諸恙漸愈。如得鍾離老祖九轉之還丹。服藥便是普門大士楊枝之甘露。此聖人不治已病。而治未病之妙法。若然不悟聖言。惟有捐命而已。

客曰。今人皆喜甘熱溫補。而惡苦寒。是何義歟。

曰。若因外感致病。必當治熱以寒。治寒以熱。治溫以凉。治凉以溫。乃爲正治。故經有肝苦急。木喜柔和。急食甘以緩之。然肝木盛而必尅土。故用甘補脾而緩肝急。心苦緩。心爲一身之主。緩則散漫不收。故急食酸以收之。乃收心熱之不及也。脾苦濕。土喜潤而惡濕。故急食苦以燥之。乃燥脾濕之邪也。肺苦氣上逆。金性收降。故急食苦以泄之，乃泄肺氣之實也。腎苦燥，水喜滋澤，故急食辛以潤之，乃潤腎水之枯涸，此隨臟性之逆順也。又曰肝欲散，急食辛以散之，辛補酸泄，辛去邪，從其性而爲補，酸斂氣，逆其性，乃爲瀉也。心欲軟，急食鹹以耎之，鹹補甘瀉，鹹屬水而瀉火，故爲補，甘抑其陽，乃爲泄也。脾欲緩，急食甘以緩之，苦瀉甘補，苦燥去濕爲泄，甘益其緩，乃爲補也。肺欲收，急食酸以收之，酸補辛瀉，酸從其性則爲補，辛散逆其性則爲瀉也。腎欲堅急食苦以堅之苦補鹹泄苦燥賊邪則爲補鹹軟其堅即爲瀉也此由邪實則瀉正虛則補故謂虛者補之實者瀉之寒者熱之熱者寒之或見寒以寒見熱以熱乃爲從治是非一槩施行今之庸俗未曾深究聖經賢傳博覽群書道聽塗說妄謂遵從仲景東垣立齋溫補王道而病者聽信傍才甘受其毒竟不知人之陰陽氣血以平爲貴譬猶人之兩目金屑雖貴落眼即成翳疾或有陰勝者果宜桂附乾薑鹿茸之

類。陽勝者。只宜甘凉以滋陰水。即地黃枸杞知母麥冬之類。若氣虛者。人參黃芪炙艸白术之類。血虛者。當歸白芍。四物之類。此爲補藥之正也。客又曰。世以陽生陰長。必以補陽爲主。曰。此出膠柱鼓瑟之流。非通靈素圓變之論也。葢陽生陰長者。經言無病之體。天地春秋升降自然之道。而人應之。肝心肺腎生化收藏之理。何曾講論病體。藥力能爲之事。豈不聞無代化。無違時。必養必和。待其來復耶。余見陰虛之病已成。

陰陽先已偏勝。俗流不明至理。妄投桂附大辛大熱。刼絶其陰而死者。不知幾乎。更有不才而以大熱毒藥。合成興陽濇精之藥。假名種子丸丹。逢迎富貴。希圖財利。而世人聞之。樂意從事。嗚呼。有子未生。即發熱毒而身先殞滅。縱生子女。非遊丹即痘疹而死。若求嗣者。惟宜恬惔虛無。淸心寡慾。至期交姤。則不服螽斯丸而螽斯必自至也。

客問四時疫病。咸謂異氣所傷而致。未識寒耶熱耶。請明示之。答曰。軒岐倉扁。並無異氣之説。今得此問。可破千百世之訛矣。葢疫者。乃沿街合巷。或一村一鄉。坊隅之間。長幼俱病。證現皆同。乃爲疫病。説文謂之民皆疾也。是因風寒暑濕燥火。客氣流行於方隅。而人應之。則病皆相似。若夏月而值太陽客寒加臨。則病寒疫。冬月而值少陽客火加臨。則病冬温。其餘風濕燥暑四氣加臨。則當隨其何氣。便爲何疫也。奈後人不辨屬寒屬熱。混稱異氣雜氣。又謂不從經絡臟腑而入是從口鼻入於募原而用達原飲治之葢口鼻膜原必竟是屬臟氣所司即如蝦蟆疙瘩瓜穰軟脚大頭諸瘟小兒痘瘄痧疹皆有臟腑經絡氣血所屬乃凡有血氣者莫不尊親豈有漢不收而秦不管之地耶且謂積于募原而浮於某經即顯某經之證此乃冬感至春發病疫病豈有此發既云浮起若邪未浮於經伏於膜原是無病狀可稽何以先知是疫遂用達原飲而治之乎葢疫病乃總名迅速感發而六

淫皆可致疫。故內經六氣主客。惟有君相二火。爲榮厲溫厲。卽是疫病也。余故著溫熱病論。立柴芎香豉湯。香豉散火湯。表裏二方。適值康熙庚申二三四五月。君相二氣之間。疫厲盛行。以治數千人。而得皆愈。所以疫邪屬熱。本當清熱兼補其虛則善。此爲疫病明本之論。其餘標證。當叅諸家方書。是無失矣。

客曰。四十九難有五邪所傷。卽肝主色。心主臭。脾主味。肺主聲。腎主濕。五邪爲病。然入心爲赤入脾爲香入肺爲辛入腎爲呻入心爲汗較內經肝青肺白心赤脾黃腎黑與聲之笑哭呼歌呻味之甘酸苦辛醎臭之焦腥臊香腐寒邪之傷腎濕邪之傷脾而難經主一入字全不相侔願聞其解曰此五論乃越人示後學察症治病之心髓今人草草讀過良可歎惜蓋以心肝脾肺腎而主色臭味聲濕互位相乘五變現證是出內經五五二十五陽顚倒五行之旨推廣發明繹爲五色五臭五味五聲五液傳變現證脉

體俱備神機妙化千古無人道及惟張潔古深得其奥增廣其文合爲五五二十五傳之法精義極矣誠能熟味此篇則業醫之事思過半矣若徒讀其文不思其意有何益哉

客問四十九難曰有正經自病有五邪所傷何以別之然言憂愁思慮則傷心形寒飲冷則傷肺恚怒氣逆上而不下則傷肝飲食勞倦則傷脾久坐濕地强力入水則傷腎乃正經自病也

註曰諸經之因各屬經絡臟腑譬如憂愁思

慮皆從心起故傷於心肺燥屬凉形寒飲冷以寒從寒肺即應之故傷於肺恚怒乃起於心而肝應之怒爲肝志故傷於肝飲食入口脾胃受之營衛所出以溉五臟六腑一有不節則脾氣當之故傷於脾脾主濕土腎主寒水雖然土能尅水因水濕同類故坐濕地而腎受之則傷於腎此五邪各從其類所傷不從他經傳乘故爲正經自病

客曰何謂五邪然有中風有傷暑有飲食勞倦

有傷寒。有中濕。此之謂五邪。

註曰。此天地六淫之邪。傷人臟腑。故爲五邪。然飲食勞倦。雖非天之邪氣。乃因飲食失節。傷損脾胃。不能充濟諸經臟腑。以致五邪乘虛感入諸經爲病。故謂飲食勞倦。雖不言邪。而邪在其中矣。

客曰。假令心病。何以知中風得之。然其色當赤。何以言之。肝主色。自入爲青。入心爲赤。入脾爲黄。入肺爲白。入腎爲黑。肝爲心邪。故知當赤色也。其病身熱。脇下滿痛。其脉浮大而弦。

註曰。風氣通於肝。肝受風邪。而傳於心。母邪滋子。從後來者。謂之虛邪是也。然肝屬風木。而主色者。何也。蓋風氣屬陽。而主生發變動。所以主色。若無風邪入肝。則色不現。非風木之邪入于他臟。則他臟之色不現。而肝邪傳至他臟。則現他臟之色。凡在病中。而見面部五色。病人眼見五色。吐下之五色。或喜五色。惡五色。故青黃赤白黑皆屬肝邪所致。故在本臟謂之自入爲青而入心爲赤入脾爲黄入肺爲白入腎爲黑此乃肝風入心而心受病故現赤色爲得之中風風火相持故病身熱本邪從肝而來故脇下滿痛其脉浮大而弦浮大屬心之風火弦屬肝邪傳心其色必應青而帶赤餘臟之病與色倣此。

客曰何以知傷暑得之然當惡臭何以言之心主臭自入爲焦臭入脾爲香臭入肝爲臊臭入腎爲腐臭入肺爲腥臭故知心病傷暑得之也。

當惡臭。其病身熱。而煩心痛。其脉浮大而散。

註曰。心屬暑熱。暑亦屬熱。以熱從熱。故心臟受暑。謂之正邪。自病。蓋心屬火。其中有無形炎焰之氣。故主臭。臭者氣也。心自受病。故當惡臭。若在本臟。卽爲焦臭。傳於脾爲香臭。入肝爲臊。入腎爲腐。入肺爲腥。凡病喜五臭惡五臭。吐下之五臭。故香臊焦腐腥。皆從心邪乘來所致。而心邪自病。則惡焦臭矣。其煩心痛。脉浮大而散。皆本經病脉證也。

客曰何以知飲食勞倦得之然喜苦味也虛爲不欲食實爲欲食何以言之脾主味入肝爲酸入心爲苦入肺爲辛入腎爲鹹自入爲甘故知脾邪入心爲喜苦味也其病身熱體重嗜臥四肢不收其脈浮大而緩

註曰心病由飲食勞倦得之即從前來者謂之實邪是也蓋凡飲食入胃而胃爲倉廩之官五味出焉故飲食勞倦所以主味心病得之飲食勞倦則喜苦味凡病喜五味惡五味

嘔吐之五味。故甘酸苦辛鹹。皆屬飲食勞倦脾邪所致。虛則氣弱。故不飲食。實則邪熱消穀。故欲飲食。若傳於肝爲酸。入心爲苦。入肺爲辛。入腎爲鹹。自入爲甘。此脾邪入心。或因脾致虛心臟。而致心病。故喜苦味也。其病身熱。爲心受病。體重嗜臥。四肢不收。爲脾病。其脉浮大主心。緩主脾也。

客曰。何以知傷寒得之。然當譫言妄語。何以言之。肺主聲。入肝爲呼。入心爲言。入脾爲歌。入腎

爲呻自入爲哭故知肺邪爲譫言妄語也其病
身熱灑灑惡寒甚則喘咳其脉浮大而濇
註曰此言傷寒者即仲景謂大邪中表邪從
皮毛受而傳裏爲病乃從前來者實邪是也
形寒飮冷先傷肺之皮毛傳至於心而心主
語肺主聲心爲神明之主肺邪傳心神明躁
亂而肺聲隨心所轉故發譫言妄語但入肝
爲呼入心爲言入脾爲歌入腎爲呻自入爲
哭凡病聞五聲喜五聲惡五聲故呼言歌呻

哭皆是肺受燥寒所致故此肺邪入心合爲譫言妄語其身發熱即心病灑灑惡寒乃肺病甚則入肺而爲喘咳其脉浮大屬心濇屬肺也

客曰何以知中濕得之然當喜汗出不可止何以言之腎主濕入肝爲泣入心爲汗入脾爲涎入肺爲涕自入爲唾故知腎邪入心爲汗不可止也其病身熱小腹痛足脛寒而逆其脉沉濡而大

註曰心病得之中濕乃謂從所不勝來者賊邪是也蓋心主陽熱濕主陰邪水濕同類濕淫所勝腎受濕邪濕寒交盛上逆凌心心陽不守心液外越故汗出不可止也然不可止者乃言不可止心之汗宜逐腎邪之謂耳蓋腎濕之邪傳於五臟隨其他臟而變故入心爲汗入脾爲涎入肺爲涕自入爲涶要知吐五液少五液而汗涎涕涶液皆屬腎邪所致故此邪入心爲汗其病身熱爲心病小腹痛

足脛寒而逆爲腎病沉濡爲腎脈大爲心脈也

按此五條闡明靈素二十五陽五行顛倒察病傳變神化之機乃越人呼吸相通軒岐一貫之理若讀此五篇則八十一難皆明然述八十一難猶探爻以作易讀三百篇而賦離騷之意乃上古先賢哀憫後世蒼生之至故業軒岐之道必先登扁鵲之堂則思過半矣

容腮偶談終

國家古籍整理出版專項經費資助項目